ワークブックで実践する

脳損傷リハビリテーション
The Brain Injury Rehabilitation Workbook

編：Rachel Winson
　　Barbara A. Wilson
　　Andrew Bateman

監訳：廣實真弓

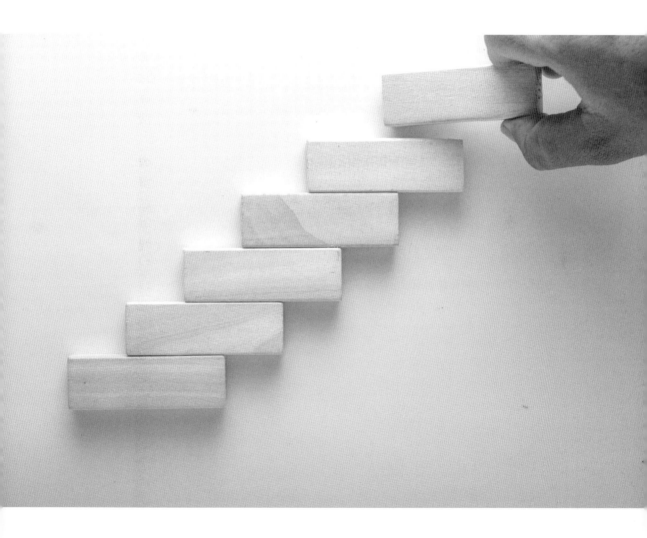

医歯薬出版株式会社

訳者一覧

監訳者

廣實 真弓（ひろざね まゆみ）　帝京平成大学健康メディカル学部言語聴覚学科

訳　者

廣實 真弓（ひろざね まゆみ）　帝京平成大学健康メディカル学部言語聴覚学科（第1章）
曽根 大地（そね だいち）　ユニヴァーシティ・カレッジ・ロンドン神経学研究所（第2章）
相馬 有里（そうま ゆり）　帝京平成大学健康メディカル学部言語聴覚学科（第3章）
植田 恵（うえだ めぐみ）　帝京平成大学健康メディカル学部言語聴覚学科（第4章）
藤川 真由（ふじかわ まゆ）　東北大学病院てんかん科（第5章）
本多 留美（ほんだ るみ）　広島都市学園大学言語聴覚専攻科（第6章）
目黒 文（めぐろ あや）　長岡中央綜合病院リハビリテーション科（第7章）
大江 悠樹（おおえ ゆうき）　杏林大学医学部精神神経科学教室／国立精神・神経医療研究センター認知行動療法センター（第8章）
髙橋真知子（たかはしまちこ）　ファミリーケア厚木さくら物語（第9章）
宮本 礼子（みやもと れいこ）　首都大学東京健康福祉学部作業療法学科（第10章）

（訳順）

THE BRAIN INJURY REHABILITATION WORKBOOK

Also Available

Memory Rehabilitation:
Integrating Theory and Practice
Barbara A. Wilson

The Brain Injury Rehabilitation Workbook

Edited by
**Rachel Winson
Barbara A. Wilson
Andrew Bateman**

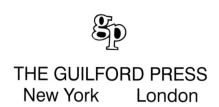

THE GUILFORD PRESS
New York   London

Copyright © 2017 The Guilford Press
A Division of Guilford Publications, Inc.
370 Seventh Avenue, Suite 1200, New York, NY 10001
www.guilford.com

All rights reserved

特に本書に記載している場合を除いて，本書のいかなる箇所も，出版社からの許諾を得ずに，電子的，機械的，写真複製，マイクロフィルムの作成，録音，その他のいかなる形態または方法により，複製，翻訳，検索可能なシステムへの保存または公衆送信することはできません．

限定複製ライセンス

本書の資料は資格をもつ医療従事者のみが使用可能です．

本書の各購入者は，複製可能な旨が脚注において明記されている本書内の資料を複製することが認められています．このライセンスは購入者自身のための，譲渡不可のライセンスであり，利用目的は個人的，または個々のクライアントに対しての使用に限られています．本ライセンスは再販売，再頒布，ディスプレイへの上映またはその他の目的（有償・無償を問わず，書籍，パンフレット，論文，ビデオまたはオーディオテープ，ブログ，ファイル共有サイト，インターネットまたはイントラネットサイト，講演会やワークショップやオンラインセミナーのスライドもしくは配付資料を含むが，これらに限られない）のために資料を複製することを許可するものではありません．これらの目的やその他の目的のために本書を複製する場合には，Guilford Publications の許諾部門から書面で許諾を得なければなりません．

Illustrations by Lucy Driver.

Published by arrangement with The Guilford Press

監訳者の序

　本書は脳損傷者のためのリハビリテーションで世界的に有名なThe Oliver Zangwill Centre（OZC）のプログラムを紹介する書籍である．The Oliver Zangwill Centreの創立者であるB.Wilson先生は，日本のみならず世界的に有名な心理学者である．私がこの書籍と出会ったのは，2016年のある国際学会でB.Wilson先生のセミナーに参加した時のことだった．セミナーで紹介された数々のハンドアウトが近いうちに書籍として出版されることをその時知った．出版されたその書籍"The Brain Injury Rehabilitation Workbook"を手に取ってみると想像以上に素晴らしいことがわかり，是非とも日本語に翻訳したいと思った．この度，読者の皆さんに本書をお届けできることは望外の喜びである．

　全人的で包括的なリハビリテーションという用語をよく目にする時代が来ているが，それを実現する方途を教えるために，その原理を体系的に，かつエビデンスに基づいて説明しているワークブックが本書以外にあるだろうか．しかもそこにはハンドアウトという形で臨床から得られた知恵の結晶がちりばめられているのである．

　本書をより効率的に活用していただくために，「第1章　本書について」から読み始めることをお勧めする．第1章でThe Oliver Zangwill Centre独自の臨床の基となる6つのコンセプトについて説明されているからである．その後は読者の興味に従い，気になる章から読むのもよいであろうし，順番に読み進めていくのもよいだろう．第2章から第10章までに説明されている内容は，相互に関係しているので，結果的にはすべてに目を通すことになるだろう．例えば記憶障害について考える時には，注意の問題や疲労の問題についても考慮するべきだと説明されている．さらに言うならば，各章で説明されている様々な要因が単独の問題なのではなく，互いに関係しているとみることこそが臨床のコツなのだと本書では説明されている．

　翻訳するにあたって，各訳者は日本語として読みやすい文章を心がけたが，同時にできる限り原著に忠実な訳を目指した．英語の専門家の立場から目白大学教授の廣實義人氏にアドバイスを受けたことで，原著者たちの思いや知識，臨床経験をより正確に伝えることができたと感謝している．

　原著者たち同様，私たち訳者一同も，本書が脳損傷のサーバイバーのリハビリテーションに携わる多職種の専門家はもとより，専門職のチームのサポートを受けられずに孤軍奮闘している家族や介護者がいるならば，その人たちにとっても貴重な情報を提供する書籍となることを願っている．

　最後に，労を惜しまず編集に携わってくれた医歯薬出版の茂野靖子氏に深謝する．

2018年9月

廣實真弓

ハンドアウトのダウンロードについて

本書の第 1 〜 9 章の各章末に掲載されているハンドアウトの PDF ファイルを以下の方法でダウンロードすることができます．

PDF ファイルの入手方法

1. 以下の URL を入力するか QR コードを読み込んでダウンロードサイトへアクセスします．
   URL： https://www.ishiyaku.co.jp/ebooks/265790/

   QR コード：

   ※フィーチャーフォン（ガラケー）には対応しておりません．

2. 以下のパスワードを入力してログインします．
   パスワード： rh265790

3. 該当項目をクリック／タップすると PDF をダウンロードすることができます．

◆注意事項
・お客様がご負担になる通信料金について十分にご理解のうえご利用をお願いします．
・本コンテンツを無断で複製・公に上映・公衆送信（送信可能化を含む）・翻訳・翻案することは法律により禁止されています．

◆お問い合わせ先
以下のお問い合わせフォームよりお願いいたします．
URL： https://www.ishiyaku.co.jp/ebooks/inquiry/

編者紹介

Rachel Winson, MA, MSc
Advanced occupational therapist（作業療法士）
現在は，イギリスの Norfolk, Norwich にある University of East Anglia のコミュニティ神経リハビリテーションチームの一員である．イギリスの Cambridgeshire の Ely にある The Oliver Zangwill Centre for Neuropsychological Rehabilitation は後天性脳損傷患者に対し，高品質のエビデンスに基づく神経心理学的評価とリハビリテーションを提供しているが，以前 Winson 氏はそこに勤務していた．また，脳卒中の急性期の入院患者に対するリハビリテーションおよび認知症研究に取り組んでいる．

Barbara A. Wilson, OBE, PhD
Clinical neuropsychologist（臨床心理士）
The Oliver Zangwill Centre for Neuropsychological Rehabilitation の創設者である．1970 年代から脳損傷のリハビリテーションに従事してきた．Wilson 博士は 23 冊の書籍の出版，280 におよぶ論文と書籍の章の執筆者であり，8 種類の神経心理学的検査の開発をしてきた．また学術誌『Neuropsychological Rehabilitation』の編者でもある．彼女の功績に対して多くの賞が贈られ，それには3つの生涯功労賞，International Neuropsychiatric Association から the Ramón y Cajal Award, the British Psychological Society から M.B. Shapiro 賞が含まれている．また，the British Neuropsychological Society の元会長，the International Neuropsychological Society の元会長でもある．現在は the Encephalitis Society の会長であり，World Federation for NeuroRehabilitaion の管理委員でもある．Wilson 博士は，the British Psychological Society, the Academy of Medical Sciences, the Academy of Social Sciences の特別研究員である．the University of Hong Kong, the University of Sydney および the University of East Anglia の名誉教授でもある．

Andrew Bateman, PhD
Chartered physiotherapist（理学療法士）
2002 年より The Oliver Zangwill Centre の Clinical Manager である．1990 年からリハビリテーションの研究と臨床に従事してきた．Bateman 博士は，患者報告アウトカム，遂行機能，支援技術，統合運動障害，Rasch 分析など幅広い研究に従事している．

寄稿者

Andrew Bateman, PhD, The Oliver Zangwill Centre for Neuropsychological Rehabilitation, Ely, Cambridgeshire, United Kingdom

Susan Brentnall, DipCOT, The Oliver Zangwill Centre for Neuropsychological Rehabilitation, Ely, Cambridgeshire, United Kingdom

Jessica Fish, DClinPsy, The Oliver Zangwill Centre for Neuropsychological Rehabilitation, Ely, Cambridgeshire, United Kingdom

Catherine Longworth Ford, PhD, The Oliver Zangwill Centre for Neuropsychological Rehabilitation, Ely, Cambridgeshire, United Kingdom; Cambridgeshire Community Services National Health Service (NHS) Trust, St. Ives, Cambridgeshire, United Kingdom; Community Neuro-Rehabilitation, Cambridgeshire and Peterborough NHS Foundation Trust, Cambridge, Cambridgeshire, United Kingdom; and Health Education England, Leeds, West Yorkshire, United Kingdom

Fergus Gracey, DClinPsy, University of East Anglia, Norwich, Norfolk, United Kingdom; and Cambridgeshire Community Services NHS Trust, St. Ives, Cambridgeshire, United Kingdom

Emily Grader, BA, The Oliver Zangwill Centre for Neuropsychological Rehabilitation, Ely, Cambridgeshire, United Kingdom

Kathrin Hicks, DClinPsy, Cambridgeshire and Peterborough NHS Foundation Trust, Cambridge, Cambridgeshire, United Kingdom; Cambridge University Hospital NHS Trust, Cambridge, Cambridgeshire, United Kingdom

Clare Keohane, MRes, The Oliver Zangwill Centre for Neuropsychological Rehabilitation, Ely, Cambridgeshire, United Kingdom

Donna Malley, MSc, The Oliver Zangwill Centre for Neuropsychological Rehabilitation, Ely, Cambridgeshire, United Kingdom

Leyla Prince, MSc, The Oliver Zangwill Centre for Neuropsychological Rehabilitation, Ely, Cambridgeshire, United Kingdom

Barbara A. Wilson, OBE, PhD, The Oliver Zangwill Centre for Neuropsychological Rehabilitation, Ely, Cambridgeshire, United Kingdom; and The Raphael Medical Centre, Tonbridge, Kent, United Kingdom

Jill Winegardner, PhD, The Oliver Zangwill Centre for Neuropsychological Rehabilitation, Ely, Cambridgeshire, United Kingdom

Rachel Winson, MA, MSc, Cambridgeshire and Peterborough NHS Foundation Trust, Cambridge, Cambridgeshire, United Kingdom

目次

訳者一覧	ii
監訳者の序	vii
ハンドアウトのダウンロードについて	viii
編者紹介	ix
寄稿者	x
ハンドアウトのリスト	xiv

第1章 本書について　　Barbara A. Wilson　　1

1. リハビリテーションの原則 　　1
2. 本書が対象とする読者 　　3
3. リハビリテーションにおける観点 　　4
4. 結論 　　10

第2章 脳の解剖と損傷メカニズム入門
Emily Grader and Andrew Bateman　　15

1. 臨床的リスク評価 　　15
2. グループワーク 　　16
3. 解剖学 　　17
4. 損傷のメカニズム 　　21
5. 回復のステージ 　　23
6. 学習を強化する 　　24
7. クライアントに医師への質問を準備してもらう 　　25
8. まとめ 　　26

第3章 注意　　Jessica Fish, Kathrin Hicks, and Susan Brentnall　　35

1. 理論的背景，モデル，神経構造 　　35
2. 注意の評価 　　38
3. 脳損傷後によくみられる注意の問題 　　38
4. 関連があるとみること 　　40
5. リハビリテーション：そのエビデンス 　　41
6. 注意と注意の問題についてクライアントと検討する 　　42
7. リハビリテーションストラテジー 　　45
8. まとめ 　　46
9. 注意プロフィールを完成させる 　　47
10. ケーススタディ 　　47

第 4 章 ｜記憶　　　　　Jessica Fish and Susan Brentnall　66

1. 理論的背景とモデル　　　　　　　　　　　　　　67
2. 記憶の神経解剖学　　　　　　　　　　　　　　　68
3. 脳損傷後によくみられる記憶の問題　　　　　　　69
4. 関連があるとみること　　　　　　　　　　　　　70
5. 記憶の評価　　　　　　　　　　　　　　　　　　70
6. リハビリテーション：そのエビデンス　　　　　　71
7. 記憶と記憶の問題をクライアントと検討する　　　72
8. リハビリテーションストラテジー　　　　　　　　73
9. 記憶プロフィールを完成させる　　　　　　　　　80
10. まとめ　　　　　　　　　　　　　　　　　　　　80
11. ケーススタディ　　　　　　　　　　　　　　　　81

第 5 章 ｜遂行機能　　　　　Jill Winegardner　103

1. 理論的背景とモデル　　　　　　　　　　　　　　103
2. 遂行機能の神経解剖学　　　　　　　　　　　　　105
3. リハビリテーション：そのエビデンス　　　　　　105
4. 遂行機能と遂行機能障害をクライアントと検討する　107
5. 遂行機能の評価　　　　　　　　　　　　　　　　107
6. リハビリテーションストラテジー　　　　　　　　108
7. まとめ　　　　　　　　　　　　　　　　　　　　115
8. 遂行機能プロフィールを完成させる　　　　　　　116
9. ケーススタディ　　　　　　　　　　　　　　　　116

第 6 章 ｜コミュニケーション　　Clare Keohane and Leyla Prince　136

1. 理論的背景とモデル　　　　　　　　　　　　　　136
2. コミュニケーションの神経解剖学　　　　　　　　137
3. よくみられる問題　　　　　　　　　　　　　　　138
4. 認知コミュニケーションと社会的認知の評価　　　139
5. 関連があるとみること　　　　　　　　　　　　　139
6. リハビリテーション：そのエビデンス　　　　　　140
7. コミュニケーションとコミュニケーションの問題をクライアントと検討する　140
8. スキルとストラテジーを磨く　　　　　　　　　　141
9. まとめ　　　　　　　　　　　　　　　　　　　　149
10. ケーススタディ　　　　　　　　　　　　　　　　149

第 7 章 ｜疲労　　　　　　　Donna Malley　164

1. 理論的背景とモデル　　　　　　　　　　　　　　165
2. 疲労の神経解剖学　　　　　　　　　　　　　　　166

	3. 関連があるとみること	166
	4. よくみられる問題	167
	5. 疲労と疲労の影響の評価	168
	6. 結果の評価	169
	7. リハビリテーション：そのエビデンス	169
	8. 疲労マネージメントのストラテジー	171
	9. まとめ	181
	10. ケーススタディ	182

第8章　気分　　　　　　　　　　　　　　　　Catherine Longworth Ford　201

	1. 理論的背景，モデル，エビデンス	202
	2. 気分の神経解剖学	205
	3. 関連があるとみること	207
	4. よくみられる問題	207
	5. 感情と感情の問題についてクライアントと検討する	207
	6. リハビリテーションストラテジー	210
	7. まとめ	213
	8. 気分プロフィールを完成させる	213
	9. ケーススタディ	214

第9章　脳損傷後に生じたアイデンティティの変容をみる
Fergus Gracey, Leyla Prince, and Rachel Winson　233

	1. アイデンティティとは何か？	233
	2. アイデンティティは脳損傷によってどのような影響を受けるのか？	236
	3. リハビリテーション：そのエビデンス	237
	4. アイデンティティのモデル	237
	5. アイデンティティとアイデンティティの崩壊状態をクライアントと検討する	239
	6. 認知的障壁やその他のバリアに対処すること	249

第10章　脳損傷後の家族の問題を考える　　　　　　　　　Leyla Prince　261

	1. 背景	261
	2. 「家族」を定義する	262
	3. ニューロリハビリテーションにおける体系的アプローチ	262
	4. 家族自体について知ること，家族のニーズを知ること	264
	5. 家族の仕事は誰の役割？：家族療法と家族介入	265
	6. 家族介入：共通理解を発展させること	266

索引　275

ハンドアウトのリスト

ハンドアウト 1.1	処方のテンプレート	14
ハンドアウト 2.1	脳損傷を理解しましょう：グループアンケート	28
ハンドアウト 2.2	ニューロン	29
ハンドアウト 2.3	脳の保護構造	30
ハンドアウト 2.4	脳の領域	31
ハンドアウト 2.5	脳の血液供給	32
ハンドアウト 2.6	脳損傷を理解しましょう：ポートフォリオを作り始めましょう	33
ハンドアウト 3.1	注意にかかわる脳領域：喚起システム	50
ハンドアウト 3.2	注意にかかわる脳領域：定位システム	51
ハンドアウト 3.3	注意にかかわる脳領域：実行システム	52
ハンドアウト 3.4	注意のモニタリング	53
ハンドアウト 3.5	持続的注意　対　選択的注意	54
ハンドアウト 3.6	転換的注意　対　配分的注意	55
ハンドアウト 3.7	どのように感じますか？	56
ハンドアウト 3.8	注意をそらす環境	57
ハンドアウト 3.9	選択的視覚性注意（1）	58
ハンドアウト 3.10	選択的視覚性注意（2）	59
ハンドアウト 3.11	視空間的注意	60
ハンドアウト 3.12	私の注意プロフィール	65
ハンドアウト 4.1	記憶にかかわる脳領域	83
ハンドアウト 4.2	どのように物事を覚えていますか？	84
ハンドアウト 4.3	メモリーダイアリー	86
ハンドアウト 4.4	記憶とは？	89
ハンドアウト 4.5	こんなことは…？	91
ハンドアウト 4.6	関連づける	92
ハンドアウト 4.7	チャンキングする	93
ハンドアウト 4.8	心の目	95
ハンドアウト 4.9	心の黒板	96

ハンドアウト 4.10	記憶の宮殿	97
ハンドアウト 4.11	記憶術	98
ハンドアウト 4.12	PQRST 法	99
ハンドアウト 4.13	記憶システムを働かせる	100
ハンドアウト 4.14	私の記憶プロフィール	101
ハンドアウト 4.15	私の記憶システム	102
ハンドアウト 5.1	遂行機能にかかわる脳領域	120
ハンドアウト 5.2	遂行機能にかかわる他の脳領域	121
ハンドアウト 5.3	遂行機能とは？	122
ハンドアウト 5.4	どのような人が良好な遂行機能を必要としていますか？	124
ハンドアウト 5.5	どのように感じますか？	125
ハンドアウト 5.6	どのように感じますか？（つづき）	127
ハンドアウト 5.7	JFK 空港のクリスマス	129
ハンドアウト 5.8	「立ち止まって／考える」の使用をモニターする	130
ハンドアウト 5.9	ゴールマネージメントフレームワーク（GMF）を使ってみましょう	131
ハンドアウト 5.10	キューカード	132
ハンドアウト 5.11	感情温度計	133
ハンドアウト 5.12	行動実験	134
ハンドアウト 5.13	私の遂行機能プロフィール	135
ハンドアウト 6.1	コミュニケーションスキル：ストレングスと課題	153
ハンドアウト 6.2	コミュニケーション行動のチェックリスト	154
ハンドアウト 6.3	コミュニケーション行動観察シート	155
ハンドアウト 6.4	言い換え	156
ハンドアウト 6.5	確認と要約	157
ハンドアウト 6.6	会話の開始	158
ハンドアウト 6.7	会話の維持と話者交替	159
ハンドアウト 6.8	会話の終了	160
ハンドアウト 6.9	社会的コミュニケーションスキル質問紙	161
ハンドアウト 6.10	コミュニケーションスタイル	163
ハンドアウト 7.1	脳損傷後の疲労のモデル	186
ハンドアウト 7.2	疲労とは？	187
ハンドアウト 7.3	疲労マネージメント質問紙	188
ハンドアウト 7.4	疲労の図式	189
ハンドアウト 7.5	スクリーニング用紙	190
ハンドアウト 7.6	疲労のトリガー	193
ハンドアウト 7.7	疲労ダイアリー	195
ハンドアウト 7.8	どのように感じますか？	196

ハンドアウト 7.9	私の疲労の信号	197
ハンドアウト 7.10	人に任せるための技術	198
ハンドアウト 7.11	週間予定表	199
ハンドアウト 7.12	様々なタイプのエネルギーの再充電	200
ハンドアウト 8.1	認知行動療法（CBT）のサイクル	218
ハンドアウト 8.2	考えること，感じること，行動すること	219
ハンドアウト 8.3	3つの感情システム	220
ハンドアウト 8.4	脳解剖学と感情	221
ハンドアウト 8.5	感情を理解する：新しい脳と古い脳	222
ハンドアウト 8.6	これまでに…？	223
ハンドアウト 8.7	気分ダイアリー	225
ハンドアウト 8.8	どのように対処しますか？	226
ハンドアウト 8.9	マインドフルネス	227
ハンドアウト 8.10	落ち着かせる呼吸法	228
ハンドアウト 8.11	慈愛イメージ法	229
ハンドアウト 8.12	漸進的筋弛緩法	230
ハンドアウト 8.13	エビデンスは？	231
ハンドアウト 8.14	私の気分プロフィール	232
ハンドアウト 9.1	リハビリテーションにおけるアイデンティティ変容のY型モデル	251
ハンドアウト 9.2	「デイジー型」の悪循環	252
ハンドアウト 9.3	個人的価値	253
ハンドアウト 9.4	家族の役割	254
ハンドアウト 9.5	私のモチベーション：私がすることをなぜ私はするの？	255
ハンドアウト 9.6	予測	256
ハンドアウト 9.7	職業の試行	257
ハンドアウト 9.8	職業の試行のための質問と観察事項	258
ハンドアウト 9.9	快適ゾーン	259
ハンドアウト 9.10	私は自分自身をどうみているの？	260

第 1 章

本書について

Barbara A. Wilson

「神経心理学的リハビリテーション」とは，脳に損傷を負った人が身体面や感情面，心理面，また職業の面でも，最善の状態となるための支援の過程である（McLellan, 1991）．そのようなリハビリテーションの主な目的は，脳に損傷を負った人を支援し最善の状態を実現すること，彼らの障害が日常生活に与える影響を軽減すること，彼らにとって最適な環境に戻れるように援助することである．リハビリテーションとは，クライアントが検査でより良い成績をとることや，単語のリストを覚えること，より速く刺激を検出することを教えることではない．訓練は日常生活の側面を改善することに焦点がおかれるため，リハビリテーションには，個々人にとって意味のあるテーマや，活動，環境，相互関係が含まれている必要がある（Ylvisaker & Feeney, 2000）．

1. リハビリテーションの原則

本書は，The Oliver Zangwill Centre（OZC）の神経心理学的リハビリテーションに参加する後天性脳損傷（acquired brain injury：ABI）を負ったクライアントに対する心理教育のグループ訓練から誕生した．The Oliver Zangwill Centre はイギリス Cambridgeshire 州の Ely という町にある．The Oliver Zangwill Centre のリハビリテーションプログラムは，6つのコアとなるコンセプトに基づいていて，このコンセプトは，優れた臨床上の基準を説明していると我々スタッフは信じており，また本書で提供している資料の根拠となっている．

1. **治療環境**：「治療環境」という概念は，Ben-Yishay（1996）の研究から生まれた．全人的リハビリテーションにおける治療環境とは，社会参加に適合し，より頻繁に社会生活に参加するという過程で最大限のサポートを提供するために，あらゆる環境の側面を統合することを意味する．環境は相互の協力と信頼の強い意識を具現化している．それはクライアントと臨床家との協働の関係を下支えしている意識である．

2. **意味のあるゴール**：クライアントと設定したゴールが，意味があり，実用面と関連があるものになるように配慮する．ここでいう「意味のある実用的な活動」とは，社会生活の基礎となるあらゆる日常生活における活動を意味する．これらの活動は，職業的な活動や教育的な活動，余暇活動，社会的活動，自立した生活活動に分類される．これらの活動に参加することを通して，我々は人生における目的や意味を見出すのである．我々は毎日の生活の中でこのことを意識することはないかもしれないが，この種の活動が我々個々人にとって意味のあるゴールや夢を達成させる．つまりそれらの活動は，我々のアイデンティティの感覚に寄与しているのである．

3. **理解の共有**：リハビリテーションにおいて，理解の共有とは，クライアントと家族，そしてスタッフ間の相互の理解を意味する．この概念は，臨床で使われている「処方（formulation）」を基にしている（Butler, 1998）．後述するように，処方は介入の地図であり，ガイドであり，それは確立された理論や，クライアントや家族の個人的な見方，経験や話に基づく最も有効な証拠から得られたモデルと組み合わされている．この概念はあらゆる個別の臨床に適応されるべきで，リハビリテーションの経験をひとまとまりとして構造化していく際の方法に影響を与えるだろう．それには共有されたチームの見方，明らかな価値やゴールを組み込んだチームの根本的な考え方が含まれる．理解の共有の他の特徴には，研究と理論の融合，知識や経験を他の職種や家族と分かち合うこと，提供されたサービスについての同業者の査定，そして以前参加していたクライアントの見方や貢献を取り入れることが含まれる．

4. **心理学的介入**：心理学的介入は，感情や行動を理解するための方法に基づいている．特定の心理学的モデルは個人の特定のニーズに基づいてワークを指導するために用いられる．これらのモデルによるアプローチは，クライアントが肯定的に変わることや，特定の問題に取り組むための方法をチームメンバーに提供する．

5. **代償的ストラテジーと再訓練**：認知機能の障害を扱うための2つの重要なアプローチがある．「代償的ストラテジー」とは，脳の機能が効率よく作動しない時に，希望した目的を達成することを可能にする代わりの方法のことである．本書では多くのストラテジーが説明されている．「再訓練」は，ある特定の脳の機能を改善したり，特定の課題や活動を行う能力を改善したりするために行われる．また，再訓練は使わないことによって失われたスキル（例えば，脳損傷を負ってから，働いていないことを通して失われたスキル）に取り組むことを助ける．

6. **家族と介護者**：リハビリテーションには，家族や介護者と緊密に協働することが含まれる．彼らはリハビリテーションでは自分たちを「付け足し」だと感じている時があると報告されている．イギリスの最近の政府の政策では，後天性脳損傷後に家族や介護者に大きな負担がかかるという事実を強調し，彼らに対し支援することを推奨している．

The Oliver Zangwill Centre の脳損傷のリハビリテーションは, Diller（1976），Ben-Yishay（1978），Prigatano（1986）がはじめた全人的アプローチに倣っている．「このアプローチは種類だけでなく，範囲という意味でも群を抜いている極めて統合された介入法であり，通常"認知的リハビリテーション"に組み込まれる非常に特異的で限局された介入法である」（Ben-Yishay & Prigatano, 1990, p.

400）．全人的アプローチの中心的な哲学はおそらく，脳損傷による認知的，社会的，感情的，実用的な側面を分けることは無益だとする主張である．感情は，人がどのように考え，記憶し，コミュニケーションをとり，問題を解決するのかといった人間の行動に影響を与えると考えるならば，それらの機能は相互に結びついており，時に分けることはできないので，リハビリテーションではそれらすべてを扱うべきだということを認識する必要がある．

　Ben-YishayとPrigatano（1990）は，クライアントがリハビリテーションにおいて（暗黙のうちであろうが，明らかであろうが）行わなければならない全人的なアプローチの階層性のモデルを提示している．

- **関与**：自分に何が起きたのについての認識を高めること．
- **気づき**：起きたことに対する理解を深めること．
- **精通**：認知的な問題を減少させるためのストラテジーやテクニックを提供すること．
- **統制**：代償的なスキルを発展させること．
- **受容**
- **アイデンティティ**：職業的なあるいは他の分野のカウンセリングを提供すること．

　全人的アプローチとは，モデルというよりは，一連の信念や原則であるということもできる（Prigatano, 1999）．とはいえ，全人的モデルは臨床的にも意味があり，一見経費はかかるものの，長期的にはおそらくは費用対効果が高い（Cope, Cole, Hali & Barkan, 1991 ; Mehlbye & Larsen, 1994 ; Wilson, 1997 ; Wilson & Evans, 2002）．

　実際，リハビリテーションは，認知的，心理的，心理社会的，感情的問題の影響を軽減する．その結果，多くの脳損傷者の自立や，最終的な雇用の可能性が増し，家族のストレスの軽減につながったという証拠が次々と明らかにされている（Cicerone et al., 2005 ; Wilson, Gracey, Evans & Bateman, 2009）．Cicerone, Mott, Azulay, Sharlow-Galella, Elmoら（2008）や，Cicerone, Langenbahn, Braden, Malec, Berquistら（2011）は，外傷性脳損傷（traumatic brain injury：TBI）に対する全人的アプローチの有効性を支持した．「全人的で包括的な神経心理学的リハビリテーションは，外傷性脳損傷後の亜急性期の参加の改善，外傷性脳損傷後の中等度あるいは重度のQOLを改善するために推奨される．」（Cicerone et al., 2011, p.526）

　全人的アプローチは，脳損傷者の大部分の人にとっておそらく最良である．しかし，全人的プログラムは，課題分析やベースラインの記録，モニタリングなどの学習理論のアイディアや応用を通して改善することができるということもおそらく真実である．また全人的アプローチは，個人の治療プログラムにおいて，単一症例実験方法を実施することによっても改善されるかもしれない．認知神経心理学的モデルを用いることによって，さらに改良されるかもしれない．認知神経心理学的モデルは，認知機能の強みと弱みをより詳細に特定したり，観察された現象を説明したり，また認知機能についての予後予測を可能にするだろう．

2. 本書が対象とする読者

　脳損傷のサーバイバーが直面する数えきれないほどの困難は，例えば喚語困難や記憶の問題，あるいは怒りの爆発といった幅広い範囲で起こり，言語聴覚士，作業療法士，臨床心理士からなる経験豊

富な相互関係チーム（interdisciplinary team）の支援が必要である．しかし，そのようなチームを自由に利用できるクライアントはほとんどいない．多くのセラピストや心理士は一人で働いており，病院やクリニックでクライアントに会うのは多くても週に1回ではないだろうか．あるいは彼らは自宅を訪問してクライアントに会うのかもしれない．あるいはSkypeや他のインターネットの手段を使ってサービスを提供しているのかもしれない．また，彼らは脳損傷のリハビリテーションセンターに勤めていないかもしれない．このような専門職のために我々は本書を出版したのである．本書は，主に作業療法士，言語聴覚士，臨床心理士によって用いられるだろう．そして同様に，外傷性脳損傷，脳卒中，脳炎，低酸素脳症，その他の進行性ではない脳損傷のサーバイバーのために働く人によって用いられることだろう．この本は病院やクリニックだけでなく，自宅を訪問した時にも活用することができる．

　本書で紹介している資源は，クライアントの全人的なニーズに応えるための核となるスキルを用いながら，職種の壁を乗り越えて働くことを支援するのが目的としている．とはいうものの，誤解しないでほしいのだが，作業療法士が臨床心理士の仕事ができる，あるいはその逆に臨床心理士が作業療法士の仕事ができるといっているのではない．専門家は自身の専門性を認識し，クライアントを適任者に紹介した方が適切な場合には，紹介することが重要である．

3．リハビリテーションにおける観点

1）評価

　いかなる訓練であっても開始する前には，注意深く評価する必要がある．SundbergとTyerl（1962）が50年以上前に「評価」をうまく定義し，評価とは対象の人とその環境についての情報を体系的に収集し，整理し，解釈するプロセスだと述べている．また，評価は新たな環境でどのような行動が予想されるかということにも関連している．このような情報が収集され，整理され，解釈される方法は，評価の目的に依存する．「長期記憶と短期記憶には二重解離があるのか？」という理論的な疑問に答えるには，評価するための特別なアプローチが必要である．本書は，臨床的な疑問に対して，臨床的な答えを提供することを目的としている．例えば，「記憶障害は日常生活ではどのような症状を呈するのか？」といった疑問である．このような質問に答えるためには，全く異なる評価が必要となる．

　臨床では主に2つの評価手順がある．1つは標準化された評価を用いる方法，もう1つはより実用的な，行動学的な基準を用いる方法である．これらの代表的な2つの評価方法により，それぞれ異なる疑問に対して答えることが可能となる．標準化された検査を用いると，あるクライアントを同じ年齢で同じ診断名の他のクライアントと比較することができる．例えば，評価を受けた人の認知機能の強みや弱みを見つけ出すことができる．検査の結果から，クライアントが記憶障害だけを有しているのか，より広範囲の認知機能の問題を抱えているのかがわかる．また，うつ病などの可能性を評価することもできる．しかし，標準化された検査を用いた評価は，リハビリテーションにおいて重要な他の疑問に対する答えを見出すためにはあまり適していない．例えば，クライアントの家族がどのように対処しているのか，クライアントは何が自分の主な問題だと思っているのか，どのような代償的なストラテジーを試行してきたのか，その人は家庭に帰れるのか，または職場に戻れるのか，あるいは新しい情報をクライアントに教える時に用いるべき学習のストラテジーは何なのか，などの疑問である．これらの疑問は，個々人が実生活の中で直面しているかもしれない現実の問題を理解することを目的としている．つまりクライアントと家族にとって日常生活をより良くすることを目的とした

疑問である．私は他の成書（Wilson, 2009）で，評価や様々な種類の評価手順の特徴についてより詳しく説明したが，本書の各章でも，評価についてのアドバイスを記載している．

2）処方

　評価が終了すると，クライアントの現在の環境や問題に影響を及ぼしている特性や原因，要因についての仮説を導き出すことができる．別の言い方をするならば，「処方（formulation）」を見つけ出すことができる．処方においては，個人の実用的な状態や心理的な状態のレベルに影響を及ぼす多くの可能性について考慮する．処方はまた，チームや個々のセラピストやクライアントが問題を理解するのに役立つ．様々な評価（と介入）が様々な専門職によって実施される相互関係リハビリテーションチームにおいては，処方があることで，様々な評価結果を首尾一貫した統一感のあるものへとまとめていくことができる．処方には，クライアントのパーソナリティ，職業，家族のサポートといった受傷前の要因や，命にかかわる外傷性脳損傷といった損傷の特性やタイプ，また片麻痺，記憶障害，喚語困難といった障害の度合い，そして対処法や適応の問題が含まれていないといけない．処方を作成する過程では，脳損傷による認知面，感情面，行動面の結果だけでなく，アイデンティティをおびやかすものや，彼らに起きたことをどのように理解しているのかといったことにも取り組む．最後に，処方においては，家族や他の社会的なネットワークについても考慮に入れないといけない．この処方をチャートやグラフを用いて可視的に提示することで，情報を集約したり，理解を共有したりすることを促進することができる（**ハンドアウト 1.1** を参照*）．

　臨床的に優れた処方は，適切で明快な介入方法につながる．我々（Wilson, Robertson & Mole, 2015）は Claire に対する心理療法のゴールを設定するために，処方がどのように用いられたか説明した．Claire は，脳炎後に，アイデンティティがおびやかされたという観点から説明される不安症状を呈していた．彼女は母親であり，妻であり，友人であり，看護師であった．しかし病気にかかった後は，家事を切り盛りすることや，子どもの面倒をみることができないと感じるようになった．不安症状はさらに，家事を切り盛りすることに対する彼女の自信を喪失させた．Claire は病前と病後で，他者からの自分に対する見方が変わったと感じていた．彼女は自分史の記憶に障害があり，新しい情報の統合がうまくできなかった．病前と病後の違いを感じていることに加え，このことによって古く，柔軟性のない基準を用いることにより「より私らしい」と感じられるようなやり方で物事に取り組むようになり，それによって彼女はアイデンティティの危機から自分を守ろうとした．彼女の心理療法による気分障害のゴールはこのような処方に基づいて設定された．

3）ゴール設定

　ゴール設定は，長年リハビリテーションの現場で，様々な疾病，例えば脳性麻痺，脊髄損傷，発達性学習障害，後天性脳損傷などに対して行われてきた（McMillan & Sparkes, 1999）．ゴール設定は，シンプルであり，実際の日常生活の問題に焦点がおかれ，個人のニーズに沿って考案されており，さらに様々なアウトカムの測定と実生活における機能とを人為的に区別することを避けているため，リハビリテーションプログラムで次第に用いられるようになった．ゴール設定は，リハビリテーションの方向性を示し，介入の優先順位を明らかにし，改善を評価し，治療を達成可能な段階に区分化し，チームの機能や協力を促進するため，より効果が上がる（Nair & Wade, 2003）．

---

*ハンドアウトは章末に掲載されている．

前述した通り，リハビリテーションでは，意味があり実用性に関連するゴールを達成することに焦点を当てることが重要である．Levakら（2015）は，「ゴール設定は，現代のリハビリテーションの証であり，ゴール設定におけるスキルがこの分野で働く専門家の特性であるということが，一般的な見解である（p.4）」と述べている．我々がクライアントや家族，リハビリテーションチームのメンバーとゴールについて協議している時には，クライアントが「望むこと」「したいこと」を探し出す．これらのゴールはクライアントの長期目標に反映されるべきで，それを達成するためのステップになっていくべきである．ゴールとは，人間の能力や行動に対する重要な調節器であり，意欲を引き出すものである（Austin & Vancouver, 1996）．つまり，ゴールとは，改善を測定することができる期待された結果なのである．

脳損傷のリハビリテーションにおいて，ゴール設定をしはじめたころから（Houts & Scott, 1975 ; McMillan & Sparkes, 1999），リハビリテーションに対するこのアプローチのいくつかの原則は広く認められてきた．すなわち，①各クライアントは（可能な限り）自身のゴール設定に参加するべきである．②ゴールは合理的でクライアント中心であるべきである．③1つのゴールが達成された時は，クライアントの行動について記述するべきである．④ゴールが達成された時に用いられた方法について，詳しく説明するべきである．詳しく説明するとは，その計画を読みとる人が誰であれ，何をするべきか理解できるような方法で説明しなければならないということである．McMillanとSparkes（1999）は，HoutsとScott（1975）の原則を要約し，また一部加筆して，次のようにまとめた．①ゴールは現実的で，リハビリテーションを実施している間に達成できるようなものであること．②ゴールは明確で具体的であること．③ゴールには明確な期限があること．④ゴールは測定可能であること．これらの提案は，思い出しやすいように頭文字をとって，ゴールはSMARTであるべきと使われてきた〔Specific（具体的），Measurable（測定可能），Achievable（達成可能），Realistic（現実的），Timely（タイムリーな）；McMillan & Sparkes, 1999 ; Evans, 2012〕．ERを付加してSMARTERゴールと呼ぶ人もいる．最後の2文字は著者によって意味するものが異なる．例えば，Evaluate（評価）とRevise（見直し）（Yemm, 2013），Ethical（道徳的であること）とRecorded（記録されていること）（Haughey, 2011），Evolving（展開する）とRelation-centered（関係性中心）（Sherratt, Worrall, Hersh, Howe & Davidson, 2015）などである．

Kersten, McPherson, Kayes, TheadomとMcCambridge（2015）は，SMARTアプローチに限界があることを示唆し，脳損傷のリハビリテーションプログラムにおいては，個別のゴール設定は脳損傷者にとって意味があり，また目的をもったものにすべきということが要点だと述べている．

「長期目標」は，日々の機能を改善するために障害を対象とし，リハビリテーションプログラムを終了し退院する時までに達成可能なものとするべきである．一方，「短期目標」は，長期目標を達成するために1〜2週間ごとに設定されるステップである．Collicutt McGrath（2008）は，理想的なリハビリテーションとは「専門家中心ではなく，患者中心であること．参加・役割は機能障害ではなく，活動に基づくものであること．多職種的（multidisciplinary）チームではなく，相互関係（interdisciplinary）チームであること．問題に焦点を当てるのではなく，ゴール指向的であること．プログラム化されたものではなく，個別化されていること」（p.41）と主張した．彼女のこの主張はゴール設定の根本原理の本質を捉えている．

4）気づき

「気づき（awareness）」とは，様々な人にとって様々なことを意味する用語である．大まかに言う

ならば，知覚したことや事実に対する認識である．しかしそれは幾通りもの方法で解釈されうるものである．

　神経心理学において通常用いられるもう1つの用語は，「病態失認」である．この用語は，もともとは自身の片麻痺を否認する人を記述するためにBabinski（1914）によって作られた用語であるが，今ではより一般的に，病気を否認したり，病識が欠如したりしていることを意味するために用いられている（Wilson, 2012）．この用語は，病気を否認しているわけではないが，自分の問題点に関心を示さない「疾病無関心」とは区別される．後者は右半球損傷に合併する（Wilson, 2012）．また，右半球損傷には「半側空間無視」（つまり一側の空間，通常は左側の刺激について報告したり，刺激に対し反応したり，注意を向けることができない；Heilman, Watson, Valenstein & Goldberg, 1987）が合併する．

　しかし，脳損傷後の気づきについて語る時には，脳損傷者の自身の問題について認識や理解を意味するのが一般的である．クライアントが自身の問題点に気づいていない時にはリハビリテーションは妨げられているといえる．これは部分的には当たっているが，気づきの欠如がリハビリテーションによる改善を不可能にするわけではない．結局のところ，良好な気づきがあるわけではない人，例えば意識障害の人には単純な課題を教えることができるし（Shiel, Wilson, Horn, Watson & McLellan, 1993），重度の発達性学習障害の子どもはスキルを学習することができる（Cullen, 1976）．とはいうものの，自身の問題について合理的な気づきがある人は，確かにリハビリテーションの効果が出る可能性が高い．Ownsworth, McFarlandとMcYoung（2000）は，後天性脳損傷後に良好な結果が得られるのは，典型的には自分の制限を認識し理解している人，現実的なゴールを設定している人，そして能動的にリハビリテーションに参加している人であることを多くの研究が示していると指摘している（Bergquist & Jackets, 1993；Deaton, 1986；Lam, McMahon, Priddy & Gehred-Schultz, 1988；Prigatano, 1986）．全人的プログラムの主な目的の1つは，それは本書の目的でもあるのだが，脳損傷者が，脳損傷によって起こっている変化に気づき，またより理解できるように支援することである（Trexler, Eberle & Zappala, 2000）．

　リハビリテーションの出発点は，常にクライアントの気づきのレベルを立証することである．Crossonら（1989）のピラミッドモデルは，階層性のある3つのレベル「知的気づき」「体験的気づき」「予測的気づき」を提案し，気づきの概念化を図った．知的気づきとは，障害を認識し，その障害が日常生活にどのように関連しているか理性的に理解することである．多くのクライアントは，リハビリテーションを開始する段階で，自身の問題点について何らかの知的気づきがある．体験的気づきとは，「その時」の気づきを意味し，その気づきにより問題が起こった時に問題を認識できることである．最後の気づきの階層性の最も上位のレベルだと考えられる予測的気づきは，将来経験するかもしれない問題点を予期する能力を意味する（Barco, Crosson, Bolesta, Werts & Stouto, 1991）．クライアントの気づきのレベルが同定された時点で，可能ならば，その階層性のより上位のレベルに行けるように介入をする．

　我々の経験では，正規の評価は気づきの構築に役立つ．もし評価の説明があらゆる機会になされ，クライアントがそれぞれの評価が何を検証しているのか認識できれば，検査の結果は知的気づきを生むことに必ず役立つ．生態学的妥当性のある評価（例えば，Functional Assessment of Verbal Reasoning and Executive Skillls；MacDonald, 1998）は，日常生活の課題をまねることができ，ある人は評価でみられた問題点を日常生活の経験と関連づけることができるだろう．

　クライアントが感じている問題点についての質問紙もまた貴重な内省をもたらす．クライアントの

キーパーソンにも実施できれば，効果はより大きい．例えば，La Trobe Communication Qeustionnaire（Douglas, O'Flaherty & Snow, 2000）は，クライアントとキーパーソン両者に実施しクライアントのコミュニケーションスキルについての認識を評価する．The Patient Competency Rating Scale（Prigatano, 1986）は，クライアントにどのぐらい上手に自分の食事の支度ができるか，着衣できるか，約束を守れるかなどについて，（1〜5の評価点で）評価してもらう．中立的な測定者がクライアントについて評価し，その採点に基づいてクライアントの気づきは良好か問題があるかを判定する．クライアントの安心感が保たれているならば，一緒に回答した人からのフィードバックは貴重な内省を促すだろう．ビデオによるフィードバックもまた大いに効果的である（Koehane & Prince による第6章を参照）．

5）症例の複雑さ

提供されるリハビリテーションプログラムの内容は，様々な問題に依存している．例えば，脳損傷の特性や重症度，診察時の年齢，損傷時の年齢，損傷を受けていない脳の状態，同様に損傷前の認知機能，パーソナリティ，職業，以前受けていたリハビリテーション，モチベーション，そして家族のサポートなどである．しかしながら，いかなるクライアントであっても治療不可能ということはない．植物状態，あるいはわずかに意識がある状態と言われているクライアントにもリハビリテーションは有効である（Wilson, Dhamapurkar & Rose, 2016）．このようなクライアントは，もちろんゴールについて協議することはできないが，家族や，クライアントの利益を最優先して働いている介護提供者に，前に進むための最良の方法について意見を求めることができる．

Robertson と Murre（1999）は，脳損傷の重症度がリハビリテーションの内容を決定すると考えている．彼らは，軽度の損傷ならば自然に回復し，中等度の損傷ならば再訓練のアプローチが効果的であり，重度の損傷ならば代償的なアプローチが必要だろうとしている．この考え方にはある種の真実があるかもしれないが，我々はこの考え方はあまりにも単純で表面的すぎると思う．例えば，損傷部位はほぼ確実にリハビリテーションに影響を与える．したがって，前頭葉に軽度の損傷がある人々は，左の側頭葉前部に重度の損傷がある人々よりも不利な立場におかれるだろう．前者のグループにみられる注意，計画と整理の問題は，リハビリテーションの効果を最大限にすることを難しくする．一方，後者のグループには言語の問題があるが，言語機能のある部分は右半球に移行するという可塑性がかなりみられるだろう．

それに加えて，軽度の脳損傷者〔すなわち，意識障害あるいは意識消失状態が30分未満．初期の Glasgow Coma Scale（GCS，グラスゴー・コーマ・スケール）の得点が13〜15．脳損傷後の健忘状態が24時間以内に消失〕は，問題が長期化することがある．Ponsford ら（2002）は，軽度の外傷性脳損傷のサーバイバーは，中等度や重度の外傷性脳損傷のサーバイバーのように，頭痛，めまい，不眠，思考の速度低下，集中や記憶の問題，疲労，易怒性，不安，そしてうつを経験することがあると述べている．さらに，Ponsford らは，情報処理能力の低下に対処するためのストレスによって，いくつかの症状は数年続くかもしれないと示唆している．

脳損傷の特性と範囲だけでなく，脳損傷後の順調な回復に影響を及ぼす他の要因についても考える必要がある．強いモチベーションや，良好な家族のサポートシステム，実施するリハビリテーションの質は，良い結果をさらに増進させるだろう．一方，受傷前の健康状態や，社会的関係の欠如，ストラテジーを使うことをなんとなく「ごまかし」だと思ったり，あるいは自然回復を阻むと思ってストラテジーを使うことに抵抗があるという場合には，回復が制限されるかもしれない．

6) グループ訓練か個別訓練か？

　The Oliver Zangwill Centre のリハビリテーションプログラムでは，個別活動の重要性が大前提となっている．我々はクライアントの個人的な問題を扱い，ゴール設定に参加してもらい，その人にとっての最良の学習のためのストラテジーをみつけなくてはならない．そうはいっても，The Oliver Zangwill Centre のプログラムも含め，すべての全人的治療プログラムでは，グループ訓練と個別訓練を実施する（Trexler et al., 2000）．家族，同僚，社会的，政治的，宗教的，あるいはレジャーのグループであれ，我々はみな何らかのグループの一員である．グループはアイデンティティの共有，役割，そしてピアサポートを提供してくれる．脳損傷後に多くの人は役割や目的を喪失し，孤独感を経験する（Malley, Bateman & Gracey, 2009）が，グループはこの孤独感を乗り越えるための助けとなることが知られている．本書の多くの章では，個別訓練について説明するだけでなく，可能であればグループ訓練についても提案している．

　Haslam ら（2008）は，脳卒中になる前の様々なグループにおけるその人のメンバーシップについて着目し，社会的なアイデンティティを継続していること（脳卒中後にもグループのメンバーシップを継続すること）によって，最善の生活状態に至るだろうと予測できることを見出した．著者の言葉によれば「人生の満足感は，脳卒中以前の様々なグループにおけるメンバーシップとその継続に関連している．」（p.671）

　さらに，セラピストは常に時間が不足しており，個別訓練よりもグループ訓練を行うことで，この問題を解決できる．また一度に数人の訓練を行う方が格安でもある．より重要な理由は，脳損傷のサバイバーが似た問題を抱える人と交流できることである．時に脳損傷のサバイバーは，自身が健全な精神状態を失っているのではないかと心配しているが，この心配は似たような問題を抱える他の人をみることで軽減されることがある．グループは不安や苦痛を軽減することもできる．グループはクライアントに希望を与え，またクライアントが独りぼっちではないということを示すことができる．ピアからのアドバイスの方がセラピストからのアドバイスよりも受け入れやすいということや，セラピストが勧めるストラテジーよりもピアが用いているストラテジーの方が活用しやすいということがしばしばある．このようにグループの方が，適切な行動の学習につながりやすいかもしれない．グループでは自分より大変な人をサポートしようとする，利他的な行動がみられることさえある．

　グループのメンバーは友情をはぐくみ，社会的に孤立しているという感情を軽減することができる．「一事成れば万事成る」ということわざがあるが，グループを運営しているスタッフは，グループ内の各メンバーの能力のレベルにあった課題を選ぶことで，確実に成功に導くことができるだろう．このことでグループメンバーの自尊心をさらに高めることができるだろう．

　グループには表面的妥当性がある．すなわち，クライアントや家族はグループの真意を見出し，良いことであると「信じる」．この信念は，次に，参加するモチベーションに結びつくのである．最後に，グループは担当しているセラピストにとっても教育の場となる．様々なストラテジーに対するクライアントの反応を記載でき，またクライアントがどの課題を好むのか，あるいは好まないのかといった，多くの情報が得られる．個別の問題が起こることを観察でき，適切に対処できる．要するに，グループは貴重な訓練の資源なのである．悲惨で厳しい環境におかれた人にとってグループは重要である．グループの受容や互いのサポートは貴重な臨床上の変化をもたらすだろう（Wilson, 2009）．

　いつでもグループを運営することができるわけではない．とりわけコミュニティの中でセラピストが一人で勤務している時には難しいかもしれない．しかし，地域の他のサービス機関と連携し，サポートグループを結成することは可能かもしれない．あるいは経験を共有できるようなオンラインフォー

ラムを使用するように，クライアントや介護者に勧めることもできるだろう．

4. 結論

　本書を紹介するために，この書籍のもとになる The Oliver Zangwill Centre の全人的リハビリテーションプログラムの根本原理とコアとなる構成要素について本章では概説した．本章では，リハビリテーションの原則を説明し，プログラムの主な目的はクライアントの日常生活における機能を改善させることであり，彼らのアイデンティティを再構築することを助けることであることを強調した．また，評価の原則に注目した．セラピストがある人の強みと弱みを評価しようとする時には，標準化された検査と，行動面や機能面の評価の両者を用いる必要があることを確認した．リハビリテーションを計画する時には，ゴール設定が重要だということと，個々のクライアントにとってゴールを意味のあるものにすることや，クライアントに関連性があるものにすることの有用性について確認した．気づきは様々な人にとって様々なことを意味するが，気づきという概念や，気づきのタイプ（あるいは気づきの欠如）がリハビリテーションプログラムの構築にどのような影響を与えるかということにも考慮するべきであることを述べた．本章では症例の複雑性と，リハビリテーションに対する反応に影響を与える要因について簡単に説明した．最後に，個別訓練だけでなく，グループ訓練を行うことの重要性についても言及した．

　私と私の同僚は，本書が脳損傷のサーバイバーのリハビリテーションをサポートするための資源を提供し，またとりわけ脳損傷のサーバイバーやその支援者が専門職のチームのサービスを受けられない場合にも，家族や介護者，雇用主に対する情報提供となり，理解が深まることを希望している．

REFERENCES

Austin, J. T., & Vancouver, J. B. (1996). Goal constructs in psychology: Structure, process, and content. *Psychological Bulletin, 120*(3), 338–375.

Babinski, J. (1914). Contribution to the study of mental disorders in organic cerebral hemiplegia (anosognosia). *Revue Neurologique (Paris), 27*, 845–848.

Barco, P. P., Crosson, B., Bolesta, M. M., Werts, D., & Stout, R. (1991). Training awareness and compensation in post-acute head injury rehabilitation. In J. S. Kreutzer & P. H. Wehman (Eds.), *Cognitive rehabilitation for persons with traumatic brain injury* (pp. 129–146). Baltimore: Brookes.

Ben-Yishay, Y. (1978). *Working approaches to the remediation of cognitive deficits in brain damaged persons* (Rehabilitation Monograph No. 59). New York: New York Medical Center.

Ben-Yishay, Y. (1996). Reflections on the evolution of the therapeutic milieu concept. *Neuropsychological Rehabilitation, 6*(4), 327–343.

Ben-Yishay, Y., & Prigatano, G. P. (1990). Cognitive remediation. In M. Rosenthal, E. R. Griffith, M. R. Bond, & J. D. Miller (Eds.), *Rehabilitation of the adult and child with traumatic brain injury* (2nd ed., pp. 393–409). Philadelphia: Davis.

Bergquist, T. F., & Jackets, M. P. (1993). Awareness and goal setting with the traumatically brain injured. *Brain Injury, 7*(3), 275–282.

Butler, G. (1998). Clinical formulation. *Comprehensive Clinical Psychology, 6*, 1–24.

Cicerone, K. D., Dahlberg, C., Malec, J. F., Langenbahn, D. M., Felicetti, T., Kneipp, S., . . . Catanese, J. (2005). Evidence-based cognitive rehabilitation: Updated review of the literature from 1998 through 2002. *Archives of Physical Medicine and Rehabilitation, 86*, 1681–1692.

Cicerone, K. D., Langenbahn, D. M., Braden, C., Malec, J. F., Berquist, T., Azulay, J., . . . Ashman, T. (2011). Evidence-based cognitive rehabilitation: Updated review of the literature from 2003 through 2008. *Archives of Physical Medicine and Rehabilitation, 92*, 519–530.

Cicerone, K. D., Mott, T., Azulay, J., Sharlow-Galella, M. A., Elmo, W. J., Paradise, S., et al. (2008). A randomized controlled trial of holistic neuropsychologic rehabilitation after traumatic brain injury. *Archives of Physical Medicine and Rehabilitation, 89*(12), 2239–2249.

Collicutt McGrath, J. (2008). Post-acute in-patient rehabilitation. In A. Tyerman & N. S. King (Eds.), *Psychological approaches to rehabilitation after traumatic brain injury* (pp. 39–64). Malden, MA: Wiley-Blackwell.

Cope, D. N., Cole, J. R., Hali, K. M., & Barkan, H. (1991). Brain injury: Analysis of outcome in a post-acute rehabilitation system: Part 2. Subanalyses. *Brain Injury, 5*(2), 127–139.

Crosson, B., Barco, P. P., Vallejo, C. A., Bolesta, M. M., Cooper, P. V., Werts, D., & Brobeck, T. C. (1989). Awareness of compensation in post-acute head injury rehabilitation. *Journal of Head Trauma Rehabilitation, 4*, 46–54.

Cullen, K. J. (1976). A six-year controlled trial of prevention of children's behavior disorders. *Journal of Pediatrics, 88*(4), 662–666.

Deaton, A. V. (1986). Denial in the aftermath of traumatic head injury: Its manifestations, measurement, and treatment. *Rehabilitation Psychology, 31*(4), 231–240.

Diller, L. L. (1976). A model for cognitive retraining in rehabilitation. *The Clinical Psychologist, 29*, 13–15.

Douglas, J., O'Flaherty, C. A., & Snow, P. C. (2000). Measuring perception of communicative ability: The development and evaluation of the La Trobe Communication Questionnaire. *Aphasiology, 14*(3), 251–268.

Evans, J. J. (2012). Goal setting during rehabilitation early and late after acquired brain injury. *Current Opinion in Neurology, 25*(6), 651–655.

Friel, J. C. (2008). A randomized controlled trial of holistic neuropsychologic rehabilitation after traumatic brain injury. *Archives of Physical Medicine Rehabilitation, 89*, 2239–2249.

Gracey, F., Evans, J. J., & Malley, D. (2009). Capturing process and outcome in complex rehabilitation interventions: A "Y-shaped" model. *Neuropsychological Rehabilitation, 19*(6), 867–890.

Haslam, C., Holme, A., Haslam, S. A., Iyer, A., Jetten, J., & Williams, W. H. (2008). Maintaining group memberships: Social identity continuity predicts well-being after stroke. *Neuropsychological Rehabilitation, 18*(5–6), 671–691.

Haughey, D. (2011, May 4). Setting smarter goals in 7 easy steps. Retrieved from *www.projectsmart.co.uk*.

Heilman, K. M., Watson, R. T., Valenstein, E., & Goldberg, M. E. (1987). Attention: Behavior and neural mechanisms. In F. Plum (Ed.), *Handbook of physiology: Section 1. The nervous system. Vol. 5.*

Higher functions of the brain (pp. 461–481). Bethesda, MD: American Physiological Society.

Houts, P. S., & Scott, R. A. (1975). *Goal planning with developmentally disabled persons: Procedures for developing an individualized client plan*. University Park: Pennsylvania State University, Hershey Department of Behavioral Science. (ERIC Document Reproduction Service No. ED 119431)

Kersten, P., McPherson, K. M., Kayes, N. M., Theadom, A., & McCambridge, A. (2015). Bridging the goal intention–action gap in rehabilitation: A study of if–then implementation intentions in neurorehabilitation. *Disability and Rehabilitation, 37*(12), 1073–1081.

Lam, C. S., McMahon, B. T., Priddy, D. A., & Gehred-Schultz, A. (1988). Deficit awareness and treatment performance among traumatic head injury adults. *Brain Injury, 2*(3), 235–242.

Levack, W. M., Weatherall, M., Hay-Smith, E. J. C., Dean, S. G., McPherson, K., & Siegert, R. J. (2015). Goal setting and strategies to enhance goal pursuit for adults with acquired disability participating in rehabilitation. *Cochrane Database of Systematic Reviews, 20*(7), CD009727.

MacDonald, S. (1998). *Functional assessment of verbal reasoning and executive strategies*. Guelph, Canada: Clinical Publishing.

Malley, D., Bateman, A., & Gracey, F. (2009). Practically based project groups. In B. A. Wilson, F. Gracey, J. J. Evans, & A. Bateman, *Neuropsychological rehabilitation: Theory, models, therapy and outcome* (pp. 164–180). Cambridge, UK: Cambridge University Press.

McLellan, D. L. (1991). Functional recovery and the principles of disability medicine. *Clinical Neurology, 1*, 768–790.

McMillan, T. M., & Sparkes, C. (1999). Goal planning and neurorehabilitation: The Wolfson Neurorehabilitation Centre approach. *Neuropsychological Rehabilitation, 9*(3–4), 241–251.

Mehlbye, J., & Larsen, A. (1994). Social and economic consequences of brain damage in Denmark. In A.-L. Christensen & B. P. Uzzell (Eds.), *Brain injury and neuropsychological rehabilitation: International perspectives* (pp. 257–267). Hillsdale, NJ: Erlbaum.

Nair, K. S., & Wade, D. T. (2003). Satisfaction of members of interdisciplinary rehabilitation teams with goal planning meetings. *Archives of Physical Medicine and Rehabilitation, 84*(11), 1710–1713.

Ownsworth, T. L., McFarland, K., & McYoung, R. (2000). Self-awareness and psychosocial functioning following acquired brain injury: An evaluation of a group support programme. *Neuropsychological Rehabilitation, 10*(5), 465–484.

Ponsford, J., Willmott, C., Rothwell, A., Cameron, P., Kelly, A. M., Nelms, R., & Curran, C. (2002). Impact of early intervention on outcome following mild head injury in adults. *Journal of Neurology, Neurosurgery and Psychiatry, 73*(3), 330–332.

Prigatano, G. P. (1986). Personality and psychosocial consequences of brain injury. In G. P. Prigatano, D. J. Fordyce, H. K. Zeiner, J. R. Roueche, M. Pepping, & B. C. Wood (Eds.), *Neuropsychological rehabilitation after brain injury* (pp. 29–50). Baltimore: Johns Hopkins University Press.

Prigatano, G. P. (1999). *Principles of neuropsychological rehabilitation*. New York: Oxford University Press.

Robertson, I. H., & Murre, J. M. (1999). Rehabilitation of brain damage: Brain plasticity and principles of guided recovery. *Psychological Bulletin, 125*(5), 544–575.

Sherratt, S., Worrall, L., Hersh, D., Howe, T., & Davidson, B. (2015). Goals and goal setting for people with aphasia, their family members and clinicians. In R. J. Siegert & W. M. M. Levack (Eds.), *Rehabilitation goal setting: Theory, practice and evidence* (pp. 325–343). Boca Raton, FL: CRC Press.

Shiel, A., Wilson, B. A., Horn, S., Watson, M., & McLellan, L. (1993). *The Wessex Head Injury Matrix (WHIM)*. Bury St. Edmunds, UK: Thames Valley Test Company.

Sundberg, N. D., & Tyler, L. E. (1962). *Clinical psychology: An introduction to research and practice*. New York: Appleton-Century-Crofts.

Trexler, L. E., Eberle, R., & Zappalá, G. (2000). Models and programs of the Center for Neuropsychological Rehabilitation. In A.-L. Christensen & B. P. Uzzell (Eds.), *International handbook of neuropsychological rehabilitation* (pp. 215–229). New York: Kluwer Academic/Plenum.

Wilson, B. A. (1997). Cognitive rehabilitation: How it is and how it might be. *Journal of the International Neuropsychological Society, 3*(5), 487–496.

Wilson, B. A. (2009). Kate: Cognitive recovery and emotional adjustment in a young woman who was unresponsive for several months. In B. A. Wilson, F. Gracey, J. J. Evans, & A. Bateman, *Neuropsychological rehabilitation: Theory, models, therapy and outcomes*. Cambridge, UK: Cambridge University Press.

Wilson, B. A. (2012). Book review. In C. A. Noggle, R. S. Dean, & A. M. Horton Jr. (Eds.), The encyclopedia of neuropsychological disorders. *Neuropsychological Rehabilitation, 22*(4), 650–651.

Wilson, B. A., Dhamapurkar, S., & Rose, A., (2016). *Surviving brain injury after assault: Gary's story*. Hove, UK: Psychology Press.

Wilson, B. A., & Evans, J. J. (2002). Does cognitive rehabilitation work?: Clinical and economic considerations and outcomes. In G. Prigatano & N. H. Pliskin (Eds.), *Clinical neuropsychology and cost–outcome research: An introduction* (pp. 329–349). Hove, UK: Psychology Press.

Wilson, B. A., Gracey, F., Evans, J. J., & Bateman, A. (2009). *Neuropsychological rehabilitation: Theory, models, therapy and outcomes*. Cambridge, UK: Cambridge University Press.

Wilson, B. A., Robertson, C., & Mole, J. (2015). *Identity unknown: How acute brain disease can destroy knowledge of oneself and others*. Hove, UK: Psychology Press.

Yemm, G. (2013). *The Financial Times essential guide to leading your team: How to set goals, measure performance and reward talent*. Harlow, UK: Pearson Education.

Ylvisaker, M., & Feeney, T. (2000). Reconstruction of identity after brain injury. *Brain Impairment, 1*(1), 12–28.

ハンドアウト 1.1

処方のテンプレート

| キーパーソン | 脳病理 | 社会的／医療的要因 | 認知機能 |

| コミュニケーション | 気分 | 感覚／知覚の要因 | 身体面の要因 |

| 内省 | 機能面の影響 | 障害 |

『The Brain Injury Rehabilitation Workbook』Rachel Winson, Barbara A. Wilson, and Andrew Bateman 編(『ワークブックで実践する脳損傷リハビリテーション』廣實真弓監訳). Copyright © 2017 The Guilford Press. 本書の購入者は、個人的にあるいは個々のクライアントに使用する目的でハンドアウトを使用することが許可されている(詳細は著作権頁を参照). また、本書の購入者は、ハンドアウトのコピーをダウンロードすることもできる(「ハンドアウトのダウンロードについて」を参照).

第 2 章

脳の解剖と損傷メカニズム入門

Emily Grader
Andrew Bateman

　脳損傷について，脳損傷のサーバイバーの理解が不足していると，リハビリテーションに専念する上で問題となる．各個人の脳損傷に関する情報は，専門用語の中に埋もれてしまっているかもしれない．クライアントは，しばしば専門家に会ったり，自分についての報告書を読んだりするだろうが，実はほとんど理解していないかもしれない．「脳損傷者である」あるいは「認知機能の障害がある」といった悪いイメージに加え，理解が不足していることにより，効果的なリハビリテーションが阻害されることになるかもしれない．ごく基本的なレベルであっても，「脳がどのように働くのか」「自身の特定のタイプの損傷がどのように脳機能に影響しているのか」「それはどのような仕組みで日々経験している困難の原因となっているのか」といったことをクライアントが理解できるよう支援することによって，この潜在的な障壁を克服することができるのである．こういった理解を，友人や家族と適切に共有することもできる．

　脳損傷についてクライアントを教育するために，状況がわかるように一般的なクライアントの背景情報と，診療録，治療者からの個別の特異的情報を収集する必要がある．診療録は，総合診療医やプライマリケア医に依頼することができる．診療録は専門用語で書かれているだろうから，記録をクライアントにとってわかりやすい概念に単純化することも，臨床家の重要な仕事の1つだろう．

　本章では，脳の解剖と損傷メカニズムについての基本的な情報を，簡素な文章と図を用いて，またハンドアウトを通して提供している．図には臨床家のための説明を，ハンドアウトにはクライアントにもできるだけ理解できるように簡略化した説明を記載した．クライアントが専門家や他の情報源から，自身の損傷についてよりいっそう理解を深めるためにどのように支援したら良いかという提案もされている．

1. 臨床的リスク評価

　臨床家はこの業務に伴うリスクについて考慮しておくことが望ましい．特に，クライアントによっ

ては，自身の行動や体験が変化したことには他の原因があるかもしれないのに，問題を「自身の脳損傷によるもの」として正当化しようとするかもしれない．例えば，抑うつ，不安，最近の体験への心理的反応などにおいてである．さらに，クライアントの脳損傷への理解を促すことを目的としたどのような介入でも，介入のタイミングを考慮することが重要である．個々のクライアントへのタイムリーな介入時期は，対話とゴール設定を通してみつかるものである．介入が早すぎれば，情報が圧倒してしまい，クライアントの希望や楽観を損ない，リハビリテーションに対して努力しなくなってしまうかもしれない．問題点の理解や気づき（awareness）が進むにつれて，気分が落ち込んだ経験があるとクライアントが伝えてきた時は，治療者はさらに心理的支援を行うか，または適切なサービスを紹介するべきである．

同時に，治療者とクライアントは，時にすべてが単純に説明できるわけではないということを認識することも重要である．例えば，特定の脳病変部位から，ある感情変化を予測，同定することは非常に難しいだろう．主な理由として，個人の脳の領域は複数の感情に関与し，1つ以上の機能回路に巻き込まれているからである．例えば，扁桃体は恐怖や嫌悪といった基本的感情だけでなく，ポジティブ感情とネガティブ感情の両方と関連していることが研究調査によって示されている（Baas, Alemana & Kahn, 2004）．このような知見から，具体的な感情，情動という次元と特定の脳領域との間には，一対一の対応が示されず，複雑な脳構造間の結合パターンネットワークの方が，より適切なレベルの解釈を提供できることが示唆される．また，その解釈は必ずしも容易とは限らない．

2. グループワーク

もし状況が許せば，小さな学習グループで本章にある情報を取り扱うのが有効である．脳損傷のサバイバーのグループは，自身の損傷や体験に関する情報を共有したり，与えられた情報の解釈を議論したりすることができる．我々は円卓形式のセミナーを推奨しており，そこではパワーポイントのスライドで情報が提示され，クライアントにはスライドのコピーが配布され，メモをとるように勧められる．どのようなタイミングでも議論や質問が奨励され，提示内容がクライアント自身の体験と関連する時は特にそうである．グループのペースや構造は，クライアントのニーズやグループ内の力学にもよるだろう．

グループワークのシラバスは，次の4つのテーマに沿うと良いかもしれない．

1. 解剖学
2. 損傷のメカニズム
3. 回復のステージ
4. 損傷の一般的な帰結

最初の3つのテーマは本章で扱われる．損傷の帰結については，認知や感情の観点から他章で扱われる．クライアントの現在の知識や自信のレベル，そして特に興味のある領域を評価するため，グループセッションの開始前に**ハンドアウト2.1**[*]の質問紙を埋めてもらうのが有益だろう．この質問紙は，おおよその変化を測る方法として，シラバスが完了した時にもう一度繰り返すこともできる．

---

[*]ハンドアウトはすべて章末に掲載されている．

3. 解剖学

　基礎的な神経解剖の情報を提供する目的は，クライアントに脳の構造と関連用語を紹介するためである．クライアントと家族は，治療の過程で様々な用語を耳にしたかもしれないし，そこで言及された領域についてさらに学ぶことはしばしば有益だと思ったかもしれない．こういった理解が進むと，多くのクライアントは，自分たちに何が起こったのか理解することができる．

　明らかに，神経解剖学はとても大きなトピックであり，多くの専門家たちがそれぞれの領域に何年もの研究を費やしている．詳細を十分に説明し興味をもってもらうことと，物事をわかりやすく単純化することのバランスを取らなければならない．本章では，基本的なレベルの情報を提供することに焦点をおく．十分な背景知識があるクライアントにとっては，より深く科学的に理解するための適切な教科書や他の資源をみつける助けになる．本章の終わりには，いくつかの有用な資源のリストが提示されている．

1) 脳細胞

　脳は何十億ものニューロン（神経細胞）という小さな細胞で構成されている．顕微鏡下では，ニューロンには3つの分画があるようにみえる．

1. **樹状突起と細胞体**：細胞体は細胞の活動をコントロールする．樹状突起は，他の細胞から細胞体へメッセージを伝達する枝である．
2. **軸索とミエリン鞘**：神経は軸索に沿って信号を伝えるが，その軸索はミエリンと呼ばれる脂肪成分で覆われており，信号伝達のスピードを速めることができる．
3. **軸索終末**：あるニューロンと他のニューロンとの接合部で，神経伝達物質が通過する場所である．

　上記を図2.1に示す．この図にクライアント向けに簡略化した説明をつけたものを**ハンドアウト2.2**に示す．「灰白質」という単語は，脳に関連した会話でよく用いられる．これが意味するところは，主に細胞体を含む脳の領域のことで，逆に主に軸索で構成される領域は「白質」と呼ばれる．軸索を取り囲むミエリン鞘が白色の脂肪を含むため，白質は白くみえ，それと比較すると細胞体は灰色にみえる．

　ニューロンは，ドパミンなどの神経伝達物質と呼ばれる化学的伝達物質を放出することで，互いに情報を伝達している．脳が発達するにつれて，特別な伝達経路やネットワークが形作られ，情報の処理や解釈が可能になる．近年では「神経可塑性」という単語が社会でも認知されてきているが，多くのサーバイバーがこの神経可塑性とリハビリテーションとの関係について尋ねてくる．生涯を通してニューロンの結合は変化し続けるということを理解することが重要である．要求や刺激によって，結合は強くも弱くもなる．リハビリテーションは，損傷後の脳の回復過程の形成を手助けする要求の1つの型である．このトピックに重点をおいた学術記事が近年，Wellcome Trust's Mosaic のウェブサイトにて発表された（Storr, 2015）．

2) 頭蓋骨，髄膜，脳脊髄液

　脳は頭蓋骨，3つの膜からなる髄膜，そして脳脊髄液によって，外的な環境から守られている．頭蓋骨は骨でできており，外からは滑らかにみえるものの，内部には多くの突起物があり，特に外傷性

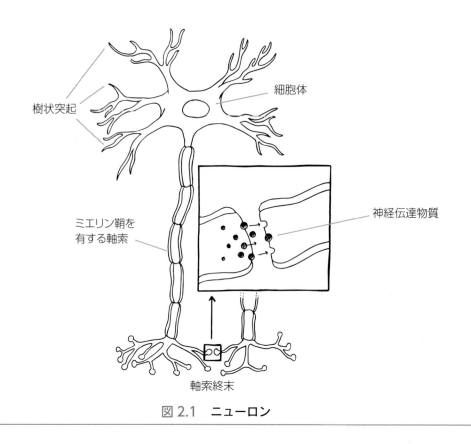

図 2.1　ニューロン

脳損傷の際には脳を傷つけてしまうことがある［「4. 損傷のメカニズム」（21 頁）を参照］．くも膜と軟膜という 2 つの髄膜の間にはくも膜下腔があり，脳への豊富な血流と脳脊髄液で満たされている．この間隙は，脳の栄養循環や老廃物除去だけでなく，衝撃吸収材として脳を守る働きもある（**図 2.2**，**ハンドアウト 2.3** を参照）．

3）脳幹

　脳の土台部分に脳幹が存在する．この部分は脳と，脊髄および体部をつないでいる．また，この領域は呼吸，嚥下，心臓機能，体温調整，睡眠覚醒といった多くの自律神経系の機能や無意識的な機能をつかさどっている．

4）大脳半球

　脳の大部分は，大脳という皺の寄った構造である．大脳は左右の大脳半球からなっており，それらは脳梁という構造を通して連絡している．各大脳半球は，主に身体の半分をつかさどっているということができる．興味深いことに，左の大脳半球は身体の右側，右の大脳半球は身体の左側をつかさどる．

　各大脳半球は，4 つの脳葉から構成される（**図 2.3**，**ハンドアウト 2.4** を参照）．脳の各部位への損傷は，以下に示される領域特異的な問題に加え，効率的に機能するという個々人の能力に影響することがある．

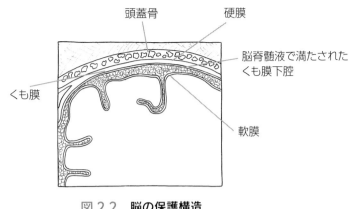

図 2.2　脳の保護構造

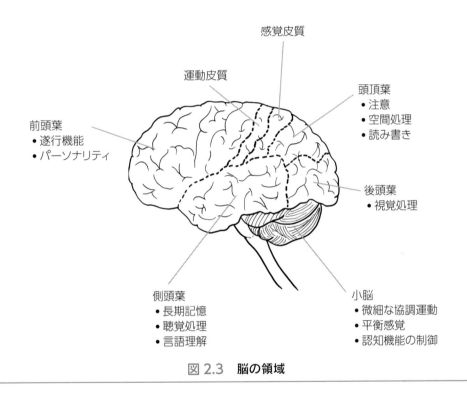

図 2.3　脳の領域

(1) 前頭葉

　名称の通り，前頭葉は脳の前方に位置し，額の直下にある．一般的に遂行機能をつかさどる領域と考えられている．遂行機能とは，計画を立てたり，整理したり，セルフモニタリングしたり，何かを始めたり，適応したりといった機能である（Winegardnerによる第5章を参照）．また，前頭葉はパーソナリティとも関連しており，多くの人は前頭葉の損傷後にパーソナリティが変化している．さらに前頭葉の最後方には，筋群の動きを制御する運動皮質が存在する．

(2) 側頭葉

　各大脳半球における側頭葉は，左右の耳の後方に位置する．一般的に長期記憶や聴覚処理，言語理

解をつかさどる領域と考えられている．

（3）頭頂葉

各大脳半球の頭頂葉は，脳の後方，耳の上あたりに位置する．一般的に注意や空間処理，知覚，読み書きをつかさどる領域と考えられている．頭頂葉の最前部には，身体の感覚受容器からの伝達を受ける感覚皮質という領域が存在する．

（4）後頭葉

後頭葉は，脳の最後方に位置し，基本的な視覚処理をつかさどっている．

5）小脳

小脳は，大脳半球の下，脳の底部に収まっている領域である．微細な協調運動や平衡感覚をつかさどる．あまり知られていないが，大脳の認知的作業を制御する際にも重要な役割を担う．

6）大脳辺縁系

脳の中間部に，大脳辺縁系というひとまとまりの構造が存在する．この原始的なシステムはしばしば「古い脳」と考えられており，基本となる感情の認知や本能的な反応をつかさどる．詳細については，Fordによる第8章で提示されている．大脳辺縁系の中には，次に挙げるいくつかの重要な構造が含まれている．

- **扁桃体**：アーモンド型の構造で，無意識的な情動反応，特に恐怖や攻撃性，喜びに関与している．
- **海馬**：記憶の形成に深く関与する構造である．
- **下垂体**：成長や代謝を制御するホルモンを分泌する，主要な分泌腺である．
- **視床下部**：体温自動調節器のように働く構造で，体温や脈拍，消化，血圧，呼吸，心拍数など，身体が正常に機能するための適切なコンディションを監視・維持する．

前頭葉は大脳辺縁系と強いつながりをもち，本能的な反応を監視し，その反応が適切かどうかを評価することが知られている．

7）血液供給

血液の役割は，細胞が機能するための酸素と栄養を運ぶことである．血液はまた，細胞から二酸化炭素などの廃棄物を除去し，中毒を防ぐ．脳細胞が安定した血液供給を受けることは重要である．なぜなら，ほんの数分でも適切な酸素供給が奪われると，脳細胞は死に始めてしまうからである．そのため，頭蓋内の循環システムは極めて重要で，脳は密な血管のネットワークから供給を受けている（**図2.4，ハンドアウト2.5**を参照）．脳を栄養する主要な動脈たちは脳の底面でリングを形成しており，そこからより小さい動脈が起こり，脳に広がっている．そのため，主要な動脈が一本遮断されても，血液は循環し続けることができるのである．

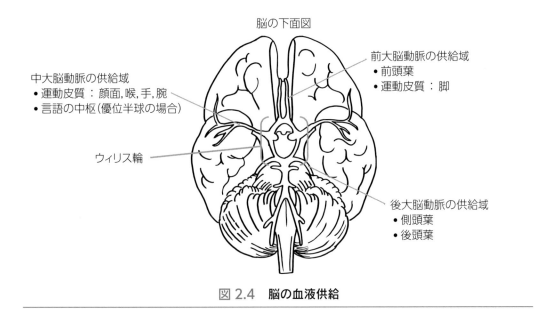

図 2.4 脳の血液供給

4. 損傷のメカニズム

後天性脳損傷（acquired brain injury：ABI）とは，出生後のどこかのタイミングで起こった脳の損傷を指す．ここでは，頻度の高い後天性脳損傷の原因について議論する．

1) 外傷

外傷性脳損傷（traumatic brain injury：TBI）とは，頭部への直接の外傷によって引き起こされる損傷を指す．外傷性脳損傷は大きく次の 2 つに分類される．

1. **閉鎖性**：頭蓋骨が損なわれていないもの．閉鎖性頭部外傷の例としては，交通事故や落下で，頭蓋骨が貫かれていないものが含まれる．
2. **開放性**：頭蓋骨に穴が開き，脳が外的環境に暴露されるもの．開放性頭部外傷の例として，頭部への銃撃が挙げられる．

損傷の瞬間は，脳への傷害を引き起こす一連の出来事の出発点である．閉鎖性頭部外傷は，自動車のフロントガラスや壁といった硬い物体に，頭部をぶつけることで引き起こされる．柔らかい脳組織は激しく動き，硬い頭蓋骨にぶつかり，傷ついたり，出血したり，あるいは組織が腫脹することとなる．このような外傷は，脳の広い領域に影響を及ぼし，多くの神経回路に傷害を引き起こす．交通事故ではしばしば，頭蓋内での脳の急加速度の運動により，びまん性軸索損傷（diffuse axonal injury：DAI）が起こる．これは，脳の非常に広い領域でニューロンが引き裂かれて損傷が起こることを意味し，それらは脳のスキャン画像に表れないこともある．しかしながら，びまん性軸索損傷は軽症例でも脳機能を著しく妨げる．その理由の 1 つは，効率的に相互伝達するための脳の様々な部分の能力に影響を及ぼすからである．

また，外傷性脳損傷は，脳の特定の領域に損傷を与えることがある（局所損傷）．例えば，頭部の

左側への衝撃は，左側頭葉の損傷を引き起こすことがある．直撃／対側損傷と呼ばれるものでは，脳がもう一方の頭蓋骨の内面へと跳ね返ることにより，損傷は外傷の衝撃があった部位だけでなく，反対側にも起こる．

最初の外傷に続いて，二次性の脳損傷が起こることもある．そういった損傷のいくつかを以下に記載する．

(1) 無酸素

外傷時に気道閉塞や大量出血，呼吸停止が起こると，脳が酸素不足になることがある．酸素がなければニューロンは速やかに死滅する．脳への酸素不足は広範に影響を及ぼし，しばしばびまん性無酸素傷害と呼ばれる．脳の中で特に循環が豊富な領域では，局所的に無酸素傷害がみられることもある．

(2) 炎症

腫脹とは，あらゆる損傷に対しての自然な反応であり，身体的回復の重要部分でもある．しかしながら，脳は頭蓋骨に包まれているため，特に閉鎖性頭部外傷では，脳が腫脹すると頭蓋内圧が亢進する．この頭蓋内圧亢進は脳を押しつぶし，繊細なニューロンに広範な損傷を引き起こす．炎症はまた，血管を締めつけることで，脳の酸素供給を制限することもある．集中治療の環境では，脳内の腫脹は注意深く観察され，減圧のため頭蓋骨の一部を外す開頭術が必要になることもある．

(3) 感染

開放性の外傷性脳損傷では，脳が外的環境にいる感染性微生物に直接さらされるため，特に感染に脆弱である．感染は脳の細胞を直接的にさらに傷害するだけでなく，身体の炎症反応が感染へ抵抗すると，腫脹を起こす恐れが高まる．

(4) 出血，血腫

外傷時に血管が破裂すると，血液は脳と頭蓋骨の間のスペースへ漏れ出ることがあり，これは外傷性くも膜下出血と呼ばれる．時に血液は凝固し，血腫が形成される．血腫が大きければ，脳への圧力が増加し，さらなる損傷を引き起こすことがある．

2) 血管障害
(1) 脳卒中

脳卒中は，脳の一部への血液供給が途絶えた時に起こる．血液凝固物や脂肪球，空気の泡などによる血流遮断（虚血性脳卒中）でも起こることがあり，脳内あるいは脳表の出血（出血性脳卒中）でも起こることがある．血液供給が遮断されるため，その領域のニューロンは，生存に必要な酸素と栄養を受け取ることができない．脳卒中の影響は，傷害を受けた脳の領域次第である．

(2) 動脈瘤

動脈瘤は，血管壁の弱い部位である．圧力がかかると，その弱い部位は引き伸ばされて膨らみ，破裂するリスクがある．

(3) 動静脈奇形

動静脈奇形は，圧の高い動脈と圧の低い静脈の間の異常な結合を伴う，先天的な血管の絡まりである．この絡まりは血管を出血しやすくさせ，脳卒中を引き起こす．動静脈奇形がある人の80％は無症状である．

3）その他の損傷原因

(1) 感染

感染は，直接的な脳細胞への影響あるいは腫脹を介して脳を傷害する．頭蓋内圧が亢進すると，脳を栄養する毛細血管を介して血液がうまく流れなくなる可能性がある．髄膜炎は，脳を取り囲む膜における細菌またはウィルスの感染である．脳炎は，脳自体の内部のウィルス感染によって起こることもあるし，時に自己免疫反応によって起こることもある．

(2) 腫瘍

脳内での細胞の異常増殖である．悪性腫瘍は増殖が速く浸潤し，周囲の健常な脳組織を破壊しうる．良性腫瘍は増殖が緩徐で浸潤しないが，それでも周囲の健常組織を圧迫したり傷害したりすることがある．

(3) 低酸素，無酸素

脳はまた，急性（心臓や呼吸の停止など）または長期間（睡眠時無呼吸など）の酸素欠乏により，損傷することがある．

5. 回復のステージ

脳損傷からの回復過程を論じることは，外傷性脳損傷を経験したクライアントにとって特に重要だろう．クライアントは急性期の集中治療で過ごした時間を，ほとんどもしくは全く覚えていない．外傷性脳損傷直後によくみられる行動を理解していくことは，家族が当初困惑もしくは苦悩した経験を再度見直す助けにもなるだろう．

1）昏睡

昏睡とは意識が低下した状態であり，刺激への反応性の低下がみられる．重度の外傷後に昏睡を医療によってあえて引き起こすこともあり，脳の要求を最小限にし，休息と回復を可能にする．昏睡には様々なレベルがあり，反応性は上下し，持続期間も数時間から数日・数週間となることもある．広く用いられるGlasgow Coma Scale（GCS，グラスゴー・コーマ・スケール）による昏睡の程度および期間から，損傷の重症度をかなり大雑把に見積もることができる．

映画やテレビの描写では，しばしば最初に意識を取り戻した時点で完全に意識清明だが，昏睡から戻ってくる過程は実際には段階的である．クライアントは徐々に特定の刺激に反応したり，命令に従ったりできるようになる．最初は混乱していたり，焦燥がみられたり，見当識が障害されていたり，抑制が効かないかもしれない．

2) 外傷後健忘

　回復の次のステージは外傷後健忘であり，意識があり清明にみえるが，時間を追って情報を保ち続けることが困難となる．クライアントは時間や場所あるいは人物がわからなくなるかもしれないし，抑制が効かず攻撃的な状態が続くかもしれない．家族にとっては直面するのが困難な状況かもしれない．患者が一連の基本的な質問（例えば，自分の名前，住所，生年月日，自分のいる場所，首相や大統領の名前など）に答えられるようになれば，外傷後健忘は回復したと考えられる．

3) 神経学的回復

　脳の細胞は，皮膚や骨といった他の組織と同じようには再生しない．しかし，脳は細胞と細胞の間に新しいつながりを増やす能力を確かにもっている（地震で被害を受けた都市の中心に新しい道が建設されるように）．これは「神経可塑性」と呼ばれ，脳損傷を受けた人が若ければ若いほど，脳が新たな神経回路を発現させる能力も高くなる．刺激はこういった回路創設をサポートするので，脳損傷後早期のリハビリテーションがとても重要である．大抵の変化は損傷後の最初の6か月でみられるが，その後も2年は改善がみられることがあり，損傷後5年間改善し続けたというクライアントもいる（Fleminger & Ponsford, 2005）．一方，そうはいうものの，脳損傷後の適応は複雑な過程であると認識し，神経精神医学的な問題が持続することも稀ではないことを意識しておかなければならない．

6. 学習を強化する

　本章で取り扱われたいくつかのポイントを解説し，より積極的な学習スタイルを支えるアクティビティについて，以下に提案した．すべての課題が全員に適しているということではないので，これらに取り組む前にクライアントの能力を考慮する必要がある．学習を支援するために，双方向的な脳モデルやオンラインビデオなどを使いたいと考えているかもしれない．本章の最後にそのための資源をいくつか提示している．

- クライアントに反応時間ゲーム（オンラインで利用可能である）をしてもらい，神経興奮の速度を説明する．
- 神経結合の多数性は，多数の点を描いた紙をクライアントに渡し，すべての点と点を結ばせることで例証することができる．
- 脳脊髄液の役割は，卵をまず空のプラスチック容器に入れて振り，次に水で満たした容器で振ることで解説できる．容器は頭蓋骨を，卵は脳を表し，水は脳脊髄液と同じように機能する．水なしで容器を振ると卵の殻は通常割れるが，水が追加されれば無傷で残る．
- クライアントによっては，領域ごとに違う色を用いて，粘土細工から脳の模型を作っても良いかもしれない．
- 視覚認知は，様々な錯視を用いて探ることができる（これらはインターネットで無料で利用できる）．
- 聴覚認知は，様々な音響効果を再生し，クライアントにそれを同定してもらうことで調べることができる．
- 小脳の平衡感覚コントロールは，クライアントにグラグラ揺れるボードの上に立ってもらうことで説明できる．その間，クライアントに過程を細かく説明する．

- 感覚皮質機能は，様々な大きさや質感のもの（例えば，書類留めクリップ，綿球，紙やすり，羽毛，革や絹の切れ端など）が入った袋を使い，クライアントに感覚だけで，それぞれが何か言い当ててもらうことによって探ることができる．
- クライアントに，鏡に映ったペンをみながら自分の名前を書いてもらう作業は，空間認知と書字スキルを探る興味深い方法である．
- 技能とは，単純に1つの脳領域に位置づけられるものではないだろう．それにもかかわらず，次に挙げるような訓練が，機能的な脳解剖を覚えたり視覚化したり，あるいは脳損傷が障害にどのようにつながるかを理解したりするのに有用となることがある．クライアントに誰か知っている人を思い起こしてもらおう．それは個人的な知人でも有名人でも良いが，その人たちはある脳領域に関する一連の技能を体現している．例えば，
    - サッカー選手やゴルファーなどのアスリートは，とても正確に距離や奥行きを判断する．これは空間認知・処理の技能が強いことを示している（頭頂葉）．
    - ビジネスリーダーはしばしば，組織を統率し戦略的計画を立てる技能をもっている（前頭葉）．
    - 芸術家，小説家，音楽家は，感性に優れている（大脳辺縁系）．

  ある特定の領域の技能改善に取り組む際，こういった肖像を「英雄的」として概念化することが役立つというクライアントもいる（さらなる提案については，Gracey, Prince & Winson による第9章を参照）．
- 遂行機能を説明する時は，クライアントにロールプレイのシナリオを提示し，遂行機能の様々な障害を解説してみよう．例えば，一人のスタッフが他の人をコーヒーに招き，順序立ったステップを行うのに悪戦苦闘するというシナリオでは，コーヒーを入れ始めない，客が注文を紅茶に変更した後も紅茶ではなくコーヒーを作ってしまう，ミルクを買い忘れる，会話中に抑制がきかないといった具合である．スタッフが脳損傷のシミュレーションを十分に大げさにすれば，クライアントはその問題点をみつけることができるだろう．

7. クライアントに医師への質問を準備してもらう

　本章では，リハビリテーション介入の一部として，神経解剖や脳損傷に関する基本的な情報の概要を述べた．前述のように，個々人で要求される細かいレベルは異なる．しかし，たいていの場合は，脳のスキャン画像や医学文書から，自分たちの回復について何がわかるのか興味をもつものである．

　クライアントに医学的情報を日常用語に「翻訳」させたり，特有の損傷の解剖学と日々の経験をリンクさせたりすることによって，クライアントが自分自身の状態についてできるだけ熟知できるように，セラピストが支援することを推奨している．これには，クライアントのケアに関するサービスから幅広く情報を集めることも含まれるかもしれない．公式な申請書類が必要だが，イギリスの医療を受ける患者は，自身の臨床記録にアクセスする権利があることも知っておくべきである．そのためのテンプレートは，Information Commissioner's Office のウェブサイト（https://ico.org.uk/your-data-matters/your-right-of-access/）に例示してある．アメリカでは，Health Insurance Portability and Accountability Act（HIPAA）のプライバシー規則で保護されているヘルスプランおよびヘルスケアプロバイダーによる医療記録を，患者はみる権利がある．たとえ患者が受けているサービスにお金を支払っていなかったとしても，プロバイダーは医療記録へのアクセスを拒否することはできない．医療記録の検索には費用はかからないが，コピーや郵送には相応の費用が課されることがある．さらなる情報

は US Department of Health and Human Services のウェブサイト（www.hhs.gov/ocr/privacy/hipaa/understanding/consumers/medicalrecords.html）で入手可能である．

　リハビリテーションチームの範囲を超えた質問に答えるには，クライアントをより幅広い専門家で構成された多職種チーム（神経放射線科医，神経内分泌医，神経眼科医，あるいは脳神経外科医）へ紹介することも必要だろう．知識を強化し，入念に準備した質問をすることにより，クライアントは自身の状態に関する曖昧な感覚を減らすことができる．よく聞かれる質問をいくつか下記に列挙した．これらの質問への回答は，極めて個別化されたものであり，だからこそ各々の状況に良好な見通しをもった臨床家にアドバイスを求めることが適切である．

「私の脳は，どのくらいの損傷を受けたのでしょうか？」
「決まった期間（例えば6週間，6か月，2年など）を過ぎたら，私の脳の回復は止まるだろうと言われました．これは本当でしょうか？」
「また脳卒中が起こるのでしょうか？」
「認知症になるのでしょうか？」
「いつ正常に戻りますか？」
「どうやったら自分の脳を鍛えられますか？」
「脳の改善のために，私にできそうな食生活の改良点はありますか？」
「脳の改善のために，どのような薬を内服したら良いでしょうか？」
「どうしてこの薬／用量を処方されているのでしょうか？」

8. まとめ

　本章では，クライアントが自身の経験の意味を理解し始める助けとなる，解剖学と脳損傷のメカニズムに関する情報を紹介した．各クライアントが自らのポートフォリオを作ることは有用だろう．その際は，自身の状態に関する個別的な情報を含んだ文書から始め，クライアントの機能障害の病理と脳の構造に関する情報をつなげる（**ハンドアウト2.6を参照**）．こういった文書，そして全体としてのポートフォリオは，クライアントの学習が進むにつれて情報を追加することもできる．本書の各章では，クライアントが直面する課題やストレングスを理解するのに役立つハンドアウトも提供している．ポートフォリオは，それぞれのクライアントが選んだ家族や友人と共有することもできる．

　あるいは，クライアントに起こったことに対する理解を深める方法として，様々な創造的な課題に取り組むこともできる．例えば，次に挙げるものが望ましいかもしれない．

- イラストまたは複合媒体として，タイムラインを作成する．必要に応じて比喩を使う（例えば，回復の度合いを表わすのに山と谷を旅する電車を使うなど）．
- 重要なライフイベントの写真のコラージュを作る．
- 自分史あるいは脳損傷後の1日の生活を描いた映像を作成する．
- 脳の一側面に関連したモデルを作成する（例えば，脳葉を描いた木製のジグソーパズルなど）．
- 歌や詩，音楽を作る．

REFERENCES

Baas, D., Alemana, A., & Kahn, R. S. (2004). Lateralization of amygdala activation: A systematic review of functional neuroimaging studies. *Brain Research Reviews, 45,* 96–103.

Fleminger, S., & Ponsford, J. (2005). Long-term outcome after traumatic brain injury. *British Medical Journal, 331* (7530), 1419–1420.

Storr, W. (2015, November 17). Can you think yourself into a different person? Retrieved from *http://mosaicscience.com/story/neuroplasticity*

有用な資源

- 3D Brain App は，iPhone で使える双方向的資源．脳の解剖と機能を調べることができる．（https://itunes.apple.com/gb/app/3d-brain/id331399332?mt=8）
- Harvard Brain Atlas（www.med.harvard.edu/aanlib）は，健常者と正常加齢および損傷例の詳細な脳スキャン画像を提供している．
- Atlas of the Brain in Stereotaxic Space（www.thehumanbrain.info/brain）は，写真と図の両方の形で，あらゆる断面の脳を閲覧することができる双方向的資源である．
- 脳が描かれた塗り絵本は臨床家とクライアントの両方にとって有用な資源である．最近は塗り絵本の人気が全体的に高まっており，そういった本が入手可能である．一例として，Diamond, Scheibel, Elson による The Human Brain Coloring Book がある．
- 最上質の脳の解剖モデルがイギリスの Adam, Rouilly から調達できる（www.adam-rouilly.co.uk/products.aspx?cid=201）．アメリカでは同様のモデルが，AnatomyNow（www.anatomynow.com）あるいは Shop Anatomical（https://www.shopanatomical.com/）から商業的に入手可能である．

ハンドアウト 2.1
脳損傷を理解しましょう：グループアンケート

これから知りたいことをいくつかここに書き出してください（例えば，治療やリハビリテーションの時に聞いたことのある用語など）．

_____
_____
_____
_____

下記の尺度を使って，現在の自分がもっている知識への満足度や知識に関する他の側面について採点してください．それぞれの尺度では，説明に沿って 1 から 10 で採点してください．

私は自分の脳損傷とその結果について，現在の知識のレベルに満足しています．

　　1　　　2　　　3　　　4　　　5　　　6　　　7　　　8　　　9　　　10
全く満足していない　　　　　　　　　　　　　　　　　　　　　　　　完全に満足している

コメント：_____

私は脳がどんな風に機能するか，そして日常生活の能力にどのように影響するかの基本を理解しています．

　　1　　　2　　　3　　　4　　　5　　　6　　　7　　　8　　　9　　　10
全く理解していない　　　　　　　　　　　　　　　　　　　　　　　非常によく理解している

コメント：_____

私は自分の脳損傷とその結果について，どこでもっと情報をみつけることができるのか知っています．

　　1　　　2　　　3　　　4　　　5　　　6　　　7　　　8　　　9　　　10
全く知らない　　　　　　　　　　　　　　　　　　　　　　　　　とてもよく知っている

コメント：_____

私には自分の脳損傷について，十分に答えてもらっていない質問があります．

　　1　　　2　　　3　　　4　　　5　　　6　　　7　　　8　　　9　　　10
たくさん質問がある　　　　　　　　　　　　　　　　　　　　　　そのような質問はない

コメント：_____

私は自分の脳損傷とその影響について，他の人にきちんと説明する自信があります．

　　1　　　2　　　3　　　4　　　5　　　6　　　7　　　8　　　9　　　10
全く自信がない　　　　　　　　　　　　　　　　　　　　　　　　　とても自信がある

コメント：_____

『The Brain Injury Rehabilitation Workbook』Rachel Winson, Barbara A. Wilson, and Andrew Bateman 編（『ワークブックで実践する脳損傷リハビリテーション』廣實真弓監訳）．Copyright © 2017 The Guilford Press. 本書の購入者は，個人的にあるいは個々のクライアントに使用する目的でハンドアウトを使用することが許可されている（詳細は著作権頁を参照）．また，本書の購入者は，ハンドアウトのコピーをダウンロードすることもできる（「ハンドアウトのダウンロードについて」を参照）．

ハンドアウト 2.2
ニューロン

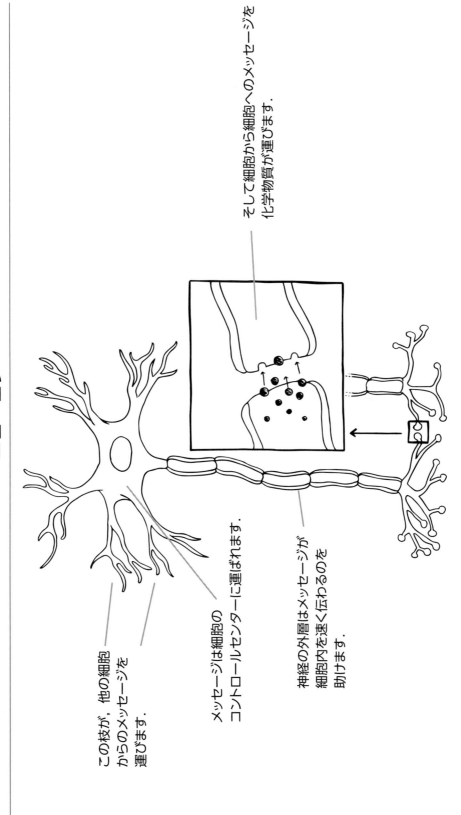

そして細胞から細胞へのメッセージを化学物質が運びます．

この枝が，他の細胞からのメッセージを運びます．

メッセージは細胞のコントロールセンターに運ばれます．

神経の外層はメッセージが細胞内を速く伝わるのを助けます．

『The Brain Injury Rehabilitation Workbook』Rachel Winson, Barbara A. Wilson, and Andrew Bateman 編（『ワークブックで実践する脳損傷リハビリテーション』廣實真弓監訳）．Copyright©2017 The Guilford Press．本書の購入者は，個人的にあるいは個々のクライアントに使用する目的でハンドアウトを使用することが許可されている（詳細は著作権頁を参照）．また，本書の購入者は，ハンドアウトのコピーをダウンロードすることもできる（「ハンドアウトのダウンロードについて」を参照）．

ハンドアウト 2.3
脳の保護構造

頭蓋骨は脳を守りますが、内側の面は粗い構造になっています。

液体で満たされた空間が、衝撃吸収材の役割を果たします。

3つの膜も脳を支え守ります。

脳は豊富な血液供給を受けています。

『The Brain Injury Rehabilitation Workbook』Rachel Winson, Barbara A. Wilson, and Andrew Bateman 編（『ワークブックで実践する脳損傷リハビリテーション』廣實真弓監訳）．Copyright©2017 The Guilford Press．本書の購入者は，個人的にあるいは個々のクライアントに使用する目的でこのハンドアウトを使用することが許可されている（詳細は著作権頁を参照）．また，本書の購入者は，ハンドアウトのコピーをダウンロードすることもできる（「ハンドアウトのダウンロードについて」を参照）．

ハンドアウト 2.4

脳の領域

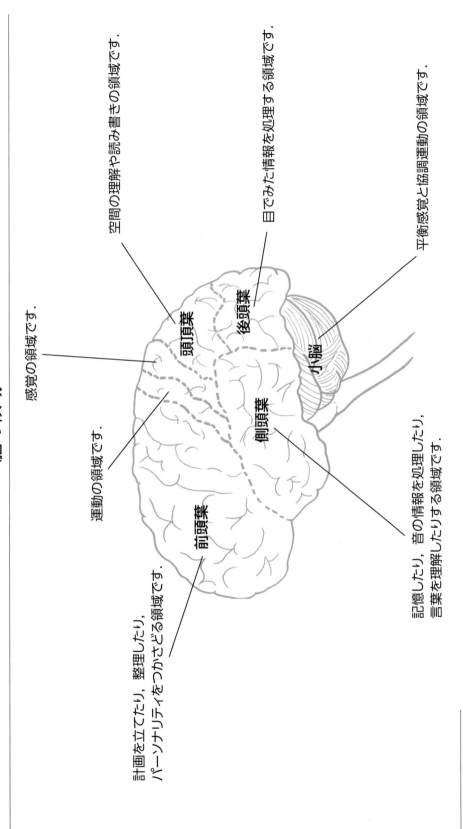

- 空間の理解や読み書きの領域です．
- 目でみた情報を処理する領域です．
- 平衡感覚と協調運動の領域です．
- 感覚の領域です．
- 運動の領域です．
- 計画を立てたり，整理したり，パーソナリティをつかさどる領域です．
- 記憶したり，音の情報を処理したり，言葉を理解したりする領域です．

（頭頂葉／後頭葉／小脳／側頭葉／前頭葉）

『The Brain Injury Rehabilitation Workbook』Rachel Winson, Barbara A. Wilson, and Andrew Bateman 編（『ワークブックで実践する脳損傷リハビリテーション』廣實真弓監訳）．Copyright©2017 The Guilford Press. 本書の購入者は，個人的にあるいは個々のクライアントに使用する目的でハンドアウトを使用することが許可されている（詳細は著作権頁を参照．また，本書の購入者は，ハンドアウトのコピーをダウンロードすることもできる（『ハンドアウトのダウンロードについて』を参照）．

ハンドアウト 2.5
脳の血液供給

下からみた脳の図

脳の細胞が適切に働くためには、血液が必要です．

密度の高い血管ネットワークが、脳全域に血液を供給します．
- 酸素と栄養を十分に与え続けるため
- 有害な廃棄物を除去するため

大きな血管の1つが遮断されても、このリング状の血管によって、血液が脳を循環し続けることができます．

『The Brain Injury Rehabilitation Workbook』Rachel Winson, Barbara A. Wilson, and Andrew Bateman 編（『ワークブックで実践する脳損傷リハビリテーション』廣實真弓監訳）．Copyright©2017 The Guilford Press．本書の購入者は、個人的にあるいは個々のクライアントに使用する目的でこのハンドアウトを使用することが許可されている（詳細は著作権頁を参照）．また、本書の購入者は、ハンドアウトのコピーをダウンロードすることもできる（『ハンドアウトのダウンロードについて』を参照）．

ハンドアウト 2.6

脳損傷を理解しましょう：ポートフォリオを作り始めましょう

脳損傷になった出来事が起こる前：

- 何をしていましたか？ _____
 _____

- どこにいましたか？ _____
 _____

その出来事：

- 何が起こりましたか？ _____
 _____

出来事の後：

- どういうタイプの損傷がありましたか（例えば，外傷性脳損傷，脳卒中など）？ _____
 _____

- 脳のどの部分が，どのような損傷を受けましたか？ ハンドアウト 2.4 も役立ててください．
 _____
 _____

- 病院にいる時は何がありましたか（例えば，手術，モニタリング，処置など）？ _____
 _____
 _____

- どのくらいの期間，入院していましたか？ _____

- Glasgow Coma Scale（GCS，グラスゴー・コーマ・スケール）はいくつでしたか？ （該当する場合）昏睡，そして外傷後健忘の期間はどのくらいでしたか？ 全体として何が示唆されますか？ _____
 _____

(つづく)

『The Brain Injury Rehabilitation Workbook』Rachel Winson, Barbara A. Wilson, and Andrew Bateman 編（『ワークブックで実践する脳損傷リハビリテーション』廣實真弓監訳）．Copyright © 2017 The Guilford Press．本書の購入者は，個人的にあるいは個々のクライアントに使用する目的でハンドアウトを使用することが許可されている（詳細は著作権頁を参照）．また，本書の購入者は，ハンドアウトのコピーをダウンロードすることもできる（「ハンドアウトのダウンロードについて」を参照）．

脳損傷を理解しましょう：ポートフォリオを作り始めましょう
(2/2 ページ)

回復：

- 損傷後，どのような介入を受けましたか（例えば，入院リハビリテーション，外来治療など）？

  _____
  _____

- 損傷後，どのような問題が起こりましたか？　どのような支援ストラテジーを学びましたか？

  _____
  _____

自身の脳損傷に関する質問を書いてください：_____

_____
_____
_____
_____
_____
_____
_____
_____
_____
_____
_____
_____
_____
_____
_____
_____
_____
_____

第 3 章

注意

Jessica Fish
Kathrin Hicks
Susan Brentnall

体系的に注意を研究した最初の心理学者の一人は William James である．1890 年に彼が記した注意の定義は今日まで基準であり続けている．

> 注意というものが何であるか誰でも知っている．それは同時に存在する複数の対象や思考の流れの中からある 1 つのことを明瞭にそして鮮やかな形で心の中に捉えることである．・・・それは，他を効果的に処理するために一部のものからの撤退を意味する（James, 1890, pp. 403-404）．

本章の目的は，注意の様々な側面について説明することと，クライアント自身の能力を探索し，リハビリテーションストラテジーを実践するための助けとなる活動を提供することである．

1．理論的背景，モデル，神経構造

Posner と Petersen（1990）は，人の注意を理解するための枠組みについて述べている．その枠組みは注意の領域で大きな影響を及ぼしている．この枠組みは 2012 年にアップデートされた．それはこの間に行われてきた多くのニューロイメージング研究を取り込むためである（Petersen & Posner, 2012）．

最初の枠組みでは，注意は他の認知システム（例えば，知覚や意志決定の処理システム）から解剖学的に分離されており，「注意」は実際には脳領域の 1 つのネットワークにわたる 3 つの異なる認知機能から構成される．その 3 つの注意システムは以下の通りである．

1. **喚起システム**：このシステムは「反応への準備」の感覚を保持している．反応への準備は，「覚醒（arousal）」「持続的注意」「警戒（vigilance）」などと呼ばれている．目覚めている状態では常にある程度喚起されるが，特定の喚起が求められる課題例としては，カフェで呼び出される順番を待っ

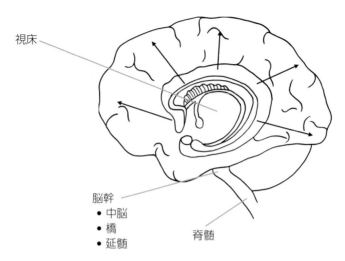

図 3.1　注意にかかわる脳領域：喚起システム　矢印は網様体賦活系を示す．

ている時や，待合室で名前を呼ばれるのを待っている時である．課題に従事していること，睡眠不足，アルコールや他の薬物使用といった様々な要因が喚起に影響を及ぼす．そして，喚起は当然ながら1日を通して変化する．喚起ネットワークは，脳幹，網様体賦活系，視床を含み，大部分は右大脳半球に側性化している（Petersen & Posner, 2012；Sturm & Wilms, 2001）．このネットワークは図3.1で説明されている．そしてクライアント向けに簡略化した説明のついたイラストが**ハンドアウト3.1***として掲載されている．

2.　**定位システム**：このシステムは，異なる感覚モダリティ（例えば，聴覚，視覚，触覚）間の情報や空間の情報に優先順位をつけることにかかわる．また，このシステムはよく「選択的注意」とも呼ばれている．日常の例は，自分が乗る電車についての情報を示す駅の掲示板を認識することであり，何となくその場所に注意を向けておくことであり，情報が変更になるかどうか気がつくことである．その定位ネットワークには前頭葉における領域（特に眼球運動を行うことにかかわる領域），頭頂葉，側頭葉と頭頂葉の接合部が含まれている．このネットワークは図3.2に示す通りである．クライアント用のイラストは**ハンドアウト3.2**として掲載されている．喚起と定位システムは非常に密接に協働している．

3.　**実行システム**：我々の注意は無限ではないため，どこに向けられるのかをコントロールする過程が必要である．理想的にはこの教示は我々をゴールに最も導いてくれそうなものでなければならない．PetersenとPosner（2012）は，この過程には2つのネットワークがあると述べている．1つは，その教示によって課題を「始動する」ためのもの（前述の例で続けると，駅の掲示板で乗る電車をみつけること）で，もう1つは，その課題に焦点を当て続けるためのもの（例えば，掲示板で乗る電車を確認し続けること）である．実際に何かに注意を向ける時，これは注意システムの他の側面に，相応の影響をもたらす．例えば，掲示板であなたが乗る電車のホーム番号が更新されると，あなたの注

---

*ハンドアウトはすべて章末に掲載されている．

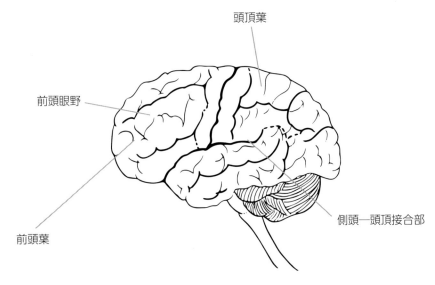

図 3.2 注意にかかわる脳領域：定位システム

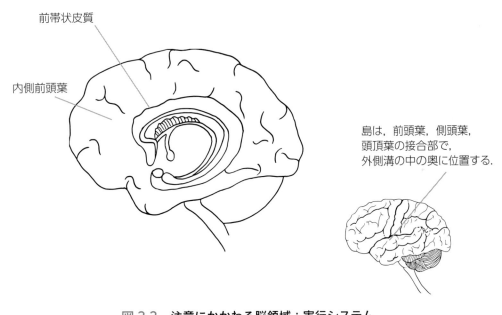

図 3.3 注意にかかわる脳領域：実行システム

意は引きつけられ，他の目的（例えば，旅行仲間とのおしゃべり）に割り当てられている資源は一時的に削減される．限られた容量というこの考えから，1つ以上のことを心に留めておく必要がある状況—1つのことから他へ注意をシフトする状況，あるいは同時に2つの課題を達成する状況かどうかについて説明するために，「転換的注意」や「配分的注意」といった用語が使われるようになった．このような状況では，注意を配分する課題の性質を考慮することが重要である．それは，異なる課題間（例えば，運転しながら同時に音楽を聞く）と比べると，競合する要求が含まれる課題間において（例えば，片手で自分の頭をたたきながら，同時にもう一方の手でお腹をさするような），注意を配分

することはより難しいからである．実行的注意には前頭の脳領域と頭頂の脳領域がかかわっており，特に，前頭葉内側，前帯状皮質，島が重要である．実行システムは**図3.3**に示され，クライアント用のイラストは**ハンドアウト3.3**として掲載されている．

　この3つのネットワークモデルとその解剖学的な詳細を覚えておくと，我々が脳損傷のクライアントの注意の問題を理解しようとする時に役立つ．日常生活における注意の問題についてのいかなる報告でも，脳損傷の解剖や3つの注意システムについて知られていることに照らして考える必要がある．しかし，異なる注意システムが互いに作用し合うこと，また他の脳機能と作用し合うことを覚えておくことも重要である［「4．関連があるとみること」（40頁）を参照］．

　クライアントが日常生活の課題という視点から注意を理解するのを支援するために，「持続的注意」「選択的注意」「配分的注意」「転換的注意」という用語が次のセクションで用いられている．

2．注意の評価

注意の側面を評価するための様々な方法がある．

- 注意のスパンテスト：どのくらいの情報を覚えていられるかを測定する．例えば，Wechsler Adult Intelligence Scale—Fourth Edition（ウェクスラー成人知能検査　第4版）（Wechsler, Coalson & Rainford, 2008）や，Wechsler Memory Scale—Fourth Edition（ウェクスラー記憶検査　第4版）（Wechsler, Holdnack & Drozdick, 2009）で利用できる下位検査に数唱や視覚性記憶範囲がある．
- 処理速度のテスト：いかに速く視覚や聴覚情報を取り入れ，使用できるかを測定する．例えば，ウェクスラー成人知能検査の下位検査に符号がある．同様に，Speed and Capacity of Language Processing Test（Baddeley, Emslie, & Nimmo-Smith, 1992）の"silly sentences"がある．
- 警戒／持続的注意のテスト：いかによく，長時間人が反応を維持することができるかを測定する．例えば，Conners Continuous Performance Test 3rd Edition（Conners, 2014）や，Sustained Attention to Response Task（Robertson, Manly, Andrade, Baddeley & Yiend, 1997）がある．
- 配分的注意や転換的注意を含むより複雑なあるいは実行側面の注意テスト：例えば，Delis-Kaplan Executive Function System（Delis, Kaplan & Kramer, 2001）に利用できるバージョンとして，Trail Making Test（トレイルメイキングテスト）やStroop Test（ストループテスト）がある．

3．脳損傷後によくみられる注意の問題

　注意の問題は，脳損傷後によくみられる．このことは注意の機能が，広範な神経ネットワークにわたっていることを考えれば驚くことではない．注意の問題は，損傷を受けた注意の側面よって，日常の機能に様々な形態をとり，また様々な影響をもたらすことがある．注意の問題はまた，神経心理学的機能の他の領域，特に記憶や遂行機能（これらの関連については次のセクションでより詳細に検討する）に影響を与えることがある．機能面の観察やクライアント自身および介護者からの報告と検査結果を含む詳細な評価は障害を理解し，ストラテジーを計画する時に役に立つ．

　よくみられる注意障害のいくつかを，以下のケーススタディで説明する．Johnは50歳代前半に数度の脳卒中を経験し，前頭葉と側頭葉を損傷した．脳卒中により様々な認知面に影響が出たが，それ

らの多くは注意に関連するものであった．彼は以前より何をするにも時間がかかり，思考力が必要だと強く感じるようになった．Test of Everyday Attention（Robertson, Nimmo-Smith, Ward, & Ridgeway, 1994）のすべての下位テストで，彼の年齢や能力に対する期待値と比較すると障害されていた．この障害によって，社会的交流への参加がかなり制限されていると彼は感じていた．彼は会話を続けられなかったり，以前できていたような冗談を思いついたり，言ったりできなかった．また，空間的注意のテストにおいても深刻な障害があった．例えば，Behavioural Inattention Test（BIT，行動性無視検査）（Wilson, Cockburn, & Halligan, 1987）の星印抹消下位テストでは極端に遅く，多くの見落としをした．彼はスーパーマーケットやパーティのような複雑な感覚入力のある環境では圧倒されてしまうと感じていた．それは「情報の過重負担」という感覚のせいである（彼は自分の感覚が情報に攻め立てられていると感じていた）．これは選択的注意と定位の障害を示唆している．さらに，左半側空間に提示された情報を無視する傾向（「半側無視」として知られている空間的注意現象）がみられた．最後に，彼は，しばしば全体を考慮せずに状況の1つの側面にこだわってしまい，そしてまたある時には，彼の注意は何かによって引きつけられて，元の課題に戻ることが難しいようであった．Test of Everyday Attentionでは，とりわけ注意の転換や配分の下位テストで苦労した．これは実行的注意に問題があることを示している．

　Johnの症例が示しているように多くの障害が注意の問題に関連している．

1) 処理スピードの低下

　処理スピードは，情報の取り込みと情報への反応に必要な時間（言い換えると，いかに効率的に考えるかということ）に関連している．脳損傷後に処理スピードが低下した人々は，情報を取り込むことにより時間がかかり，より多くの労力を必要とすると感じているかもしれない．The Oliver Zangwill Centreのあるクライアントは，「糖蜜（treacle）のような脳」をもっていると言い表した［アメリカ人のクライアントなら「私の脳は糖蜜（molasses）のように遅い」と言っただろう］．

2) 注意散漫

　注意散漫は注意のどの側面が障害されるかによって様々な形をとりうる．ある人は特定の課題や刺激に注意を集中することが困難であるかもしれないし，しばらくの間，その注意を持続することに苦労するかもしれない．これらの問題は，集中の障害という用語でしばしば説明される．よくある例は，テレビ番組や本の筋を追うこと，背景雑音のような無意味な刺激を遮断することである．

3) 無視

　半側空間無視とは，一側の空間（左か右）からの情報を定位し，その情報に基づいて行動することが困難になることである．無視は左右のどちらの空間にも脳損傷後の急性期においてよく起こり，影響を及ぼすことがある．しかし，急性期後には右半球損傷による左半側の無視として現れる傾向がはるかに強い．無視はいかなる感覚にも起こりうるが，視覚的無視が最もよくみられ，最も機能を低下させる．人によっては，視覚的無視はかなり著しい症状で現れる．例えば，片側だけ着衣をしなかったり，片側だけ髪をとかさなかったり，皿の片側からは食べなかったりする．注意の喚起と無視の間には強い関連がある（Robertson, Mattingley, Roden, & Driver, 1998）．例えば，浮動性により，注意の喚起が低下すると無視はより顕著になり，興奮剤投薬療法のような操作をすると注意の喚起が増加し，無視は改善される．

無視は視野欠損と合併することがあるが，無視では感覚処理より注意処理がより障害されるということを覚えておくことが重要である．もし，あるクライアントに無視があると考えられるならば，参考になるテストは多くある．テストには描画，抹消，二等分課題や「消去テスト」(保たれた視野に提示された刺激が，障害された視野の刺激を感知する能力を低下させるかどうかを測定する) がある．視野欠損と無視の違いは何かというと，感覚の問題であれば，「ギャップを埋める」ために自分の頭を回旋したり，眼を動かすことによって無意識のうちに補う．無視のある人は，空間の欠けた部分にほとんど気づかず，このような代償法を用いることを覚えておくことがより困難である．

無視は，無視された側に意識的に注意を向けることによってある程度克服できる．これは，代償法を用いることで可能になる (例えば，本を読む時に鮮やかな色の紙切れを頁の片側につけておく)．訓練によってそれらの代償法を使用できるようになる (例えば，各行を読み始める前に色のついた紙切れをみつけるように訓練する)．文献は，Fish, Manly と Mattingley (2012) を参照してほしい．

4. 関連があるとみること

神経心理学的機能の領域は孤立してはいない．そのため，セラピストは，注意の問題についてのリハビリテーションストラテジーを計画する時に，注意と他の認知機能の領域との関連を頭に入れておくことが重要である．記憶と遂行機能は，特に注意と関連がある．認知領域の近くにある他の要因にも留意する必要がある．

1) 記憶

脳損傷後に人々は，実は注意の問題であるにもかかわらず，記憶の問題だと訴えることがよくある．このような場合に起こっていることは，(処理速度が遅い，注意を集中できないなどにより) 記憶すべき情報が正しく入力されていないということである．その結果，この情報を思い出すことが難しく，一見すると記憶の問題に思われるが，これは1つあるいは複数の注意障害によって引き起こされているのである．正規の検査はこれらのプロセスを解き明かす有効な方法である．注意を改善するためのストラテジー (例えば，情報の流れを適切なペースになるように遅くすると注意をそらすものは最小限になり，注意を集中させ，持続させるためのキューが入るようになる．) が実行される時，物覚えがかなり良くなることが日常生活の中でみられるとしたら，それは，認知機能の障害の本質にせまる手掛かりともなる．

2) 遂行機能

より高いレベルの注意の過程 (特に注意の転換と配分) と遂行機能の間の境界はあまりはっきりしていない．実際改訂された Petersen と Posner (2012) モデルでは，「目標検出」を「実行的注意」と呼び方を改めた．遂行機能は注意をまとめる役目を果たし，注意の過程は多くの遂行機能を支えている．臨床においては注意の過程あるいは遂行の過程が，ある認知的問題に含まれるように分類することは，必ずしも実用的あるいは有効とは言えない．しかし，脳損傷者が，障害の本質をよく理解し，それらを克服するストラテジーに発展させることを支援するためには，これらの関連について留意することが重要である (Winegardner による第5章も参照)．

3）感情

　感情面で際立った情報は，注意を引きやすい．部屋の隅に対する「恐怖」だけでなく，少し「蜘蛛」あるいは「蜘蛛の巣」のようにみえるものや，以前蜘蛛をみつけた場所に，蜘蛛恐怖症の人の注意がいかに引きつけられるか考えてみよう．これらの現象は，感情的に興奮させる情報への喚起と定位を増大することを示唆している．また，このような刺激から，注意をそらすことも難しく，実行的注意にさらに影響を与えるだろう（例えば，蜘蛛のいる部屋で働き続けることは蜘蛛恐怖症の人にとって考えられないことだろう）．多くの脳損傷者は，脅威の感覚が高まっており，また彼らの注意は脅威的な情報に優先的に引きつけられるようである（Ford による第8章を参照）．あるいは，脳損傷者は「熱い」（すなわち感情的に顕著な）ゴールがあると，他の重要なゴールを探求しなかったり，あるいは「より冷たい」認知的ストラテジーを導入しなかったりする．さらに，不安あるいは反芻"rumination"（訳注：過去のことを繰り返しあれこれ考えること）を伴う問題は，注意の容量を消費し，それゆえに注意の障害に似た症状を呈したり，悪化させる．認知と感情のこのような関係性を理解することは，ある人の処方（第1章を参照）の重要な部分である．いったん関係性が作られると，必要に応じて関係性を強める，あるいは弱めることを目的とするストラテジーが考案されるからである．

4）注意に影響を及ぼす他の要因

　注意は，神経心理学的機能の領域に影響を与えるその他の多くの要因によって影響を受けるので，これらの要因も，障害の評価や介入計画の過程で考慮しなければならない．それらの要因は以下の通りである．

- 身体的要因（疲労，痛み，飢え，疾患）
- 環境的要因　騒音（聴覚的刺激），クラッタ（視覚的刺激），他の人々，気温
- 心理学的要因（不安，ストレス，怒り，うつ）

5. リハビリテーション：そのエビデンス

　頭部外傷後の認知リハビリテーションにおける信頼できる臨床勧告を作成するために，専門家の国際グループ（INCOG として知られている）は，臨床的ガイドラインや出版された文献のレビューから得られた知見を2014年に出版した（Ponsford et al., 2014）．注意の領域における最初の臨床勧告は，個人的にそして機能的に関連する課題が使われたメタ認知ストラテジー訓練に対するものである（実際にこのタイプの訓練例として，本章および第4～8章の最後にあるケーススタディを参照）．二重課題能力を訓練することが，それらの訓練された課題の成績を改善することに効果的であるというエビデンスもある．したがって，もしある人が日常生活において，二重課題の困難さに直面するならば，現実の課題における訓練が推奨されるだろう．感情と注意の相互作用に対する認知—行動療法が潜在的に効果的なアプローチとして提案されてきたが，このアプローチの研究は1つしかないため，さらなる研究が必要である．同様に，注意障害を悪化させるかもしれない睡眠障害の治療もまた推奨される．このような治療がどのような形で行われるべきなのかという点について明確なガイダンスはないが，脳損傷者に対する不眠症の認知行動療法（cognitive behavioral therapy：CBT）の治療試験が続けられている．

　環境への適応が長く推奨されてきたが，それらがいかに効果的であるかという正式な研究はない．

注意は限られた容量のシステムであるという明らかな事実を考えると，環境への適応によって注意の要求を最小限にするという原理は非常に筋が通っている．さらに，このようなストラテジーの効果は，個々のケースで評価されるかもしれない．コンピュータで注意のテストをする訓練は推奨されていない．それは，これまで行われてきた研究から，得られたエビデンスの本質が特定されていないことと，機能的課題の訓練後に改善したというエビデンスがないからである．また，薬物メチルフェニデートは短期間の使用では効果的であることが示され，長期間の使用におけるデータが必要とされている．

6. 注意と注意の問題についてクライアントと検討する

クライアントが注意の問題によって引き起こされる障害にうまく対応することができるように，問題が起こった時にそれに気づけるように，我々セラピストは支援しなければならない．それにより，我々は使用すべき正しいモニタリングストラテジーを見極めることができる．自己認識を向上するのを支援するために，モニタリングシートを**ハンドアウト3.4**に載せている．他者からフィードバックを受けることも，注意の誤りの回数や注意の誤りの本質についてのクライアントの気づき（awareness）を向上させることになる．（承諾を得た上で）クライアントが機能的課題を行っている間のビデオを録画し，後でビデオをみて振り返ることは，気づきを改善するもう1つの有効な方法となる．

1）注意とは何か？

アクティビティやストラテジーを導入する前に，クライアントに対して何らかの基礎的な心理教育を行うことが有用であるとわかるだろう．基礎的な心理教育とは，異なる注意のタイプに目を向け，それらの異なる注意のタイプで脳が働く方法を考え，よくみられる困難さについて考えることである．これはクライアントが自分のストレングスと課題を検討し始めるための助けとなる．クライアントが注意の様々な側面を理解することを助けるために，**ハンドアウト3.5，3.6**を使用する．

2）脳損傷後注意に何が起こりうるか？

ハンドアウト3.7は，クライアントが注意の問題をもつことをどのように感じているかについて，クライアントの実生活の例をいくつか提示している．これらの困難さの中に共感するものがあるかどうかをクライアントに質問する．**ハンドアウト3.8**は，注意をそらす外的要因と内的要因のいくつかを描いている．その絵の中で注意をそらす可能性があるものをみつけてもらう．日常生活における注意の重要性を探求するもう1つの方法は，クライアントに運転危険認知テストを実施することである．そのテストには，オンラインにて無料で利用できるものがある．

3）クライアントに自分の注意能力を検討させる支援

このセクションでは，クライアントが自身の能力を検討する助けとなるいくつかのアクティビティを提案する．あるクライアントは，検討するスキルを日常生活の課題に関連づけて説明されると役立つと思うかもしれない．これを行うための提案が43，44頁に箇条書きで記載されている．クライアントが経験を内省することをサポートする．何が簡単だったか？　何が難しかったか？　注意がそれている時にクライアントは気づくことができたか？　これまでに紹介したストラテジーを試すためにアクティビティを繰り返すのも良い．そして，クライアントにとってストラテジーがいかにうまく役立ったか振り返るために，再度クライアントにフィードバックしたり，サポートしたりする．

もし，課題がクライアントにとって簡単すぎたら，雑然とした環境のように背景の雑音，割り込み，視覚的に注意をそらすものを導入することによって，難易度を増すことができる．課題に苦労しているクライアントには，視覚的に注意をそらすものと聴覚的に注意をそらすものを最小限にするようにする．

*持続的聴覚性注意*を訓練するために，クライアントは，インターネットのラジオプレーヤーから入手できる天気予報，ニュースのレポート，サッカーのスコアのようなラジオのニュースを聞くことができる．クライアントに情報の主要な部分を聞き取ってもらう．テーマがクライアントにとって興味深いものである時の方が，課題が簡単であるかどうかを尋ねる．例えば，サッカーに興味がある人には得点に注意を向ける方が，天気予報より簡単であると思うかどうか尋ねる．またその他の詳細についてもクライアントに思い出してもらう．なぜならクライアントは，目的の情報を聞くことに集中しすぎて，残りの内容には留意しないからである．クライアントと一緒にこのことを話し合い，日常生活においてこのことがいかにクライアントの機能を妨げているかについて考えてもらう．それから，適切なストラテジー（例えば，注意ビーム，注意をそらす外的な要因を操ること，以下や44頁にあるストラテジーの説明を参照）を用いて，再度課題を行ってもらう．

- 関連する日常生活での状況：映画／テレビ番組をみること，講義を聞くこと，天気予報で言及されたある特定の地域について耳を傾けること．

*選択的視覚性注意*を検討するために，**ハンドアウト3.9**で，制限時間内にイラストの中に何匹の動物がいるかをクライアントにみつけてもらう（答えは12だが，重要なのは答えではなくて，数える過程である！）．素早く確認することや注意ビームを用いた訓練をするために，**ハンドアウト3.10**の写真の中にある特定のアイテムをクライアントにみつけてもらう．

- 関連する日常生活での状況：スーパーマーケットの棚から正しいブランドの歯磨き粉を探すこと，ぎっしり詰まった引き出しの中から品物を探し出すこと，群衆の中から友人を探すこと．

*選択的聴覚性注意*を次に検討する．同僚と一緒に2つの新聞記事を同時に声に出して読み上げる，あるいは，同時に2つの異なるラジオニュース放送をかける．より難易度を上げるためには，ラジオ放送と一緒にテレビニュースを流す．次にクライアントが注意を集中できたかどうかを判断するために，記事の中の1つについて質問する．2つ目の記事やクリップから詳細を捉えられただろうか？　それから，集中するために注意ビームを用いるようクライアントを励ましながら，再びその課題を行う．

- 関連する日常生活での状況：混んでいるレストランにおいて騒音のある環境で会話を聞くこと，会社が忙しい時に職場で電話で話すこと，クライアントの子どもたちが同時にクライアントに話しかけている時にラジオ，テレビあるいは音楽を選択的に排除すること．

*転換的注意*を訓練するために，パズル雑誌から入手した言葉探し，クロスワード，数独のコピーをクライアントに渡す．パズルの1つを始め，次に切り替えるように言われるということを説明する．パズルを替える合図を出すために，タイマーを約30秒にセットするか，またはテーブルを叩く．この過程を何回か繰り返す．クライアントは何に気づいただろうか？　よくみられる問題は，新しい課

題に取り組むたびに時間を要すること，保続すること，いったんパズルに夢中になると全体にかかわる教示を思い出すことが難しいことや，課題に戻る時に中断したところから再び始めることが難しいことも挙げられる．その次にあるストラテジーを用いて，アクティビティの2セット目を行う．例えば，意識的に思考の流れを停止して着手した新しい課題に焦点を切り替えるため，クライアントに「立ち止まって／考える」（Winegardnerによる第5章を参照）を用いるように言う．

- 関連する日常生活での状況：電話に出るためにコンピュータでの仕事を打ち切ること，ドアロに出るために料理を中断すること，他の誰かからの質問によって会話が遮られること．

配分的注意を次に検討する．転換的注意（1つの課題から別の課題へ注意を移すこと）と配分的注意（同時に1つ以上の課題に集中すること）の違いをクライアントが理解していることを確認しましょう．それからクライアントに，あなたが彼らに彼ら自身に関する質問をするのを聞きながら，言葉探しや数独，クロスワード，点結びパズルを完成させてもらう．彼らは自分自身の注意を配分したり，転換したりしているのに気がつくだろうか？ 次に，クライアントはDの文字で始まる言葉をできるだけ多く挙げながら，パズルを完成させるように言う．彼らは何に気づくだろうか？ クライアントはまた2つの運動課題を同時に行う課題（例えば，お腹をこすりながら頭を軽くたたく）や，認知的課題と運動課題を同時に行う課題（例えば，歩きながら楽器の名前をいう）を行いたいと思うかもしれない．彼らはある課題の組み合わせが他の組み合わせより難しいと気づいているだろうか，また，同時に2つあるいは3つのことをしていると気づいているだろうか？ 1つの課題が他の課題より努力を要するのか，あるいは簡単かどうかをクライアントが考えることを助けましょう．彼らは順調に物事を進め，両方の課題をうまく達成できるだろうか，あるいはただ1つを無視して他方に集中しているだろうか？

もしクライアントにとってどの組み合わせがより難しいか気づいたならば，その組み合わせをより自動的に行えるようにする課題を練習するようにアドバイスする．それにより，注意のほとんどを最も難しい課題に向けることができるようになる．彼らは，課題間で注意を頻繁に切り替えるために注意ビームも使用することができる．

- 関連する日常生活での状況：歩きながら同時に話をすること，ラジオを聞きながら運転すること，テレビをみながらごはんを食べること．

ハンドアウト3.11に掲載した写真は，視空間的注意一般に関するクライアントの能力を検討するのに役立つ．このハンドアウトにある写真を廊下（片側に約5枚）の壁に貼り，クライアントに廊下を歩いてもらう．もう1つの方法として，クライアントの前にその写真を半円の形におくこともできる．クライアントに何がみえるかを質問する．45頁で説明する灯台ストラテジーを用いてそのアクティビティを繰り返すことができる．今回は，クライアントはより多くの写真に気づいただろうか？

- 関連する日常生活での状況：情報収集のためウェブページを検索すること，スーパーマーケットの棚，食器棚，本棚を確認すること，通りで障害物を避けること，ショッピングセンターやショッピングモールにあるどの店がセールをしているかに気づくこと，地元のジムやスポーツセンターでクラスの時間の変更についての掲示に気づくこと．

7. リハビリテーションストラテジー

1) 注意ビーム

"注意ビーム"ストラテジーは，我々が暗い部屋でフラッシュを用いる時のように，他を無視しながら，あるものに焦点を当てることである．フラッシュライトの光線を当てている物は照らされるが，部屋の他の場所は暗いままである．注意はフラッシュライトの光線のように考えることができる．フラッシュビームが部屋の様々な角を照らすように，時にはあちらこちらに注意を移さなければならない．そのストラテジーを自分流で用いるようクライアントに促す．つまり，人によってはそのビームが炭鉱のランプ，スポットライト，車のヘッドライト，あるいはサーチライトのようだと考える方が良いかもしれない．クライアントが注意の転換や配分にかかわる課題を行っている時，クライアントは複数の注意ビームを使うように心がけるかもしれない．

反復練習を通して，注意が改善されたエビデンスがある．しかし，訓練で用いられる課題は機能的に関連していることが重要で，訓練していない課題に訓練で般化したというエビデンスはほとんどない．Evans, Greenfield, Wilson，と Bateman（2009）を参照してほしい．

2) 灯台

"灯台"ストラテジーは，注意ビームストラテジーを拡大したもので，素早く確認することをサポートするためのものであり，視空間的注意の問題を経験しているクライアントに特に役立つものである（このような問題は，日常生活では，物にぶつかったり，つまずいたり，スーパーマーケットの棚の上のものを見つけるのに苦労したり，家の引き出しの中のものや食器棚のものを探し続けるようなことで明らかになる）．灯台ストラテジーを用いることで，クライアントが空間の両側に意識して注意を向けるように支援する．

簡単な灯台の図をクライアントにみせる．彼らの目は灯台の頂上の内側にあるライトのように，海で船を安全に導くために，水平線の左右すべてを照らすと伝える．「もし，灯台が海や水平線の右側あるいは左側だけしか照らさなければ何が起きますか？」と質問する．灯台のビームのように，あなたの目が左右を照らすように，頭を左右に回してみる．顎の先を右肩の上にもっていき，次に頭をゆっくり回転させ，顎の先と左肩の上の部分が一直線になるようにする．身体的な動きの重要性を強調する．なぜなら，これにより注意の喚起を促進することができる．前述したように，注意の喚起と空間的注意の間には強い関連があるからである．

3) 注意をそらす外的な要因

前述した通りハンドアウト3.8は，注意をそらす外的な要因を確認するためにも使用できる．クライアントにこれらがいかにうまい具合に対処できるか考えてもらう．クライアントが試してみると良い試みは以下の通りである．

- 背景の雑音を減らす：テレビ，ラジオ，音楽，ヒーターや他の電気器具を消して，交通騒音を排除するために窓を閉める．
- 可能ならば，重要なあるいは難しい課題を静かな部屋で行う．
- 携帯電話の電源を切って，固定電話のボリュームを下げ，留守番電話あるいはボイスメールでメッセージを受け取れるようにしておく．

- 自動メール通知のスイッチを切っておく．
- 必要なら耳栓を使う．脳損傷後に聴覚過敏や，騒音に敏感になっているクライアントには雑音除去ヘッドフォンも非常に効果的である．
- 視覚的に注意を散漫にさせるものを減らす：片づける！ 手をつけている課題を終えるために，必要なものだけしかない状態の，片づけられたテーブルに座る．注意が散漫になるので，窓がみえる側に座らないようにする．逆に，中には何も貼られていない壁をみることによって注意散漫になる人もいるので，様々なアプローチを試してみて，自分自身にとって最良の作業スペースを見つけ出すよう促す．
- 忘れずに作業スペースに照明をつける．

4) 注意をそらす内的な要因

　前述した注意をそらす外的な要因と同様に，注意は内部の感覚からも影響を受ける．思考，感情，痛みのような身体感覚は，クライアントの課題への集中を妨げることがある．クライアントに1点に集中すること，あるいは2分間目を閉じていることを訓練してもらう．それから，クライアントの注意が散漫になっていたかどうかに気づいたのか質問する．どんな身体的感覚だったのか？ 頭にどんな考えが浮かんできたのか？ 次に，注意ビームストラテジーを復習し，それからクライアントの注意がそれた時，ビームを内側に向ける訓練をすることを説明する．そのビームが思考や感覚に向けられた時，クライアントがそれに気づき，そしてもとの焦点に徐々に注意を戻すように促す．クライアントは，注意をそらす内的な要因を減少させるための助けとなる，第8章でFordによって説明されている「気分マネージメントストラテジー」も検討したいと希望するかもしれない．

5) 視覚性注意障害への対応

　クライアントに無視がある場合には，知覚しやすいように，物品や他の目標物を「健側」におくように促す．視空間無視はクライアントが読書する時に問題となりうる．指や定規，マーカーを用いて，行の始めに戻ることができる．視覚性注意の問題をもつ人にとって，ルートをみつけることは大変なことである．彼らは方向感覚に頼るよりも，道をみつけるためのランドマーク，衛星ナビゲーションシステム，地図，道路案内標識を使うことが有効だと気づくかもしれない．簡単な道順は「エラーレスラーニング（errorless learning）」の方法で訓練する（クライアントに，少しずつ正しい道順をみせ，誤ることがないようにする．進むべき方向を確信している時には，道順案内のいくつかの段階に徐々に責任をもてるようにサポートし，一人でルートを再現できるようになるまで支援する）．

8. まとめ

　いったんクライアントが自分自身の注意プロフィールを学習して，試してみたいと思ういくつかのストラテジーが確認できたら，ストラテジーを練習するために，下記の機能的アクティビティを使ってみる．行動実験アプローチ（本書のWinegardnerの5章とFordの第8章により詳細に記述されている）は，クライアントの能力について自身の考えを検討するために用いられる．いくつかの可能な試みは下記の通りである．

- いろいろなものが入った料理を作る．クライアントは自宅環境で，クライアントにとってどの

ような状況が最も作業しやすいか試すことができる．おそらく，ラジオのスイッチを切って，ドアを閉めて，調理台には必要なものだけをおき，一時的に他の家族は台所から出て行ってもらうことが助けとなるだろう．評価に使われる環境で食事を作ることと，実生活の家族がいる環境で調理することを比較した時に，どのように感じるかをクライアントに質問する．

- 特定の品物を買うという指示のもと，スーパーマーケットで買い物をすること．これは2つの方法が試される．―まずクライアントはあなたとあるいは家族と一緒にずっとしゃべりながら，次に会話による妨害なしで．その後，それぞれの場合でどのぐらい効果的に実行できたのか，またその経験をどのように感じたかをクライアントに比較してもらう．
- 掲示版か聴覚的ガイダンスのどちらかを用いて，ある特定の情報の場所をみつけるために図書館，画廊，博物館や展示会を訪問する．
- 地元の宝探しゲームを行うこと（インターネットを通して情報は得られる）．これはコミュニティの中で注意ストラテジーを楽しく訓練する方法である．この状況で，社会的不安を克服することや，コミュニケーションスキルを訓練することというような他のニーズについても，取り組むことができる．
- 映画／テレビ番組をみて，その後討議すること．これも2つの方法がある―1つは静かな部屋で一人でみる，もう1つは注意が妨げられることになる典型的な家族のいる設定でみる．クライアントは，それぞれの場合で，番組をどのくらい理解できたか，そしてその環境で楽しく，疲れることなく課題を行えたかどうか比較することができる．
- 聴覚的な説明，ビデオによる説明，あるいは文書による説明を使ってキット販売の家具を組み立てること．上述した料理課題と同様に，クライアントに異なる環境でこれを完成させてもらう，あるいは他の日曜大工課題を完成させてもらう．
- 騒々しいカフェで，会話をすること，クイズをすること，クロスワードを完成すること．
- 電車の出発時間を確認しながら，混雑した駅のプラットホームで新聞を読むこと．
- 旅行の計画を立てるために，バスや電車の時刻表を使うこと．
- いつ特定の映画が上映されているかを確認するため，地元の映画館に電話をすること，あるいは録音された情報を聞くこと．
- ウェブサイトにある特定の情報をみつけること（例えば，中古車の広告や金融上のアドバイスを提供するサイト．このようなサイトは通常，情報で埋め尽くされている）．

9. 注意プロフィールを完成させる

クライアントは，自分のポートフォリオを加えた注意プロフィールシート（**ハンドアウト 3.12**）を記入したいと言うかもしれない．クライアントが注意に関するストレングスと課題を認識するための助けとなるようにモニタリングシートやアクティビティから得られた情報を用いる．

10. ケーススタディ

実際に，セラピーでクライアントがある領域でストラテジーを実行しようとする時，セラピストが注意と記憶と遂行機能を分けることは難しい．次のケーススタディは，2つの認知機能の領域に関係している．

Jeffは，19歳の時に交通事故で重度の外傷性脳損傷を負った．受傷前，彼はアメリカでスポーツ奨学金を受けるための準備をしていた前途有望なゴルファーであった．この事故後，身体的外傷からはかなり回復したにもかかわらず，重大な認知的障害のため，仕事や勉学を再開するのに苦労した．Jeffが直面していた注意や記憶に関する問題，彼のゴールやこれらの問題に対処するストラテジーを**表**3.1に記載した．

表3.1　Jeffの注意と記憶の問題への対応		
問題	ゴールとストラテジー	リハビリテーションの状況
配分的注意の障害 Jeffは楽しく料理したが，台所で注意散漫になり，よく料理を台無しにした． **ワーキングメモリー（平均の下）** Jeffは手順の多いレシピを手本とする時，説明を覚えておくことが大変だった．彼はまた，食料品店で買い物をする時，品物を買い忘れてしまうことがよくあった． **障害された言語性と非言語性の認識記憶；遅く非効率な言語学習** Jeffは料理のレパートリーを広げようとしたが，新しいレシピを覚えるのは難しいことがわかった． 受傷前，Jeffの記憶は良好で，記憶補助具に頼る必要は全くなかった．当然のことながら彼は最初，ストラテジーを試みることに気が進まなかった．	**ゴール**：家族のために家で調理できる新しいレシピを覚えること． **代償ストラテジー**： ● 個人のシステム手帳によるアラートとリマインダー ● 立ち止まって／考える（第5章を参照） ● ゴールマネージメントフレームワーク（Goal Management Framework：GMF，第5章を参照） ● 環境適応 記憶補助具の使用についてのJeffのネガティブな信念に対する行動実験．	Jeffはスタッフやクライアントのために，食事を作る計画を立て，買い物をして料理を作る支援を受けた． Jeffは，すべての重要な情報を詳しく記載したかどうかをチェックするため，立ち止まって／考えるを使用して，センターに回覧するランチの招待状を作成した．彼はまた，食事の希望を聞くためにアンケートを実施した． Jeffは自分の意見を検討するためにGMFを使い，試したい新しいレシピを確認した．支援を受けながら細かな段階までレシピを分解し，彼の言葉でチェックリストの形式で書き直した．このチェックリストは，Jeffの自信を養うため，ラミネート加工し，調理セッションの時に使用された．このセッションを通して，料理をする間は，台所の騒音を減らし，ラジオを消すと料理に集中できることがわかった． Jeffはプランニングツールとして自分個人のシステム手帳を使うように支援された．彼は，訓練用の台所にすでにある材料をチェックして，買い物リストを作り，その日の予定表を作成した．そして，支出を記録した． 携帯電話のアラートを使用してJeffにスーパーマーケットに材料を買いに行くこと—また当日それらをもって行くことを思い出せるようにした！彼は料理中に手順通りに進めるために，携帯電話のタイマーも使った．

REFERENCES

Baddeley, A., Emslie, H., & Nimmo-Smith, I. (1992). *Speed and Capacity of Language Processing Test (SCOLP) reference materials*. London: Pearson.

Conners, C. K. (2014). *Conners Continuous Performance Test 3rd Edition (CPT 3)*. North Tonawanda, NY: Multi-Health Systems.

Delis, D. C., Kaplan, E., & Kramer, J. H. (2001). *Delis–Kaplan Executive Function System (D-KEFS)*. London: Pearson.

Evans, J. J., Greenfield, E., Wilson, B. A., & Bateman, A. (2009). Walking and talking therapy: Improving cognitive–motor dual-tasking in neurological illness. *Journal of the International Society: JINS, 15*(1), 112-120.

James, W. (1890). *The principles of psychology*. New York: Holt.

Manly, T., Fish, J., & Mattingley, J. (2012). Visuospatial and attentional disorders. In L. H. Goldstein & J. E. McNeil (Eds.), *Clinical neuropsychology: A practical guide to assessment and management for clinicians* (2nd ed., pp. 261-291). Chichester, UK: Wiley.

Petersen, S. E., & Posner, M. I. (2012). The attention system of the human brain: 20 years after. *Annual Review of Neuroscience, 35*, 73-89.

Ponsford, J., Bayley, M., Wiseman-Hakes, C., Togher, L., Velikonja, D., McIntyre, A., et al. (2014). INCOG recommendations for management of cognition following traumatic brain injury: Part II. Attention and information processing speed. *Journal of Head Trauma Rehabilitation, 29*(4), 321-337.

Posner, M. I., & Petersen, S. E. (1990). The attention system of the human brain. *Annual Review of Neuroscience, 13*, 25-42.

Robertson, I. H., Manly, T., Andrade, J., Baddeley, B. T., & Yiend, J. (1997). 'Oops!': Performance correlates of everyday attentional failures in traumatic brain injured and normal subjects. *Neuropsychologia, 35*, 747-758.

Robertson, I. H., Mattingley, J. B., Rorden, C., & Driver, J. (1998). Phasic alerting of neglect patients overcomes their spatial deficit in visual awareness. *Nature, 395*(6698), 169-172.

Robertson, I. H., Nimmo-Smith, I., Ward, T., & Ridgeway, V. (1994). *The Test of Everday Attention (YEA)*. London: Pearson Clinical.

Sturm, W., & Wilmes, K. (2001). On the functional neuroanatomy of intrinsic and phasic alertness. *NeuroImage, 14*, S76-S84.

Wechsler, D., Coalson, D. L., & Raiford, S. E. (2008). *Wechsler Adult Intelligence Scale—Fourth Edition: Technical and interpretive manual*. San Antonio, TX: Pearson.

Wechsler, D., Holdnack, J. A., & Drozdick, L. W. (2009). *Wechsler Memory Scale—Fourth Edition: Technical and interpretive manual*. San Antonio, TX: Pearson.

Wilson, B. A., Cockburn, J., & Halligan, P. W. (1987). *The Behavioural Inattention Test*. London: Pearson Clinical.

ハンドアウト 3.1

注意にかかわる脳領域：喚起システム

これらの脳の部分は喚起することと反応への準備をすることにかかわっています：

- 歯科医院で自分の名前を呼ばれることに目を傾けること
- 駅の掲示板で乗る電車のホームを探すこと
- カフェで呼ばれる順番を並んで待つこと

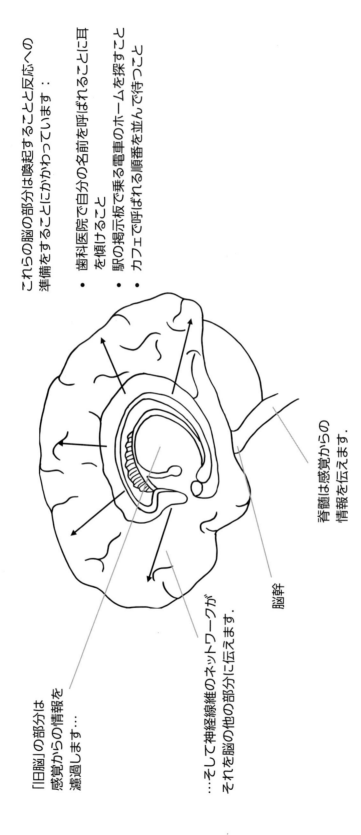

「旧脳」の部分は感覚からの情報を濾過します…

…そして神経線維のネットワークがそれを脳の他の部分に伝えます。

脳幹

脊髄は感覚からの情報を伝えます。

『The Brain Injury Rehabilitation Workbook』Rachel Winson, Barbara A.Wilson, and Andrew Bateman 編（『ワークブックで実践する脳損傷リハビリテーション』廣實真弓監訳）. Copyright©2017 The Guilford Press. 本書の購入者は、個人的にあるいは個々のクライアントに使用する目的でのハンドアウトを使用することが許可されている（詳細は著作権頁を参照）. また、本書の購入者は、ハンドアウトのコピーをダウンロードすることもできる（「ハンドアウトのダウンロードについて」を参照）.

ハンドアウト 3.2

注意にかかわる脳領域：定位システム

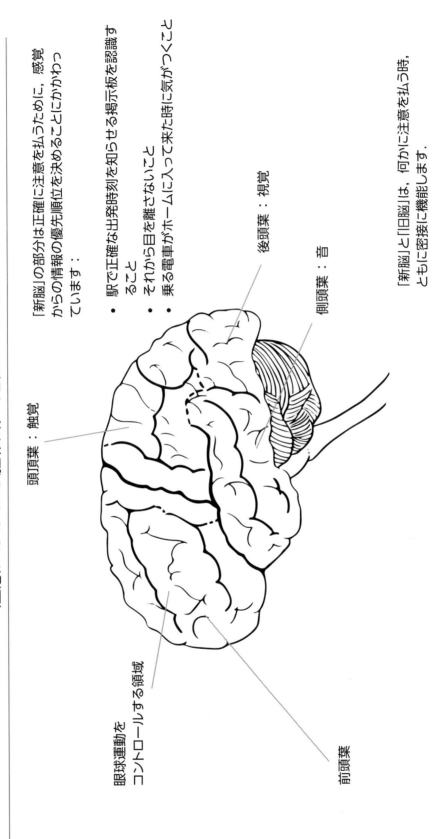

「新脳」の部分は正確に注意を払うために、感覚からの情報の優先順位を決めることにかかわっています：

駅で正確な出発時刻を知らせる掲示板を認識すること
- それから目を離さないこと
- 乗る電車がホームに入って来た時に気がつくこと

頭頂葉：触覚

後頭葉：視覚

側頭葉：音

眼球運動をコントロールする領域

前頭葉

「新脳」と「旧脳」は、何かに注意を払う時、ともに密接に機能します。

『The Brain Injury Rehabilitation Workbook』Rachel Winson, Barbara A. Wilson, and Andrew Bateman 編（『ワークブックで実践する脳損傷リハビリテーション』廣實真弓監訳）．Copyright © 2017 The Guilford Press．本書の購入者は、個人的にあるいは個々のクライアントに使用する目的でこのハンドアウトを使用することが許可されている（詳細は著作権頁を参照）．また、本書の購入者は、ハンドアウトのコピーをダウンロードすることもできる（「ハンドアウトのダウンロードについて」を参照）．

51

ハンドアウト 3.3

注意にかかわる脳領域：実行システム

脳のこれらの部分は、ゴールを達成できるように注意をコントロールすることにかかわっています：

2つのことに一度に注意を払わなければならない時もあります（例えば、歩きながら話す）．

1つのことからもう1つのことへ素早く注意を移動しなければならない時もあります（例えば、仕事中に電話が鳴った時）．

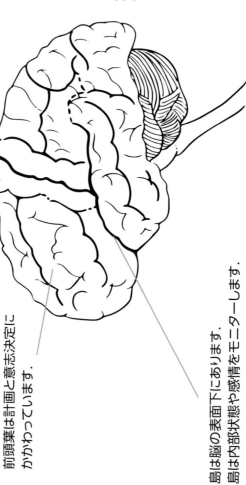

前頭葉は計画と意志決定にかかわっています．

島は脳の表面下にあります．
島は内部状態や感情をモニターします．

『The Brain Injury Rehabilitation Workbook』Rachel Winson, Barbara A. Wilson, and Andrew Bateman 編（『ワークブックで実践する脳損傷リハビリテーション』廣實真弓監訳）．Copyright © 2017 The Guilford Press. 本書の購入者は、個人的にあるいは個々のクライアントに使用する目的でハンドアウトを使用することが許可されている（詳細は著作権頁を参照）．また、本書の購入者は、ハンドアウトのコピーをダウンロードすることもできる（「ハンドアウトのダウンロードについて」を参照）．

ハンドアウト 3.4

注意のモニタリング

日付／時間	何をしましたか？ 何が起きましたか？	どのような環境でしたか？	どのように感じましたか？

『The Brain Injury Rehabilitation Workbook』Rachel Winson, Barbara A. Wilson, and Andrew Bateman 編（『ワークブックで実践する脳損傷リハビリテーション』廣實真弓監訳）．Copyright©2017 The Guilford Press. 本書の購入者は，個人的にあるいは個々のクライアントに使用する目的でハンドアウトを使用することが許可されている（詳細は著作権頁を参照）．また，本書の購入者は，ハンドアウトのコピーをダウンロードすることもできる（「ハンドアウトのダウンロードについて」を参照）．

ハンドアウト 3.5
持続的注意　対　選択的注意

持続的注意

- それほど興味はなくても，していることに集中を持続すること．
- 集中！　持続的注意は視覚的（みる／じっとみる）あるいは聴覚的（聞く）である．

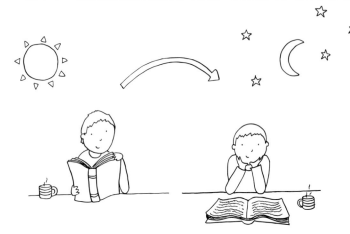

いつそれを使いますか？
- 学校で講義や授業を聞く時．
- 長い道のりを運転する時．
- ラジオを聞く時．
- 本や新聞を読む時．
- 映画やテレビ番組をみる時．

選択的注意

- 重要なことに集中できるように，注意をそらすものを無視するあるいは排除すること．

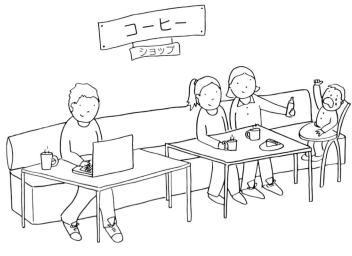

いつそれを使いますか？
- ゴテゴテしたウェブページから必要な情報を探し出す時．
- 多くの車が行き交う通りで，携帯電話で話す時．
- 喫茶店で赤ちゃんが泣いているテーブルの隣でパソコンを使う時．
- 自分の地域の天気予報を聞くために，すべての地域の天気予報を聞く時．
- 混んでいるレストランで誰かの話を聞く時．
- 道路を安全に渡る時．
- スーパーマーケットの棚から自分の飲んでいるコーヒーのブランドを探す時．

『The Brain Injury Rehabilitation Workbook』Rachel Winson, Barbara A. Wilson, and Andrew Bateman 編（『ワークブックで実践する脳損傷リハビリテーション』廣實真弓監訳）．Copyright © 2017 The Guilford Press．本書の購入者は，個人的にあるいは個々のクライアントに使用する目的でハンドアウトを使用することが許可されている（詳細は著作権頁を参照）．また，本書の購入者は，ハンドアウトのコピーをダウンロードすることもできる（「ハンドアウトのダウンロードについて」を参照）．

ハンドアウト 3.6
転換的注意　対　配分的注意

転換的注意

- そうすることが重要である時，1つの課題からもう1つの課題に注意を移すこと．

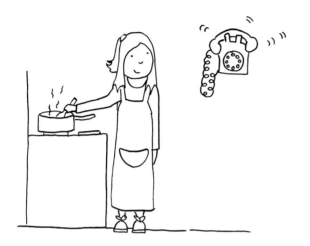

いつそれを使いますか？

- レポートを打っている途中で電話に出る時．
- 手間のかかる料理をしている時，または他の材料を切っている途中で鍋が沸騰して，こぼれそうになっているのに気づいた時．
- ラジオを聞きながら「自動操縦で」車を運転している時，前の車が急に速度を落として急ブレーキをかけなければならない時．

配分的注意

- 一度に複数のことに集中すること．
- これは難しい！

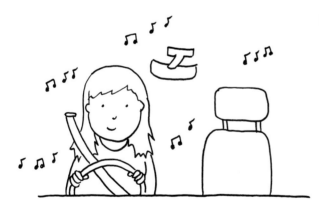

いつそれを使いますか？

- ラジオを聞きながら運転する時，あるいは仕事をする時．
- 話しながら歩く時．
- 通りを歩きながらコーヒーを飲む時．

『The Brain Injury Rehabilitation Workbook』Rachel Winson, Barbara A. Wilson, and Andrew Bateman 編（『ワークブックで実践する脳損傷リハビリテーション』廣實真弓監訳）．Copyright © 2017 The Guilford Press．本書の購入者は，個人的にあるいは個々のクライアントに使用する目的でハンドアウトを使用することが許可されている（詳細は著作権頁を参照）．また，本書の購入者は，ハンドアウトのコピーをダウンロードすることもできる（「ハンドアウトのダウンロードについて」を参照）．

ハンドアウト 3.7
どのように感じますか？

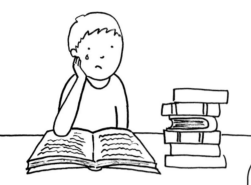

「読書が好きだったけど，今は楽しめない」

「車に子どもを乗せて運転している時に集中できないので，静かにしなさいと子どもに言わなければならない」

「家族が互いにおしゃべりしている時であろうと，携帯やコンピュータを使っている時であろうと，家族が私の周りで何かをしている時に，家でテレビをみることは難しいことに気づく」

「何かを始めると他の何かによって気が散る．その日が終わる頃には疲労感があり，何も達成していないと感じる」

「料理は難しい．私は同時に2つのことができないから，一度に1手順を行えば良い，より簡単なレシピを見つけるようになった」

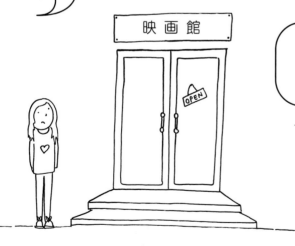

「もう映画を観に行けない」

『The Brain Injury Rehabilitation Workbook』Rachel Winson, Barbara A. Wilson, and Andrew Bateman 編（『ワークブックで実践する脳損傷リハビリテーション』廣實真弓監訳）．Copyright © 2017 The Guilford Press．本書の購入者は，個人的にあるいは個々のクライアントに使用する目的でハンドアウトを使用することが許可されている（詳細は著作権頁を参照）．また，本書の購入者は，ハンドアウトのコピーをダウンロードすることもできる（「ハンドアウトのダウンロードについて」を参照）．

ハンドアウト 3.8
注意をそらす環境

このイラストの中でどれが、注意を払うあなたの能力に影響すると思いますか？

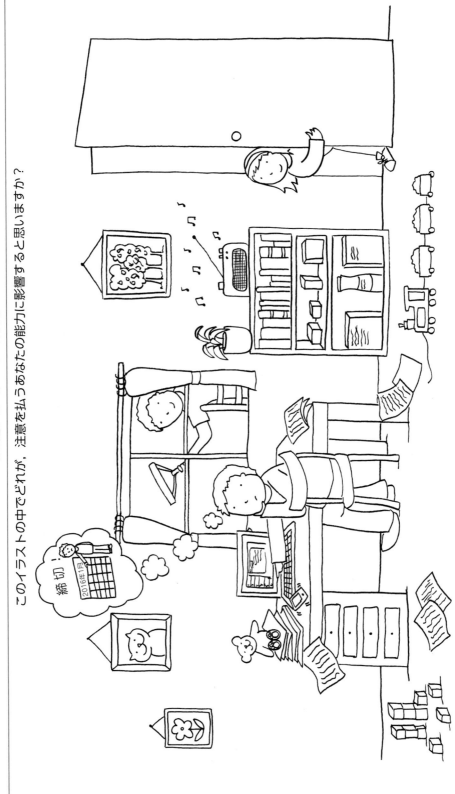

ハンドアウト 3.9

選択的視覚性注意（1）

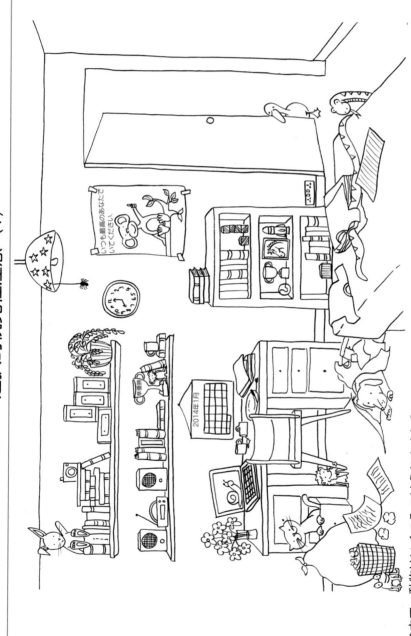

このイラストの中で、動物はいくつみつけられますか？
ストラテジーを使うことに気づきましたか？ 気づいたとすると、どのようなストラテジーですか？
気づかなかったとすると、使用できるストラテジーにはどのようなものがありますか？

『The Brain Injury Rehabilitation Workbook』Rachel Winson, Barbara A. Wilson, and Andrew Bateman 編（『ワークブックで実践する脳損傷リハビリテーション』廣實真弓監訳）．Copyright © 2017 The Guilford Press. 本書の購入者は、個人的にあるいは個々のクライアントに使用する目的でこのハンドアウトを使用することが許可されている（詳細は著作権頁を参照）．また、本書の購入者は、ハンドアウトのコピーをダウンロードすることもできる（「ハンドアウトのダウンロードについて」を参照）．

ハンドアウト 3.10

選択的視覚性注意（2）

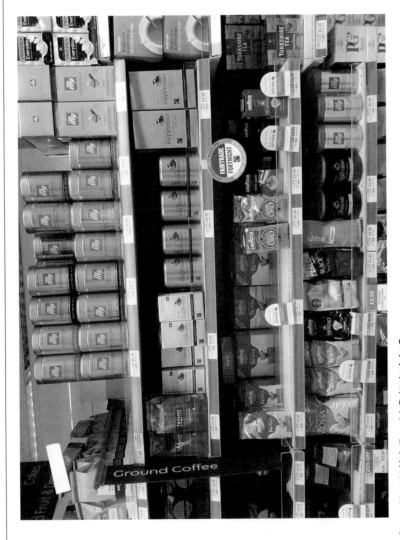

この写真の中でPG Tipsブランドのお茶をみつけられますか？
ストラテジーを使うことに気づくことができましたか？ 気づいたとすると、どのようなストラテジーですか？
気づかなかったとすると、使用できるストラテジーにはどのようなものがありますか？

『The Brain Injury Rehabilitation Workbook』Rachel Winson, Barbara A. Wilson, and Andrew Bateman 編（『ワークブックで実践する脳損傷リハビリテーション』廣實真弓監訳）．Copyright©2017 The Guilford Press．本書の購入者は、個人的にあるいは個々のクライアントに使用する目的でハンドアウトを使用することが許可されている（詳細は著作権頁を参照）．また、本書の購入者は、ハンドアウトのコピーをダウンロードすることもできる（「ハンドアウトのダウンロードについて」を参照）．

ハンドアウト 3.11
視空間的注意

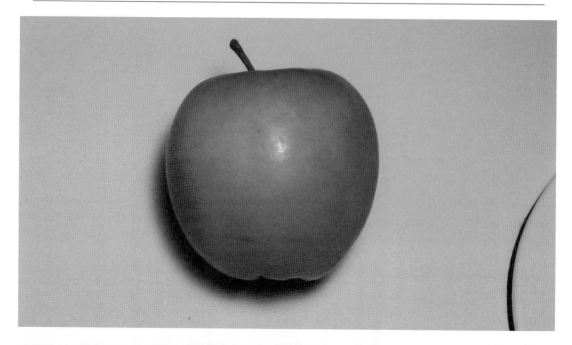

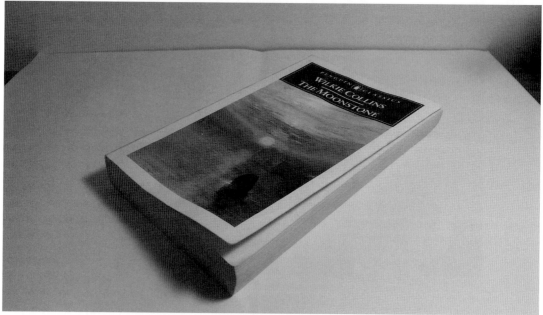

(つづく)

『The Brain Injury Rehabilitation Workbook』Rachel Winson, Barbara A. Wilson, and Andrew Bateman 編(『ワークブックで実践する脳損傷リハビリテーション』廣實真弓監訳).Copyright© 2017 The Guilford Press.本書の購入者は,個人的にあるいは個々のクライアントに使用する目的でハンドアウトを使用することが許可されている(詳細は著作権頁を参照).また,本書の購入者は,ハンドアウトのコピーをダウンロードすることもできる(「ハンドアウトのダウンロードについて」を参照).

視空間的注意（2/5 ページ）

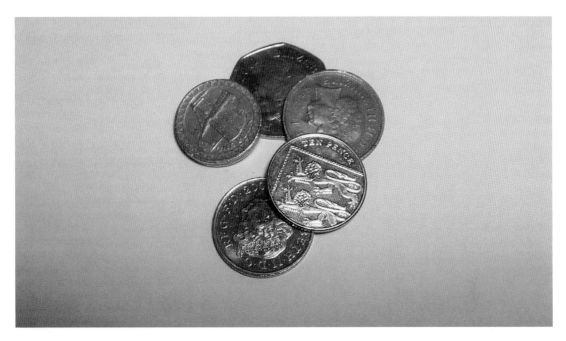

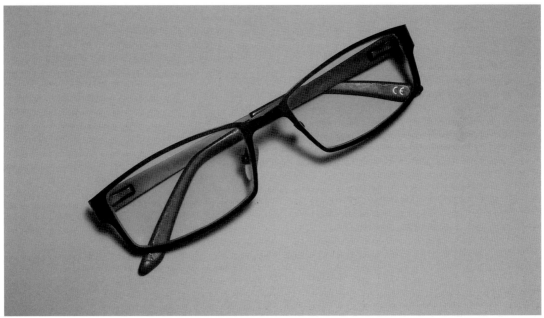

（つづく）

視空間的注意（3/5 ページ）

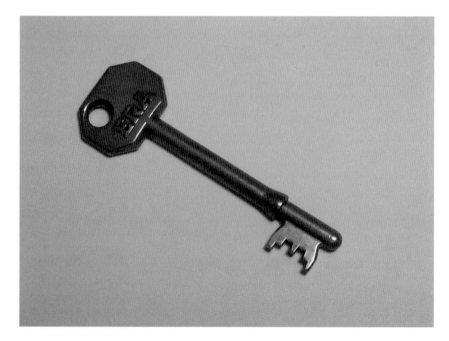

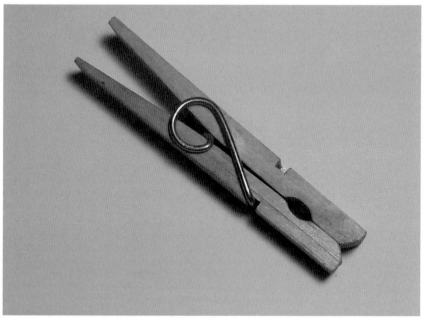

（つづく）

視空間的注意 (4/5 ページ)

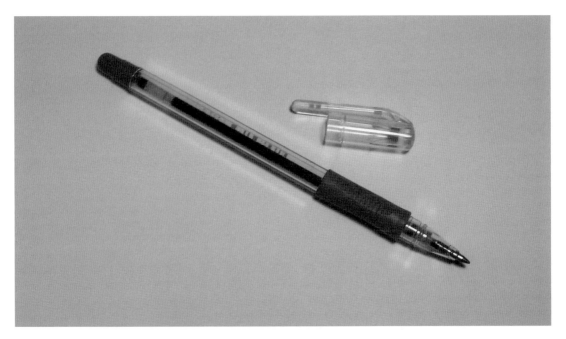

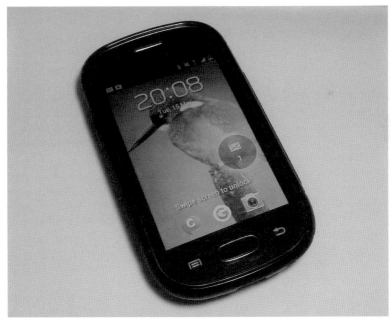

(つづく)

視空間的注意（5/5 ページ）

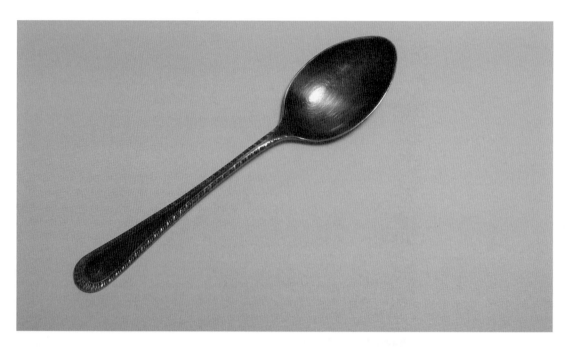

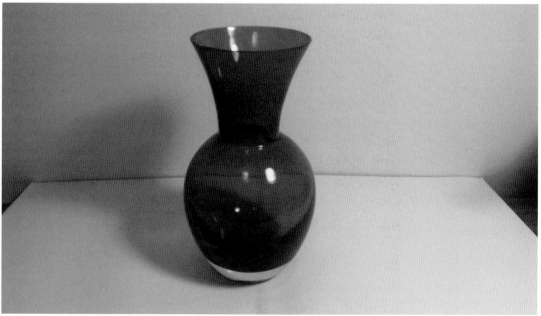

ハンドアウト 3.12
私の注意プロフィール

注意のタイプ	ストレングス (例を挙げてください)	課題 (例を挙げてください)	何がそれを困難にしますか？	何がそれを容易にしますか？
持続的注意				
選択的注意				
転換的注意				
配分的注意				
視空間的注意				

『The Brain Injury Rehabilitation Workbook』Rachel Winson, Barbara A. Wilson, and Andrew Bateman 編 (『ワークブックで実践する脳損傷リハビリテーション』廣實真弓監訳)。Copyright©2017 The Guilford Press. 本書の購入者は、個人的にあるいは個々のクライアントに使用する目的でこのハンドアウトを使用することが許可されている (詳細は著作権頁を参照)。また、本書の購入者は、ハンドアウトのコピーをダウンロードすることもできる (「ハンドアウトのダウンロードについて」を参照)。

第 4 章

記憶

Jessica Fish
Susan Brentnall

　普段，我々は記憶について話す時，全か無かのものとして扱いがちである．覚える能力が低いという意味で「ザルのような記憶」（訳注：「物覚えが悪い」という意味を表す表現）と言ったり，あるいは逆にもし非常に詳細な部分まで覚えている時には，象のような記憶（訳注：「非常に良い記憶」という意味を表す表現）をもっていると言ったりするかもしれない．しかし，これは実際には 20 世紀かそれ以前の心理学的研究の知見からすれば誤った解釈である．「記憶」とは，過程と能力の集合体のことであり，それは自転車の乗り方を知っていることから，今日の朝食のメニューを思い出すこと，未来をイメージすることまでをも含むものである．これらのすべての能力は，日々，人間関係や仕事，アクティビティ，家事で使われている．

　本章では，まず記憶に関する教育的情報を提供する．続いて記憶を促進する様々なストラテジーとともにクライアントの記憶のストレングスや課題を探求することを助けるために，クライアントと一緒に行うアクティビティを提供する．これらのストラテジーは，すべての記憶を定着させたり改善させたりするものではないことに注意してほしい．これらは，クライアントがリハビリテーションの目標に向けて，残存する記憶のスキルや関連する認知機能をより効果的に活用するのを助けるものである．

　これらのストラテジーは，複数の試行からなる心理学の実験に基づいている．たいていの場合，それぞれのストラテジーを使用すると，ストラテジーを用いない場合や比較した他のストラテジーを用いた場合に比べ，良い成果を得ることができる．ストラテジーは，新しい情報の学習，過去の出来事の想起，これから行うことを覚えておくという広く 3 つの領域に適用できる．すべてのストラテジーがすべての人に効果をもたらすわけではないということ，そしてあるストラテジーが初回に成功したかどうかにかかわらず，何度でも試す価値があるということを覚えておこう．

1. 理論的背景とモデル

記憶について知っておくべき重要な点が2つある.

1. 記憶の3つの過程:「記銘・符号化（情報の取り込み）」「保持・貯蔵（情報の保持）」「想起・検索（必要な時にその情報をみつける）」．これらはファイリングシステムのようだと考えることができるだろう．すなわちオリジナルファイルを作成し，それを適切なセクションにおく，そして次に必要な時にそれをもう一度みつける．
2. 記憶にはいくつかの異なるタイプがある．それは脳の異なる領域に組織化され，様々な日々の課題に関連している．クライアントが経験する記憶障害のタイプは，日々の生活における活動のタイプに加えて，損傷を受けた脳部位に依存する可能性が高い．

SquireとKnowlton（1995）は，これらの構成要素を組織化する良い方法を思いついた．このモデルの模式図を図 4.1 に示した．まず，意識化している記憶（「顕在」記憶または「宣言的」記憶と呼ばれ，つまり内容を「述べる」ことができる）と，意識化しない記憶（「潜在」記憶または「非宣言的」記憶）がある．

潜在記憶は以下に含まれる．

- **手続き記憶**：自転車の乗り方や楽器の弾き方（道具の使い方）といった非言語性の技能と運動の手続き．
- **プライミング**：前に見たり聞いたりしたことを覚えていないが，2回目には学習や再認が速くなるタイプの記憶．
- **条件づけ**：関連のない2つの事象をそれらがつながっていると意識させないまま結びつける学習．例えば，有名な心理学の実験では，犬がベルの音と同時に食べ物を与えられ続けると，最後には犬はベルが鳴るとよだれを流すようになった．このことは犬が食べ物をもらえると期待

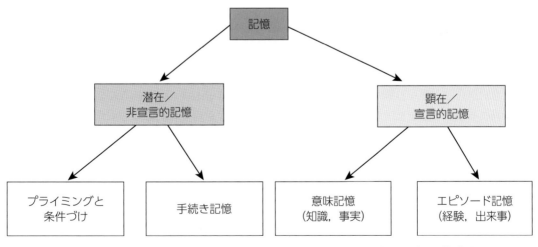

図 4.1　長期記憶の分類についての Squire と Knowlton（1995）の模式図

していたことを示している.

　リハビリテーションに関して言えば，潜在記憶の重要なポイントは，それが脳損傷ではめったに影響を受けないという点である．そのため，潜在記憶は目標を達成するための新しいルーティンを確立するために使えるということである.
　顕在記憶には以下が含まれる.

- **エピソード記憶**：出来事の記憶．記憶の科学者である Endel Tulving（2002）は，記憶は「心のタイムトラベル（mental time travel）」をさせてくれると述べた．つまり，過去の記憶を心に呼び起こし，未来を想像することができる心のタイムトラベルに我々を連れて行ってくれる.
- **展望記憶**：帰りに牛乳を買うことを思い出すといった，未来の行動に対する意図の記憶．このタイプの記憶は，注意と遂行機能にも依存しているので，脳損傷後の人にとってはしばしば問題となる（Fish, Willson & Manly, 2010）.
- **意味記憶**：言葉の意味や，事物がどのようにみえるか，聞こえるか，感じられるかということ，世間一般の事実についての記憶．例えば，クモの足は数えるまでもなく8本であることや，廊下でけたたましくベルが鳴る物体は電話であるというような知識を含む．この情報はそれを獲得した時間や場所とは必ずしも関連づけられない．このタイプの記憶は，いくつかの脳損傷のタイプ，特に側頭葉前方（すなわち，側頭葉最前部；Patterson, Nestor, & Rogers, 2007）を含む損傷で障害される.
- **ワーキングメモリー**：Baddeley と Hitch（1974）が最初に提唱したシステムで，今この瞬間に頭の中にある情報を保持し，操作するシステムである．例えば，読み上げられた電話番号を聞いて，その数字を頭にとどめ電話をかけたり，メモをとったりすることである.

　上記および図4.1の分類法は，クライアントが「記憶」は1つではなく，いくつかの異なるタイプがあり，それらが脳損傷では独立して障害されるということを理解するのに役立つ．日常生活の中で様々な記憶障害の経験は起こりうる．そしてある領域の強みを用いて他の領域の弱さを代償できる．このことがストラテジーを活用し始める際の基礎となる.

2. 記憶の神経解剖学

　脳損傷者は，記憶の理解に多くの貢献をしてきた．1950年代に始まり現代に続く記憶に関する多くの科学的研究は，異なる脳の部位を損傷した人や，特定のタイプの脳疾患のある人にみられる記憶障害の異なるパターンをテーマとしていた．科学者たちはまた異なる記憶のタイプにはどの領域がかかわり，これらの記憶のタイプ間のプロセスにどの領域がかかわるのかを見つけ出すために，脳イメージング技術を用いてきた．**図4.2**に異なる記憶のタイプと過程に関する脳の領域を示した．また**ハンドアウト4.1**[*]にクライアント向けに簡略化した説明のついたイラストを掲載した．下記の神経解剖学についての側面は，リハビリテーションにおいて考慮することがとりわけ重要である.

---
[*]ハンドアウトはすべて章末に掲載されている.

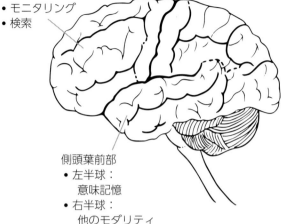
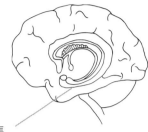

図4.2　記憶にかかわる脳領域

- エピソード記憶は，脳損傷，特に側頭葉内側面を含む領域の損傷によって頻繁に障害される．ここには特に学習にとって重要である海馬と呼ばれる構造が含まれている（Squire & Zola-Morgan, 1991）．左半球の海馬は言語性記憶，右半球の海馬は視覚性記憶に関与する部位と考えられている（Kelley et al., 1998）．前頭葉はエピソード記憶，中でも符号化とモニタリング，検索にかかわっている（Fletcher & Henson, 2001）．
- 側頭葉前部は意味記憶に強く関与している．これもまた，左半球は言語表象に，右半球はそれ以外のモダリティに特化されている（Patterson et al., 2007）．

3. 脳損傷後によくみられる記憶の問題

　脳損傷を受けたクライアントは，記憶が侵されていることを示す多種多様な体験について述べることがある．それは以下のようなものである．

　「私は何かをするつもりだということはわかっている．しかし，それを思い出すことができないのだ！」この種のコメントは脳損傷後に実によく聞かれる．これは「展望」の記憶障害，あるいは意図に従って行動を起こす時に，その意図を思い出すことができないという障害を示している．

　「私は数十年前のこともすべて思い出せるのに，昨日何をしたのかを思い出せない！」クライアントは一見「無駄な」記憶が残っているのに，新しい記憶は残らないことにいらだちを覚えたり，不満を募らせたりする．しかし，これは非常によくある現象である．古い記憶は新しく作られた記憶とは別に貯蔵されていて，新しい記憶を形成する（すなわち，符号化と固定化の過程）領域は，脳損傷を含む神経学的変化に特に脆弱である．

　「私は数週間前の休暇に旅行したことは知っているが，何も覚えていないし，ダイアリーをチェックしなければどこに行ったかさえわからない．」これは海馬を損傷し，新しいことを覚えることが非常に困難になったクライアントの発言である．このタイプの障害は，社会生活や感情面に深刻な二次

的障害を及ぼしうる．

「私は以前のように思い出すことができない．後でチェックできるようにメモをとる必要がある．新しく会った人の名前を思い出せるとは思えないし，今では仕事についていくことが非常に難しい．」このような発言は，エピソード記憶がある程度残存しているものの，損傷を受ける前と比べると著しく低下しているクライアントの発言として非常に典型的である．異なる認知システム（例えば，注意と記憶）の間，あるいは異なるタイプの記憶の間の関連性について理解することは，クライアントが自身の強みと弱みを見分け，それに応じて適応していくことを手助けする．

4. 関連があるとみること

　おそらく，記憶に最も大きな影響を与えるのは注意だろう．注意なくしては，顕在記憶はない．そのため，第3章に示したストラテジーは記憶にも有用である．さらに，疲労のように注意に影響を与える要因は，記憶にも影響を及ぼすので，クライアントとセラピストはこれらについても認識しておく必要がある．

　睡眠不足は記憶に悪い影響を及ぼす．睡眠は記憶を強化するために重要であることがわかっている（Stickgold, 2005）．そのため，睡眠が妨げられた時は，十分眠った時に比べて，前日のことを思い出すのが困難となるだろう．良い眠りの習慣（毎日ほぼ同じ時間に寝て起きる）をもつことは大切で，午後遅い時間にはカフェインを控え，ベッドルームを暗く涼しくすることなどが大切である．これらは多くの新しい情報を取り入れる必要がある時，例えば講義を受ける時，あるいは新たなスキルを学習する時などに，特に重要である．Malleyは疲労のマネージメントについてアドバイスをしている（第7章を参照）．

　気分も記憶に悪い影響を与えることがわかっている．クライアントが不安を感じたり，気分が落ち込んだりしている時，特に心配事がたくさんあったり，今の生活上の困難について何度も繰り返し考えたりしがちな時は，注意の容量をそれに使ってしまって，資源が乏しくなる（Watkins & Brown, 2002）．気分の落ち込みはまた偏った思考につながり，気分が落ち込んでいる時のネガティブな記憶を呼び起こし，ポジティブな記憶にアクセスできなくなりやすい（Matthews & Bradle, 1983; Eich, 1995）．Fordによる気分のマネージメントのストラテジーが参考になる（第8章を参照）．

　ある薬は，記憶に影響を与え，その後の記憶にかかわる注意にも影響を及ぼす．Powell（2013）は，これについて有用なレビューを提供している．もしクライアントが飲んでいる薬の影響について質問がある場合には，クライアントの治療にかかわる医療専門職に尋ねるのが最善の方法である．

　最後に加齢は，認知機能に対する年齢による一般的な影響に加えて，記憶には特別な影響を与える（Rabbitt & Lowe, 2000）．本章の他の部分で説明されるストラテジーは，脳損傷によるものだけでなく，加齢に関連した記憶力の変化にも有用だろう．

5. 記憶の評価

　記憶の評価の正当な手続きは，有資格者の臨床家による（あるいは，その指導下で行われる）神経心理学的評価である．これにより，クライアントの記憶能力の起こりうる変化を調べることができ，記憶のストレングスと課題を特定し，特に有用なストラテジーについての指針を提供することができる．神経心理学的評価が可能であれば，下記のような質問に対する答えとしても役立つ．

- クライアントの総合的な記憶機能は，知的能力に沿ったレベルなのか，あるいは低下が疑われるのか？
- 関連する障害がある場合，クライアントの機能は現在どのレベルか？
- 視覚性と言語性の記憶の間に差があるのか？ もし差がある場合には，一方のタイプの記憶はもう一方を補完することができるか？
- 情報の再生能力と再認能力との間に差があるのか？ 再認にはヒントが備わっているので，通常再生よりも「やさしい」．しかし，もし再生に対して再認の方が相対的に有効ならば（例えば，もしその人が再生に関しては人口の5％より低いが，再認は平均的なレベルという場合），その人の問題は純粋な記憶障害ではなく，前頭葉，あるいは遂行機能の問題が基盤になっているということになる．このことは，手がかりの提供や情報の入念な構造化がクライアントに有用であるという可能性を意味している．
- 遅延後に情報を思い出す能力はどうだろうか？ 短時間の遅延であっても情報が不相応に消失してしまうならば，このことは記憶の痕跡が消えてしまう前に，早急に記憶のストラテジーや外的補助手段の使用が必要だということを意味している．
- 特定のストラテジーが有効であることを示すようなことは，他に観察されなかっただろうか？ 例えば，リスト学習の課題を行った際に意味的つながりや，その他の自発的なストラテジーが使われなかっただろうか？ もっと広く認知機能のプロフィールを検討することもまた有用である．注意障害が記憶に影響を与えている可能性はないだろうか？ クライアントは計画や整理にストレングスがないだろうか？ あればそれは外的記憶装置が記憶障害の良い補償手段になる可能性を示す．

クライアント本人またはクライアントのことをよく知っている人に記載してもらった記憶に関する質問紙からは，記憶障害がクライアントの生活機能に及ぼす影響についての情報が得られる．また，本人が評価した質問紙と情報提供者が評価した質問紙を比較することで，クライアントの記憶障害についての洞察力を明らかにすることができる（ただし，この比較は情報提供者から正確な報告がなされていることに依存したものであることを明記しておく必要がある）．**ハンドアウト4.2**に一例を示す．

記憶の誤りの頻度に関するチェックリストを付け続けることもまた有用である．**ハンドアウト4.3**を参照してほしい（出典 Alan Sunderland; Sunderland, Harris & Baddeley, 1984 により開発されたダイアリー）．これはまた記憶ストラテジーの成功のモニタリングの手段にもなりうる．

6. リハビリテーション：そのエビデンス

以下のストラテジーと行動実験のセクションは，改善された記憶のパフォーマンスに関連していた要因や条件を明らかにした認知心理学実験の影響を受けている．以下に2つのよく知られた例を示す．

1. Fergus Craikら（例：Craik & Lockhart, 1972参照）により打ち立てられた「処理水準」仮説の研究によると，「深く」処理された情報は，「浅く」処理された情報よりも想起しやすい．例えば，単語学習課題において，単語の意味について考えた場合は，単語がどのように聞こえたかについて考えた場合よりも想起されやすい．この知見は，連想法や記憶術，PQRST法といった特定のストラテジーに関連しているが，それだけではなく，いかなる学習状況であっても従うと良い一般的な原則で

もある．

2．GoddenとBaddeley（1975）による独創的な研究のおかげで，記憶には文脈の効果があることも知られている．彼らの研究では，ダイビングクラブの学生は水中にいる間，あるいは水辺の乾いた陸上にいる間に覚えておくべき情報を与えられた．次に，同様の環境下で覚えた情報についてのテストを行った．すると，想起時の環境と記銘時の環境が同じ方が，記銘と想起の条件に違いがある時よりも成績が良かった．同様の知見は医学教育の場でつい最近も得られている．医学生が手術着を着ていた時に解剖学を学んだ場合は，手術着を着ている時の方が良く思い出せた．しかし，学習時に普段着を着ていた場合は，普段着を着ている時の方が良く思い出せた（Finn, Patten, & McLachlan, 2010）．この種の知見は記憶の痕跡を辿る（本章で後述する）のようなストラテジーに通じるものである．

他のストラテジーは，よりリハビリテーションに特化した研究に基づいている．例えば，Barbara A. Willsonら（Willson, 1999を参照）による「エラーレスラーニング（errorless learning）」の一連の報告がある．この研究の結果から，記憶障害のある人に新しい情報を覚えさせる場合には，誤りを最小限に抑えると，学習時に誤りと修正を繰り返した時に比べ，正しい情報が最終的により記憶されるということがわかった．

また，「脳トレーニング」，とりわけワーキングメモリーを改善させるための脳トレーニングについての科学論文や大衆紙に大きな関心が払われてきた．脳トレーニングの文献をレビューすることは，本書の目的の範囲を超えている．またこれらの研究の多くは，脳損傷者というよりも，発達障害の子どもや健常高齢者に焦点を当てていた．しかしながら，コンピュータを用いた認知課題に対する反復練習課題で改善がみられるというのは，リハビリテーション領域を専門とする神経科学者たちの一般的なコンセンサスとなっている．ここでみられた改善は必ずしも日常生活には般化せず，また関連する認知機能の改善にも結びつかない（すなわち，脳トレーニングの研究へ参加している人は，その練習で使用された課題が上手になったり，練習で使用された課題に類似したテストで良い点をとったりすることもあるが，日々の生活機能の改善はめったにみられない）．

国際的な臨床家と研究者のグループとして知られるINCOG（第3章で述べた）は，最近この結論を支持し，「教育的手続きを使った記憶の内的代償ストラテジーと外的代償ストラテジーの統合には，十分なエビデンスがある…回復のストラテジーの有効性に対するエビデンスは今のところ乏しい」という声明を発表した（Velíkonja et al., 2014, p.369）．

7．記憶と記憶の問題をクライアントと検討する

1）記憶とは何か？

以下のアクティビティやストラテジーについて紹介する前に，クライアントに対して基本的な心理教育を行い，異なる記憶のタイプや過程，これらのタイプや過程と関連して脳が働く仕組み，これらに共通する問題について検討することが役に立つときっとわかるだろう．これはクライアントが，自身の記憶のストレングスや課題について考え始めることを支援することになるだろう．**ハンドアウト4.4**に異なる記憶のタイプについて，わかりやすい説明を掲載している．

The Oliver Zangwill Centreで行われている「Kim's game」と呼ばれるゲームをクライアントがす

ることは，自身が記憶障害をマネージメントする資源をすでにもっていることにクライアントが気づくための大変役に立つ出発点となるだろう．10～12個の様々な物品を載せたトレイを用意しておく（Princeの第10章の図10.3にそのようなトレイの写真を掲載している）．クライアントにそれぞれの物品の名前を言い，それらの物品を2分間みせる．それからそれらを隠して，思い出せる物品をできるだけたくさん書くように指示する．いったん書き終わったら，どのように覚えようとしていたか聞く．何かストラテジーをすでに使っているのではないか？　このアクティビティの目的は，いくつ思い出せたかに着目することよりも，ストラテジーをすでに使っているかどうかについて，クライアントに気づかせることである．

2）脳損傷後には記憶に何が起こるのか？

　ハンドアウト4.5は，記憶に関するよくある問題について日常生活に起こる例を挙げながら説明している．これらについてクライアントと話し合い，これらの問題のうち，どのような問題が現在起こっているか，または今後起こりうるかについて尋ねる．

3）メモリーダイアリーをつける

　クライアントに7日間のメモリーダイアリー（ハンドアウト4.3に例を示す）をつけるように依頼する．一緒にそのダイアリーを振り返って，他と比べて頻繁に記憶が抜け落ちてしまうことがなかったどうかを確認する．このダイアリーを書くこと自体が記憶課題である．またこれは支援システムをクライアントと協力しながら築く上で役に立つ．さらに，これは，いつダイアリーを使うと都合が良いのか特定の時間を見極めることや，ダイアリーを書くことを思い出すように携帯電話でアラームを設定すること，あるいは家族と一緒にダイアリーをつけるように指導するといったことにも使えるだろう．

8. リハビリテーションストラテジー

　本章を読み，記載しているストラテジーのいくつかについては，すでに知っているもので，クライアントがすでに使用しているものさえあることを知っても驚かないでほしい．我々はただそれらに名称をつけているだけである．

　記憶のストラテジーには，「内的ストラテジー」と「外的ストラテジー」の2つの代表的なものがある．あるストラテジーは両方のタイプの要素を含んでいる．しかしながら，一方のタイプのストラテジー同士を組み合わせることは実に良いことである．

1. 内的ストラテジーは，覚えやすく，あるいは思い出しやすくするための情報を取り込む新たな手法であり，例えば，覚えやすくするために物語を絵に変換してイメージ化する．これは「もっている記憶能力の最大限の活用」である．
2. 外的ストラテジーは，覚える事柄を記憶させたり，特定の課題を達成することを思い出させたりするために，デバイスを利用することである．例えば，買い物リストを書いたり，バースデーカードを出すのを忘れないように電話機のアラームを設定したりするようなことである．このタイプの手法は，自分の記憶にはあまり頼らなくても良いが，ストラテジーを使うということを思い出す必要がある．

下記の原則が，すべての記憶ストラテジーの基礎となっている：

- 覚えるべき情報を明らかにする．
- 覚えるべき情報を最小限に抑える．
- 学習すべき情報を構造化し，その構造化されたものをできるだけ有意味なものにする．
- 想起する時のヒントを決める．
- 覚えるべきことをリハーサルする．

どのストラテジーについても重要なことは，クライアント個人に関するものでなければならないということである．もし我々が自分にとって意味あるものであるように，情報を生み出しコード化するならば，何かを思い出せる可能性が高まる．覚えるべき事柄を作りかえ，コード化することによって，自分にとって意味のある情報にすると，ずっと覚えている可能性が非常に高まる．例えば，下記のストラテジーはクライアント本人が思いついたもので，セラピストはおそらく思いつくことはなかったストラテジーである．

- 49（参照番号に関連させて）―最近の宝くじの番号．
- 27（家の番地に関連させて）―3×9．
- Sharon―私の姉と同じ名前．

あるクライアントは，記憶をサポートするために，多様なあるいは風変わりな関連性を使うのが有用だと気づく．しかしながら，これは具体的な思考に向かいがちな人や，非常に重度の記憶障害がある人にとっては難しいことであるということに留意すべきである．

時にストラテジーを用いることに難色を示すクライアントがいる．そういう人はもちろんストラテジーを試してみたり，採用したりする過程に積極的にかかわっていくという可能性は低いだろう．このようなことが明らかになった時は，なぜそのクライアントが提案に反対するのかについて確認する必要があるだろう．ストラテジーを使うことは「怠慢」にあたると思っていないか？　自分の記憶を悪くすると思っていないか？　使うと「普通じゃない」とか無能にみえると考えているのか？　あるいはまったく別の何かがあるのか？　このようなクライアントの考えを検討するために時間をかけることは重要である．なぜならそれによりクライアントの立場を認めることになり，治療関係を構築し，その考えを試すための実験を協力しながら計画することができるからである．役に立つ活動には，次のようなことが含まれる．ストラテジーを使用すること，あるいは使用しないことの賛否についてリストアップすること，インターネットで記憶能力に対してメモリーエイド（記憶補助具・補助手段）を使うことの効果を調べること，脳損傷のある人と脳損傷がない人が使用しているメモリーエイドの調査や，メモリーエイドを使うことについての人々の受け止め方の調査を行うこと．

1）記憶をサポートする指導方法
（1）エラーレスラーニング（Errorless Learning）

前述したように，記憶障害がある人が新しい情報を学習する時には，学習時に誤りを避けた方が良い．これは1つには，誤りは混乱を招くからである．もう1つの理由として，エラーレスラーニングは，誤りがある手続きに比べ学習過程をより楽しめるものにする手続きであるからである．もしクラ

イアントが答えに確信をもてない時は，誤った推測をし，間違いが記憶にとどまってしまうリスクを犯すよりも，情報をチェックするように促す．

セラピストとしては，エラーレスラーニングの手続きを用いて，しばしばクライアントの学習や再学習の手助けをしているかもしれない．このようなことは，クライアントと協働しながら行うこともできる．クライアント自身の言葉で書かれた課題遂行のチェックリストを作成する．例えば，新しいレシピを覚える，ある場所からある場所への行き方を調べるなどである．

ゆっくりやろう！　クライアントが急いでいる時に，失敗は簡単に起こる．新しい課題の導入時には詳しい説明をし，そして誰かが一緒にこの過程を行うことがクライアントの助けとなる．

(2) 間隔伸長法

覚えようとする情報を繰り返すことは良いことだが，再生までの時間の間隔を延ばしたり（例えば，直後，1分後，2分後，5分後，30分後の間隔），様々な形式で行ったりすること（例えば，思い出す順番を変える，声に出して言い，それから書きとめる）も良いことである．

(3) 想起練習と過剰学習の原則

より頻繁に正しく思い出せた情報ほど，より強固な記憶になることが研究で示されている．この現象は「想起練習」として知られている（Roediger & Butler, 2011）．「習うより慣れろ！」という古いことわざのように，クライアントに練習と自己テストを続けるように勧める．過剰学習の原則を強調する（つまり，ある課題の反復練習により記憶に深く組み込まれ，そのことをいろいろ考えなくても，実際には自動的にできるようになる）．

(4) 新しい情報を学習するための複合的アプローチ

これらの指導方法は，組み合わせて用いることが可能で，むしろそうするべきであろう．その結果，練習は間隔を伸ばしながら，テストを繰り返し，また誤らないようにするか，誤りはできる限り最小限になるようにして行われる．クライアントが練習に使えるような意味のある実生活の例をみつける．例えば，クライアントがしばしば電話をかける相手やサービスの電話番号を覚えるように勧めるなどである．その他に覚えておくとクライアントにとって役立つ情報を思い出してもらうのも良い（例えば，親戚の誕生日，コンピュータのパスワード，住所）．

2）内的ストラテジー
(1) 関連づけ

何かを覚える時には，クライアントにとって意味があることや個人的なことに関連する他の事柄と関連づけることで記憶はサポートされる．いくつかの例を挙げる．

- 新規の活動をすでにやっているルーティン活動に結びつける（例えば，やることリストを休み時間にチェックする，食事の時に薬を飲む）．
- 新たな名前を関連づけて覚える（例えば，「縮れ毛の Carol」）．
- 友人と散歩に行くことをクライアントに思い出させるために，ドアのそばにウォーキングシューズやブーツをおく．

ハンドアウト 4.6 は，このストラテジーについて説明し，関連づけの練習をする機会を提供している．また，どのぐらい関連づけがうまくいったかをクライアントが振り返えるのをサポートする．

(2) チャンキング

「チャンキング」は，情報を小さく分解したり，あるいはより処理しやすいグループやユニットにまとめたりして，覚えやすくするという方法である．小さい単位にまとめるチャンキングは，特に数字に有用である（例えば，462 537 981 は，462537981 よりも覚えやすい）．チャンキングによる他の例は，情報を意味のあるユニットやカテゴリーにまとめることである（例えば，最初の文字，製品の種類，課題の種類）．この方法は，買い物リストや，やることリストを覚えるのに役立つだろう．ハンドアウト 4.7 にこのストラテジーの説明といくつかの練習を掲載している．

(3) キーワード法

「キーワード」を用いることは，覚えやすいように大量の情報を分解する良い方法である．記憶システムの容量を多く使わず，情報をとどめておくヒントとしても十分役立つ．例えば，「ラザニアの材料を買う必要がある」というのは，「牛挽肉，トマトソース，牛乳，パルミジャーノチーズ，パスタシートを買う必要がある」よりも覚えやすい．

(4) 視覚イメージ法

心の中にあるものの視覚的なイメージを作ることで記憶を助けることが可能である．これは言語性記憶の問題をもつクライアントにとって特に重要なストラテジーである．ハンドアウト 4.8 にいくつかの例と練習問題を掲載している．

(5) 心の黒板

「心の黒板」は，視覚化のストラテジーで，このストラテジーではクライアントは頭の中に黒板またはメモ帳を携帯していると想像する．覚えなければいけないことを黒板に実際に書いたり，描いたりすることを視覚化するように言う．その日1日の心の黒板をチェックすることで思い出す助けとなる．しかし大事なことは，黒板に載せる情報量が多すぎても，あるいは少なすぎてもいけないことである．ハンドアウト 4.9 にいくつかの例を示した．心の黒板ストラテジーは，第3章で述べた注意ビームストラテジーとのコンビネーションで用いることも可能である．クライアントに外的なアラームや，キャッチフレーズ（例えば，「順調に進んでいる？」あるいは「立ち止まって／考える（Stop/Think）！」）を使って，注意ビームを心の黒板の内側に当てることを定期的に喚起するように促す．

(6) 記憶の宮殿

「記憶の宮殿」テクニックは，クライアントにとって大変身近ななじみの場所を使って関連づけと視覚化を行うコンビネーションの方法である．クライアントは「宮殿」の中の道順をはっきりイメージし，際立った特徴を見つけ出す．思い出すべきことはそれらの特徴に関連づけられ，クライアントは想像上のルートをたどることで，物事を思い出すことができる．ハンドアウト 4.10 にストラテジーや例，練習アクティビティを掲載している．

(7) 記憶の痕跡を辿る

「記憶の痕跡を辿る」は，クライアントが自身の動きや行動，思考を起こった順番に振り返り，情報の想起を容易にする効果的な方法である．次のような例がある．

「鍵はどこ？　キーホルダーにはない．車の鍵をかけたのは覚えている―それから家に入った．Jamie が夕食に何を食べようかと聞いてきた．テーブルの上に手紙があるのに気づいて，そこにまっすぐ行ったら，私が待っていた手紙があった．私は手紙を開けた―そうか，鍵がテーブルの上にあるかどうかチェックしてみよう．」

最後に電話をしたのはいつか，土曜日の夕食は何を食べたか，最後にタクシーに乗ったのはいつか，最後にお金を使ったのは何であったかをクライアントに記憶の痕跡を辿るを使って思い出すように言う．

(8) 記憶術

「記憶術」は通常記憶をサポートする手段であり，ルールや物品リスト，あるいは一連の語を覚えるのに適している．韻をふんだり（例えば，「I before E except after C」），あるいは単語の最初の文字を使ったりする（例えば，虹の色を覚えるのに「Richard Of York Gave Battle In Vain」）ことができる．覚えるための物語を作っても良い．クライアントにはすでに知っている記憶術を考えてみるように勧める．**ハンドアウト 4.11** にこのストラテジーの説明，例，練習問題を掲載した．クライアントに実生活の中で思い出さないといけないことに対して使用できる記憶術の例を考えてみるように言う．

(9) PQRST 法

「PQRST」法は，学習している時や読書をしている時に，何についての情報なのかを理解し覚えるのに役立つストラテジーである（**ハンドアウト 4.12** を参照）．我々はこれを内的ストラテジーに分類したが，もし文字で書かれたものを用いて，クライアントが後になって参照するといった場合には，外的ストラテジーだとみなすこともできる．頭文字の意味は以下の通りである．

P＝Preview（ざっと目を通す）：クライアントはひとまとまりの文章をざっとみて全般的に何が書かれたものか把握する．
Q＝Question（質問を作る）：次の段階では，書かれた情報を読み込む際の答えとして適する質問を考える（誰／何／どこ／いつ／なぜ／どのように？）．
R＝Read（じっくり読む）：次に何が書かれているか理解できるようにじっくり読む．
S＝Summarize（要約する）：読み終わったら，自分の言葉で要約する．
T＝Test（答え合わせをする）：最後に自分が作ったすべての質問に答えられるかチェックする．

新聞か雑誌の記事をいくつか選び，それらについての質問を考える．クライアントにそのうちの1つを読むよう促し，クライアントに質問する．次にPQRST法を用いて別の記事について同じことをやってみる．それぞれの方法でどのぐらい理解できているのかみて，なぜそうなるのか振り返りを勧める．

(10) マインドマップ

「マインドマップ」は，思考や概念を視覚化することである．ここまでに述べた多くの内的ストラテジーが組み込まれているので，マインドマップは特に新しいトピックスを学ぶ時に有用である．しかし，外的記憶装置としても機能する．例えば，あるクライアントがミーティングやプレゼンテーションの準備にマインドマップが補助手段として役立つとわかったら，それをみえる形にしてチャンキングしたり，大切なポイント同士を関連づけておいたりすると，後で理解しやすくなるだろう．

3) 外的ストラテジー

この名前が示すように，外的ストラテジーは目にみえるストラテジーである！　最もよく使われているスマートフォン，ホワイトボード，壁掛けカレンダー，Filofax 社製システム手帳あるいは他の自己管理手帳やスケジュール管理帳，ノートといったように多くの選択肢がある．

外的記憶装置をクライアントが使うことを支援する場合，クライアントと協働して，どの手段がその人のライフスタイルや価値観に合いそうか確認することが重要である．出発点として，クライアントが様々な情報を過去にどのようにして覚えていたか，現在どのように覚えているか，現在用いている手段が有効かどうかを考えてみる（ハンドアウト 4.2 を参照）．メモリーエイドに縛られると感じたり，自分が自然な状態で生活できないのではないかと感じたりするクライアントもいる．またメモリーエイドを使うのは，自分の記憶を試さないという一種の「ごまかし，まやかし」であるとか，それを使うことで「他の人と違った」人間にみえてしまうかもしれないとか，問題を誇張してしまうのではないかと心配するかもしれない．導入前に，クライアント一人ひとりと一緒にメモリーエイドを使うことの意義を探ることが大切である．その意義について理解を深めることは，セラピストとクライアント両者がより受け入れやすく，より効果的な記憶システムを構築することにつながる．メモリーエイド（例えば，約束，名前，住所を覚えておくためのカレンダーやノート，やることリスト，気分の記録）を使うことで，サポートできる領域を見極めるために，クライアントの認知プロフィールを調べる中で収集した情報を使用すると良い．ゴールマネージメントフレームワーク（Goal Management Framework：GMF，Winegardner による第 5 章を参照）を用いて，それぞれの選択肢の良い点と悪い点を検討し，クライアントがどれを使うのが最も有効かを決めるのを援助する．

どれを選択するか決まったら，そのエイドを使用する手順について，クライアントの同意を得ると良い（**ハンドアウト 4.13** を参照）．クライアントがメモリーエイドを使用する習慣を身につけるためには，かなり多くの足場を組み立てる必要があるかもしれない．構造化された療法は，家でもリハビリテーションセンターでも，家族やスタッフのサポートがあれば始められる．朝の計画のダイアリーセッションでは，その日の予定を確認する．ランチタイムでは，その日の目標を達成するために予定通りにこなせているか確認し，その日の終わりのセッションでは，すべてが終わっているかチェックして翌日の予定を考える．

リハビリテーションセンターでは，クライアントはセッションにメモリーエイドを持参したか，必要に応じてエイドをチェックしたか，約束や「やることリスト」の用件をすぐ書き留めたか，促される．最初は，エイドを使用するようにという直接的な促しを行うが，そのような促しは徐々に減らして間接的な促しに移行すべきである．最終的には習慣化し，自立して行えることを目的とする．メモリーエイドの使用について，理想的には賃金が支払われる職業参加をサポートするために週間目標を決めたり，進捗状況を追跡するために使用の頻度とエイドを使用しなかった自立の程度をモニターしたりすることができる．

地域においては，セラピストは一貫性と繰り返しを重視しながらルーティンを確立することを援助するために，介護者や家族，友人，同僚の協力を求める必要があるだろう．週間計画ミーティングを開くことは，そこで1週間の予定を調整することができるので，役に立つとわかる家族もいるだろう．これは日常生活の中で，メモリーエイドを使用することを日常化するのに役立つだろう．

(1) スマートフォンとその他の電子機器

ここ数年の間に世の中は何と変わったのだろう！ 多くの人が記憶をサポートするために電子機器，中でも携帯電話を利用するようになった．連絡先を保存したり，カレンダーにアクセスしたり，やることリストを作ったり，思い出しやすいようにスマートフォンのカメラ機能を使って画像を取り込むだけでなく，豊富な機能を実行できる他のアプリにアクセスできる．実際，アプリにしたいと思ったものはおそらくもう世の中にあるだろう．アプリで上手に予算を立てたり，お金の出入りを記録したり，やることリストを管理したり，リマインダーとして使ったりできる．言うまでもなく，新たなアプリはひっきりなしに開発されている．The U.K. National Health Service（イギリス国立保健サービス）は，Health Apps Library（http://apps.nhs.uk）を作っており，臨床家によって関連性があって，正確かつ安全なものであると保証できると評価されたアプリを提供している．

モバイル機器の圧倒的な利点は，簡単に持ち運べることと，我々の大多数は一日の大半の時間，携帯電話を身につけていることである．しかしクライアントはスマートフォンの必要な機能やアプリを使用するためにはサポートを必要とする．そのような支援のために前述したストラテジーを用いることができる．トロントの心理学者たちは最近，記憶障害者がスマートフォンの使用を学習するのを支援するプログラムについて評価し，良い結果を得た（Svoboda, Richards, Leach, & Mertens, 2012）．もしクライアントがリマインダーを設定する自信がない，あるいは設定できない場合には，家族や友人，介護者と協働し，クライアントと相談して決めた一連のリマインダーをスマートフォンにプログラムしたり，その有用性をチェックしたり，リマインダーのスケジュールが更新されているか，定期的な評価を行ってもらう必要があるかもしれない．もう1つの方法としてNeuroPageのような外から管理できるシステムを用いることもできる．これはあらかじめ設定したスケジュールで，クライアントのスマートフォンやポケベルにテキストメッセージのリマインダーを送るものである．これらのメッセージはルーティンに行う課題のリマインダー（例えば，「午前10時，血圧を測る」），あるいは，他のストラテジーを使うためのメッセージ（例えば，一日2回，「やることリストをチェックした？」）となる．いくつか試みられた研究で，NeuroPageやそれに類似したシステムは有効で，思い出すことや，毎日の目標を達成するための助けとなったと立証された（例えば，Wilson, Emslie, Quirk, & Evans, 2001）．

もちろん，携帯電話はあまりにも簡単に紛失してしまう．頻繁に他の機器とデータを共有しておくと，そういうことが起こった場合のフラストレーションが少なくてすむ．しかし，クライアントにとっては，毎日にしろ週に1回にしろ，それを実行することをルーティンにするのが大事であることを忘れてはならない．「Find My iPhone」とか「If Found Lock Screen」といった様々なアプリがあるが，これも電話の場所を追跡し，なくした電話をその持ち主に返すのに必要な情報を提供してくれる．

(2) メモリーノートと自己管理手帳（パーソナルオーガナイザー）

メモリーノートと自己管理手帳は，ほぼ電子機器と同じように使用できる．そして大切なのは，あるクライアントはテクノロジーよりも，鉛筆や紙を好むことに注意することである．ほとんどがアド

レス帳，カレンダー，メモ帳，やることリストなどの機能をもつ．しかしそれらはクライアントにそれを使うことを思い出させることができないのだ！　神経心理学者の Narinder Kapur は，紙の日記に記載するように促すテキストメッセージや振動する時計のアラートのような簡単な電子リマインド機器を推奨している（Kapur, Glisky & Wilson, 2004）．

9．記憶プロフィールを完成させる

　クライアントは自身のポートフォリオに加えるために，記憶プロフィール（**ハンドアウト 4.14 を参照**）に記入したいと言うかもしれない．以下のことを確認するために，自身の損傷に関する知識，日々の経験，本章の情報を使うようにサポートする．

- 覚えなければならないこと．
- 現在どのようなストラテジーを使っているか，どれがうまく機能していて，どれがもっと修正や検討をしなければならないか．
- あなたの記憶のストレングスと課題（例えば，言語性記憶 対 視覚性記憶）
- 試してみたい新しいストラテジーがあるのか，もしあるならば，それを生活やルーティンにどのように適合させるのか．

　クライアントと協力して，クライアントにとって最も意味をもつようにこの情報を記憶と計画のシステムに取り入れて，これらの方法を使ってみるのを勧めると良い．しばしばクライアントは自分の記憶システムの視覚化を好む（**ハンドアウト 4.15 を参照**）．

10．まとめ

　新しいものにはよくあることだが，クライアントは自分の記憶システムを常に使う練習をする必要がある．あるストラテジーを1か月使ってみて，うまく機能しているかモニターして評価することを勧める．クライアントが時々経験する困難，問題は，仕事や社会に参加する機会が減ったため，記憶システムに入れるべきことが実際多くないことであり，このことはモチベーションの低下につながる可能性がある．「何も予定がない時に毎日の計画をチェックする意味は何なの？」この場合，いくつかの工夫が必要かもしれない．もしそのクライアントがリハビリテーションの一環としてあるプロジェクトで働いているならば，プロジェクト関連の課題を達成することを助けるために，記憶システムをどのように使うか検討してみる．もしかしたらクライアントには，友人と会うための予定を決めるという社会参加の目標があるかもしれない．このクライアントにとっては，メモリーエイドは，次のようなことを思い出すことをサポートしてくれる．電話をすること，場所や道順，交通手段を計画すること，ミーティング時の会話の話題を考えること，次回について何と言われたか思い出すことなどである．家庭内の役割があるクライアントなら，リマインダーは毎日あるいは毎週の仕事をするために，あるいは買い物リストを作るなどのために設定される．また，特定の日に何かをすることが必要な宿題を課すこともできるだろう．クライアントに次回の約束の前の日に，あなたに確認の電話をするように依頼する．あるいはセッションが終わった後に受付に何かをおいていくように言う．クライアントとその家族，友人，他職種と協働し，クライアントが毎日の生活のあらゆる側面を支援するために

記憶システムを確実に使うようにする．その週にどのテレビ番組をみるかといった些細な計画でさえ，システムの使用の定着の手段として役立つ．

11. ケーススタディ

　注意と記憶は密接に関連しているので，第3章の注意についてのケーススタディには，Jeffに実施した記憶の検討についても記載されている．

REFERENCES

Baddeley, A. D., & Hitch, G. J. (1974). Working memory. *Psychology of Learning and Motivation, 8*, 47–89.

Craik, F. I., & Lockhart, R. S. (1972). Levels of processing: A framework for memory research. *Journal of Verbal Learning and Verbal Behavior, 11*(6), 671–684.

Eich, E. (1995). Searching for mood dependent memory. *Psychological Science, 6*(2), 67–75.

Finn, G. M., Patten, D., & McLachlan, J. C. (2010). The impact of wearing scrubs on contextual learning. *Medical Teacher, 32*(5), 381–384.

Fish, J., Wilson, B. A., & Manly, T. (2010). The assessment and rehabilitation of prospective memory problems in people with neurological disorders: A review. *Neuropsychological Rehabilitation, 20*(2), 161–179.

Fletcher, P. C., & Henson, R. N. A. (2001). Frontal lobes and human memory. *Brain, 124*(5), 849–881.

Godden, D. R., & Baddeley, A. D. (1975). Context-dependent memory in two natural environments: On land and underwater. *British Journal of Psychology, 66*, 325–331.

Kapur, N., Glisky, E. L., & Wilson, B. A. (2004). Technological memory aids for people with memory deficits. *Neuropsychological Rehabilitation, 14*(1–2), 41–60.

Kelley, W. M., Miezin, F. M., McDermott, K. B., Buckner, R. L., Raichle, M. E., Cohen, N. J., . . . Petersen, S. E. (1998). Hemispheric specialization in human dorsal frontal cortex and medial temporal lobe for verbal and nonverbal memory encoding. *Neuron, 20*(5), 927–936.

Mathews, A., & Bradle, B. (1983). Mood and the self-reference bias in recall. Behaviour Research *and Therapy, 21*(3), 233–239.

Patterson, K., Nestor, P. J., & Rogers, T. T. (2007). Where do you know what you know?: The representation of semantic knowledge in the human brain. *Nature Reviews Neuroscience, 8*(12), 976–987.

Powell, J. E. (2013). The effects of prescribed and recreational drug use on cognitive functioning. In L. H. Goldstein & J. E. McNeil (Eds.), *Clinical neuropsychology: A practical guide to assessment and management for clinicians* (2nd ed., pp. 105–128). Chichester, UK: Wiley-Blackwell.

Rabbitt, P., & Lowe, C. (2000). Patterns of cognitive ageing. *Psychological Research, 63*(3–4), 308–316.

Roediger, H. L., & Butler, A. C. (2011). The critical role of retrieval practice in long-term retention. *Trends in Cognitive Sciences, 15*(1), 20–27.

Squire, L. R., & Knowlton, B. J. (1995). Memory, hippocampus, and brain systems. In M. S. Gazzaniga

(Ed.), *The cognitive neurosciences* (pp. 825–837). Cambridge, MA: MIT Press.

Squire, L. R., & Zola-Morgan, S. (1991). The medial temporal lobe memory system. *Science, 253*(5026), 1380–1386.

Stickgold, R. (2005). Sleep-dependent memory consolidation. *Nature, 437*(7063), 1272–1278.

Sunderland, A., Harris, J. E., & Baddeley, A. D. (1984). Assessing everyday memory after severe head injury. In J. E. Harris & P. E. Morris (Eds.), *Everyday memory, actions and absent-mindedness* (pp. 191–206). London: Academic Press.

Svoboda, E., Richards, B., Leach, L., & Mertens, V. (2012). PDA and smartphone use by individuals with moderate-to-severe memory impairment: Application of a theory-driven training programme. *Neuropsychological Rehabilitation, 22*(3), 408–427.

Tulving, E. (2002). Episodic memory: From mind to brain. *Annual Review of Psychology, 53*(1), 1–25.

Velikonja, D., Tate, R., Ponsford, J., McIntyre, A., Janzen, S., & Bayley, M. (2014). INCOG recommendations for management of cognition following traumatic brain injury: Part V. Memory. *Journal of Head Trauma Rehabilitation, 29*(4), 369–386.

Watkins, E., & Brown, R. G. (2002). Rumination and executive function in depression: An experimental study. *Journal of Neurology, Neurosurgery and Psychiatry, 72*(3), 400–402.

Wilson, B. A. (1999). *Case studies in neuropsychological rehabilitation*. New York: Oxford University Press.

FURTHER READING

Evans, J. J. (2013). Disorders of memory. In L. H. Goldstein & J. E. McNeil (Eds.), *Clinical neuropsychology: A practical guide to assessment and management for clinicians* (2nd ed., pp. 159–194). Chichester, UK: Wiley-Blackwell.

Max Planck Institute for Human Development and Stanford Center on Longevity. (2014, October 15). *A consensus on the brain training industry from the scientific community.* Retrieved from http://longevity3.stanford.edu/blog/2014/10/15/the-consensus-on-the-brain-training-industry-from-the-scientific-community

Ptak, R., der Linden, M. V., & Schnider, A. (2010). Cognitive rehabilitation of episodic memory disorders: From theory to practice. *Frontiers in Human Neuroscience, 4*, 57.

Wilson, B. A. (1987). *Rehabilitation of memory*. New York: Guilford Press.

Wilson, B. A., Emslie, H. C., Quirk, K., & Evans, J. J. (2001). Reducing everyday memory and planning problems by means of a paging system: A randomized control crossover study. *Journal of Neurology, Neurosurgery, and Psychiatry*, 70(4), 477–482.

ハンドアウト 4.1
記憶にかかわる脳領域

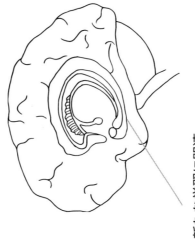

海馬：新たな学習に関連

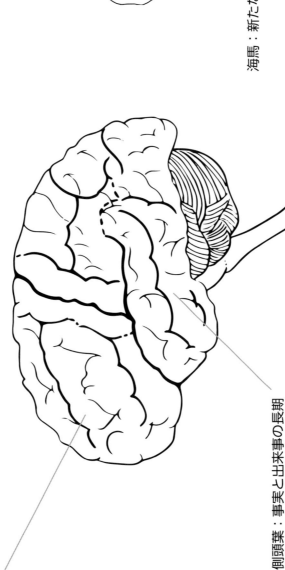

前頭葉：[ワーキング]
メモリーと長期記憶から
の情報のアクセスに関連

側頭葉：事実と出来事の長期
記憶を生成し貯蔵する場所

『The Brain Injury Rehabilitation Workbook』Rachel Winson, Barbara A. Wilson, and Andrew Bateman 編（『ワークブックで実践する脳損傷リハビリテーション』廣實真弓監訳）．Copyright © 2017 The Guilford Press．本書の購入者は、個人的にあるいは個々のクライアントに使用する目的でこのハンドアウトを使用することが許可されている（詳細は著作権頁を参照）．また、本書の購入者は、ハンドアウトのコピーをダウンロードすることもできる（「ハンドアウトのダウンロードについて」を参照）．

ハンドアウト 4.2
どのように物事を覚えていますか？

このフォームを完成させてください．あなたは現在どのように以下の活動を思い出しているのか（「現在何を使用していますか？」），思い出すのが困難なことはないのか，代わりに使えるものはないのか，記入してください．

活動	現在何を使用していますか？	思い出すのが困難なことはありませんか？	代わりに使えるものはありませんか？
誕生日			
約束			
週間活動（ゴミ出しのような）			
買い物に行った時に買う物			
使ったお金の金額			
支払い			
友人や家族への電話			

（つづく）

『The Brain Injury Rehabilitation Workbook』Rachel Winson, Barbara A. Wilson, and Andrew Bateman 編（『ワークブックで実践する脳損傷リハビリテーション』廣實真弓監訳）．Copyright © 2017 The Guilford Press. 本書の購入者は，個人的にあるいは個々のクライアントに使用する目的でハンドアウトを使用することが許可されている（詳細は著作権頁を参照）．また，本書の購入者は，ハンドアウトのコピーをダウンロードすることもできる（「ハンドアウトのダウンロードについて」を参照）．

どのように物事を覚えていますか？（2/2ページ)

活動	現在何を使用していますか？	思い出すのが困難なことはありませんか？	代わりに使えるものはありませんか？
手紙の返信			
将来いつかすべきこと（部屋の模様替えのような）			
今日すべきこと（冷蔵庫から肉を取り出すような）			
電話でメモを取ること			
会った人の名前			
はじめての場所への行き方			
行ったことがある場所と，今までやっていたこと			
誰かとした会話			
パーティの準備			
何かを置いた場所			

ハンドアウト 4.3

メモリーダイアリー

1週間毎日夕方に、_____さん（ここに名前を入れる）とこのダイアリーを一緒につけて、その日に何回このようなことが起きたか記入してください。もしある日の夕方記入し忘れたとしても、その日は空欄のままで結構です。

	日にち						
	1	2	3	4	5	6	7
1. 何かをおいたところを忘れた。家の中でものをなくした。							
2. 前にしばしば行ったことがある場所だと言われてもその場所に見覚えがない。							
3. テレビドラマの話についていけない。							
4. ものの置き場所が変わる、物事が起こる順番の変化というような日課の変化が覚えられない。間違って前の日課通りにしてしまう。							
5. やるつもりだったことをしたかどうかを確認するために戻ってくる必要があった。							
6. 過去のことを思い出すと、いつそれが起こったか思い出せない―例えば、昨日だったのか先週だったのか。							
7. あるものをもって行くのを完全に失念している。またはおいてきてしまい、取りに戻らなければならない。							
8. 昨日か2、3日前に言われたことを忘れていて、思い出させてもらう必要がある。							
9. 何か（本や新聞記事や雑誌）をすでに読んだことを忘れてまた読み始める。							

（つづく）

『The Brain Injury Rehabilitation Workbook』 Rachel Winson, Barbara A.Wilson, and Andrew Bateman 編（『ワークブックで実践する脳損傷リハビリテーション』廣實真弓監訳）．Copyright©2017 The Guilford Press. 本書の購入者は、個人的にあるいは個々のクライアントに使用する目的でこのハンドアウトを使用することが許可されている（詳細は著作権頁を参照）。また、本書の購入者は、ハンドアウトのコピーをダウンロードすることもできる（『ハンドアウトのダウンロードについて』を参照）。

メモリーダイアリー (2/3 ページ)

	日にち						
	1	2	3	4	5	6	7
10. 重要でないことや無関係なことについてあまりにも長く話してしまう。							
11. しばしば会っている親戚や友人の顔をみても誰だかわからない。							
12. 新しい技能を習得するのが難しい―例えば、新しいゲームや1,2回練習しただけの新しい道具の操作。							
13. ある言葉が「喉元まで出かかっているのに」わかっているのに出てこない。							
14. 自分でやると言ったことや、計画を立てたことをすっかり忘れてしまってやらない。							
15. 一日前に自分のしたことや起こったことの重要な内容を忘れている。							
16. 誰かと話している時、ちょっと前に言ったことを忘れている。多分「何について話していましたっけ?」と尋ねている。							
17. 新聞や雑誌を読んでいて話の筋を追えない、何についての話だったか忘れてしまう。							
18. ある人に何か重要なことを言わなければならなかったのに忘れてしまう。おそらく伝言をすることを忘れたり、ある人に何かを思い出させることを忘れたりする。							
19. 自分についての重要なこと (例:自分の誕生日、住所) を忘れる。							
20. 誰かがあなたに話したことの細部を混同する。							
21. 一度した話やジョークをまた言う。							

(つづく)

メモリーダイアリー (3/3ページ)

	日にち						
	1	2	3	4	5	6	7
22. 定期的にやっていることの詳細について思い出せない。何をするのか、いつするのか。							
23. 有名人の顔をテレビ番組や写真でみた時、見覚えのない感じがする。							
24. 物をおいているいつもの場所が思い出せない、あるいは間違った場所を探す。							
25a. 以前しばしば行った場所を旅行したり、散歩したりして、建物の中で迷ったり、誤った方向に進んだりする。							
25b. 1、2度過去に尋ねたことがある場所を旅行したり、散歩したりして、建物の中で道に迷ったり、誤った方向に進んだりする。							
26. 日課となっていることを2回する――例えば、1つずつに入っているのに2つ目のティーバッグをカップに入れる、今とかし終わったばかりなのにまた髪をとかす。							
27. 言ったばかりの話をまた繰り返す、あるいは同じ質問をする。							
28. 何かをする前にはしつこく言われなければならない。							
29. 観ようと思っていたテレビ番組を観損ねる。							
30. 何かをすることは覚えていたが、正しい時刻ではなかった。							

あなたは今日何か忘れましたか？ 他の記憶や集中力に困難さはありませんでしたか？ もしあれば記入してください：_____

Sunderland, Harris, and Baddeley (1984) より改変。Elsevier 社より許諾を得て使用。

ハンドアウト 4.4
記憶とは？

エピソード記憶：出来事の記憶

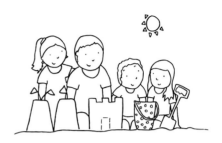

展望記憶：これからやること（予定）の記憶

意味記憶：事実の記憶

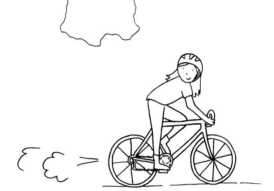

ワーキングメモリー：情報を頭にとどめておいてそれを使う

手続き記憶：技能や運動の記憶

プライミング：一度みたり聞いたりしたことは覚えていなくても，2回目にはより速くわかる

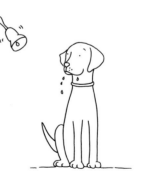

条件づけ：ある事柄と他の事柄を無意識のうちに結びつける

（つづく）

『The Brain Injury Rehabilitation Workbook』Rachel Winson, Barbara A. Wilson, and Andrew Bateman 編（『ワークブックで実践する脳損傷リハビリテーション』廣實真弓監訳）．Copyright©2017 The Guilford Press．本書の購入者は，個人的にあるいは個々のクライアントに使用する目的でハンドアウトを使用することが許可されている（詳細は著作権頁を参照）．また，本書の購入者は，ハンドアウトのコピーをダウンロードすることもできる（「ハンドアウトのダウンロードについて」を参照）．

記憶とは？（2/2 ページ）

記憶には3つの過程がある：

1. 記銘（情報の取り込み）

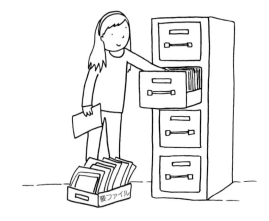

2. 保持（情報の保持）

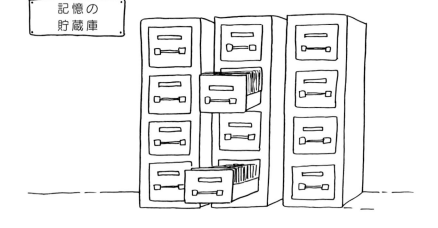

3. 想起（必要な時に情報をみつける）

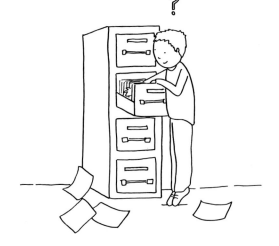

ハンドアウト 4.5
こんなことは…？

学んできたように，記憶には視覚的情報と言語的情報があり，それぞれの脳の別の部位が関与している．脳損傷がある場所に限定されていたり，左右対称であることはほとんどないので，多くのクライアントはどちらかのタイプの記憶はもう1つのタイプの記憶よりも難しい．あなたにはこんなことはありますか…

- 時間が経ったり妨害刺激があったりすると思い出しにくいですか？

- 新しい情報の学習が苦手ですか？

- 昔の出来事は覚えているが，それに比べると最近の出来事は思い出せないですか（「数十年前のことは全部思い出せるのに，昨日のことは思い出せない！」）？

- 何をするのか思い出せないことがありますか（「何かをしようとしていたことは思い出せるが，それが何かを思い出せない！」）？

- 過去に起こった出来事を思い出すのに苦労しますか（「2，3週間前に休暇をとったことは覚えているが，そのことについての記憶がない」）？

- 顔と名前が覚えられないですか（「新たに会った人の名前を覚えられる気がしない」）？

- 適切な言葉が思い浮かばないですか（「喉元まで出ているのに」）？

『The Brain Injury Rehabilitation Workbook』Rachel Winson, Barbara A. Wilson, and Andrew Bateman 編（『ワークブックで実践する脳損傷リハビリテーション』廣實真弓監訳）．Copyright © 2017 The Guilford Press. 本書の購入者は，個人的にあるいは個々のクライアントに使用する目的でハンドアウトを使用することが許可されている（詳細は著作権頁を参照）．また，本書の購入者は，ハンドアウトのコピーをダウンロードすることもできる（「ハンドアウトのダウンロードについて」を参照）．

ハンドアウト 4.6
関連づける

記憶は覚えるべきことを，あなたにとって意味があることやあなたの個人的なことに関連する他の事柄と関連づけることでサポートされます．このストラテジーはあなたの手助けとなります：

- 新しい活動を覚える（例：食事の時に薬を飲む）．
- 新たな名前を覚える（例：「縮れ毛の Carol」）．
- リストにして覚える（例：液体食器洗い，石鹸，シャンプー―すべて泡が出る）．
- 何かをするように促す（例：友人と散歩に行くことを思い出すために，ドアのそばにウォーキングシューズやブーツをおく）．

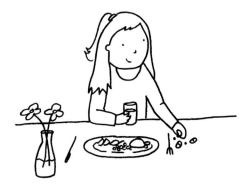

1. これらの言葉を聞いた時に最初に思い浮かぶ事柄を別の紙に書きましょう：

夏	海辺
電話	眼鏡
フットボール	鍵
ニューヨーク	ロンドン
コンピュータ	Tom Cruise（訳注：アメリカの著名な俳優）

さあ，あなたが連想したことをみてみましょう．元の言葉を思い出せますか？

2. さあ，いくつかの実例を使って練習をしてみましょう．

- すでに行っていることと新しい活動を結びつけるにはどのようにしますか？
- あなたのセラピストの名前を覚えるために，どのような連想を使いますか？
- 買い物リストの品物を思い出すために，どのように関連づけますか？
- あなたが思い出すために，他にどのようなものを導入しますか？

『The Brain Injury Rehabilitation Workbook』Rachel Winson, Barbara A. Wilson, and Andrew Bateman 編（『ワークブックで実践する脳損傷リハビリテーション』廣實真弓監訳）．Copyright © 2017 The Guilford Press．本書の購入者は，個人的にあるいは個々のクライアントに使用する目的でハンドアウトを使用することが許可されている（詳細は著作権頁を参照）．また，本書の購入者は，ハンドアウトのコピーをダウンロードすることもできる（「ハンドアウトのダウンロードについて」を参照）．

ハンドアウト 4.7
チャンキングする

チャンキングは覚えやすいように膨大な量の情報を小さなグループに分ける方法です．これは数字やリストにしたもの，やるべきことを覚えるのに役立ちます．

1. これらの数字を覚えやすくするためにどのようなチャンキングをしますか？

020 7946 0946　　　　　　　　07700 900563　　　　　　　　633500989

2. 買い物リストに載っているこれらの品物についてはどうですか？

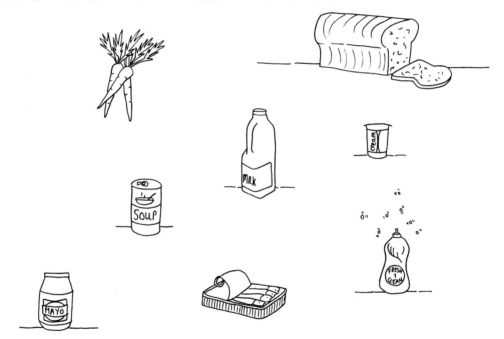

Carrots（にんじん）　　　　　Mayonnaise（マヨネーズ）
Soup（スープ）　　　　　　　Washing-up (dishwashing) liquid（洗剤）
Milk（牛乳）　　　　　　　　Cream（クリーム）
Bread（パン）　　　　　　　　Sardines（いわしの油漬け）

最初の文字を使ってこれらの品物をチャンキングできます：

B：Bread　　　　　　　　　　C×2：Carrots, cream
M×2：Milk, mayonnaise　　　　S×2：Sardines, soup
W：Washing-up liquid

(つづく)

『The Brain Injury Rehabilitation Workbook』Rachel Winson, Barbara A. Wilson, and Andrew Bateman 編（『ワークブックで実践する脳損傷リハビリテーション』廣實真弓監訳）．Copyright © 2017 The Guilford Press．本書の購入者は，個人的にあるいは個々のクライアントに使用する目的でハンドアウトを使用することが許可されている（詳細は著作権頁を参照）．また，本書の購入者は，ハンドアウトのコピーをダウンロードすることもできる（「ハンドアウトのダウンロードについて」を参照）．

チャンキングする（2/2 ページ）

あるいはカテゴリー別にチャンキングできます：

  日用品：クリーム，牛乳

  昼食関連：スープ，いわし，パン，マヨネーズ，にんじん

  掃除：洗剤

他の方法でチャンキングできますか？

3. これらをカテゴリー別にどのようにチャンキングできますか？

Janie に手紙を書く	床に掃除機をかける	おばあちゃんに電話をする
バースデーカードを送る	書類を整理する	電球を買う

ハンドアウト 4.8
心の目

心に絵を描くことで，ものを覚えやすくなります：

- 名前

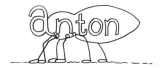

- 通りの名前（例：丘の道）

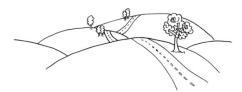

- リスト化したもの（例：キャットフード，ティーバッグ，歯みがき粉，しょうゆ）

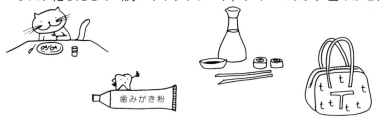

- やらなければならないこと

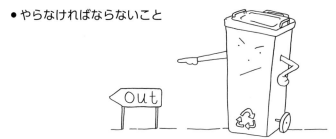

これらのものについてあなたのメンタルイメージを作りましょう：

1. Stephanie, Paul, Fred.
2. Oxford Street, Lincoln Road, Maple Grove.
3. 家に帰る途中で，牛乳，郵便局で切手を3枚，バースデーケーキを作るための卵と小麦粉を買う．
4. 好きなテレビ番組を録画することと，犬にえさをやることを忘れずにやる．

今週あなたがやらなければならないことのリストの1つを別の紙に描いてみましょう．

『The Brain Injury Rehabilitation Workbook』Rachel Winson, Barbara A. Wilson, and Andrew Bateman 編（『ワークブックで実践する脳損傷リハビリテーション』廣實真弓監訳）．Copyright © 2017 The Guilford Press. 本書の購入者は，個人的にあるいは個々のクライアントに使用する目的でハンドアウトを使用することが許可されている（詳細は著作権頁を参照）．また，本書の購入者は，ハンドアウトのコピーをダウンロードすることもできる（「ハンドアウトのダウンロードについて」を参照）．

ハンドアウト 4.9

心の黒板

あなたの心に黒板があると想像しましょう。あなたがやらなければならないことを、文字や絵でそこにかいてみましょう。情報は多すぎても少なすぎてもいけません。

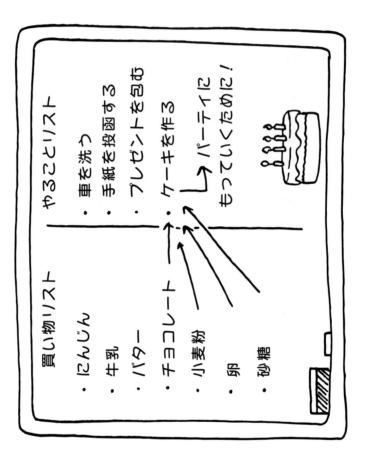

『The Brain Injury Rehabilitation Workbook』Rachel Winson, Barbara A. Wilson, and Andrew Bateman 編（『ワークブックで実践する脳損傷リハビリテーション』廣實真弓監訳）．Copyright © 2017 The Guilford Press. 本書の購入者は，個人的にあるいは個々のクライアントに使用する目的でハンドアウトを使用することが許可されている（詳細は著作権頁を参照）．また，本書の購入者は，ハンドアウトのコピーをダウンロードすることもできる（「ハンドアウトのダウンロードについて」を参照）．

ハンドアウト 4.10
記憶の宮殿

あなたにとってとても身近ななじみの場所を思い浮かべましょう．それがあなたの「記憶の宮殿」となります．

- 独特の特徴をリストにします．
- あなたが覚えるべきことをその特徴に結びつけます．
- 宮殿の中のはっきりしたルートを思い浮かべます．
- 宮殿を「通っていく」とそれを思い出せます．

例えば，鶏肉，牛乳，トイレットペーパー，にんじん，じゃがいもを買う必要がある場合：

- リハビリテーションセンターの広いグループ訓練室のようななじみの場所を思い浮かべます．
- 特徴をリストアップします：ドア，窓，ホワイトボード，玉とキューが載っているビリヤード台．
- 結びつけます：ドア——鶏肉，窓——牛乳，ホワイトボード——トイレットペーパー，ビリヤードのキュー——にんじん，ビリヤードの玉——ジャガイモ．
- さあ物語を作りましょう：入り口には部屋に入りたいとうるさく鳴く**にわとり**がいます（ドア），なぜかと言えば，外は**牛乳**の雨が降っているからです（それがにわとりがうるさく鳴く理由）．にわとりは**トイレットペーパー**（ホワイトボード）に何かを書くグループリーダーをみています．誰かが**にんじん**（ビリヤードのキュー）と**ジャガイモ**（ビリヤードの玉）でビリヤード台をセットしました．

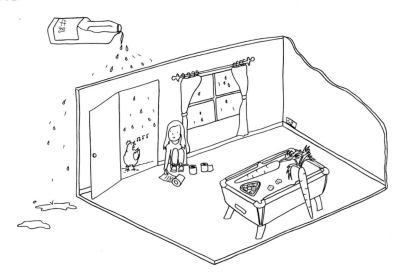

以下の買い物リストを覚えるために，あなたの記憶の宮殿を作りましょう．あるいは心の散歩をしましょう：卵，バター，ホットチョコレート，石鹸，新聞，電池．

『The Brain Injury Rehabilitation Workbook』Rachel Winson, Barbara A. Wilson, and Andrew Bateman 編（『ワークブックで実践する脳損傷リハビリテーション』廣實真弓監訳）．Copyright © 2017 The Guilford Press．本書の購入者は，個人的にあるいは個々のクライアントに使用する目的でハンドアウトを使用することが許可されている（詳細は著作権頁を参照）．また，本書の購入者は，ハンドアウトのコピーをダウンロードすることもできる（「ハンドアウトのダウンロードについて」を参照）．

ハンドアウト 4.11
記憶術

記憶術は情報を覚えやすくするための方法です．以下に例を示します．

韻を踏む：

- 「Thirty days hath September, April, June and November…」*1 それぞれの月が何日あるか覚えるため
- 「I before E except after C…」*2 つづりを覚える

初頭文字を使った記憶術：

- 虹の色を覚える「Richard Of York Gave Battle In Vain」：
  red（赤），orange（オレンジ），yellow（黄），
  green（緑），blue（青），indigo（紺），
  and violet（紫）

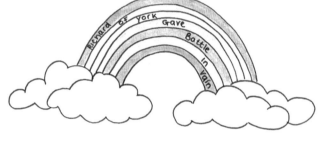

単語や数字の覚えるための物語やフレーズ：

- Shreddies（訳注：お菓子の名前），砂糖，コーヒー，歯みがき粉を含む買い物リスト：「朝，起きて砂糖入りの Shreddies を食べ，一杯のコーヒーを飲む．それから歯をみがく」
- 個人識別番号（PINs）：「Do I climb frames?」＝2156（それぞれの単語の文字数）
- 車の登録ナンバー：「Frances has 10 good-girl vehicles」＝FH10 GGV

下記のための記憶術を作りましょう：

　　車の登録ナンバー，個人識別番号，その他の重要な数字
　　買い物リスト：家具の艶出し剤，ティーバッグ，牛乳，バナナ

---

*1 訳注：「30 日は 9 月」．英語圏で日数が多い月（大の月）と少ない月（小の月）の区別をするための文．
　　Thirty days hath September（30 日は 9 月），April, June and November（4 月，6 月，11 月）
　　下線部分が脚韻となります．

*2 訳注：英単語のつづりの規則を覚える方法．「i」と「e」が並ぶつづりの時は通常は「ie」だが，「c の後以外」は「ie」と綴ることを思い出すためのスキル．
　　「E の前は I」すなわち綴りは "ie" となり，「C の後以外は "ie"」（例：believe　receive）
　　"I before E ［i：］, except after C ［si：］" と発音は韻を踏んでいます．

『The Brain Injury Rehabilitation Workbook』Rachel Winson, Barbara A. Wilson, and Andrew Bateman 編（『ワークブックで実践する脳損傷リハビリテーション』廣實真弓監訳）．Copyright©2017 The Guilford Press．本書の購入者は，個人的にあるいは個々のクライアントに使用する目的でハンドアウトを使用することが許可されている（詳細は著作権頁を参照）．また，本書の購入者は，ハンドアウトのコピーをダウンロードすることもできる（「ハンドアウトのダウンロードについて」を参照）．

ハンドアウト 4.12
PQRST 法

「PQRST 法」はひとまとまりの文章を読む時や学習をする時のストラテジーです．以下に頭文字の意味を示します．

P＝Preview（ざっと目を通す）：ひとまとまりの文章をざっとみて（非常に素早く読んで），要点を把握する．

Q＝Question（質問を作る）：あなたがそこに書かれている情報で明らかにしたいことを自問自答してみる（誰／何／どこ／いつ／なぜ／どのように？）．

R＝Read（じっくり読む）：何が書かれているか理解できるようにじっくり読む．

S＝Summarize（要約する）：自分の言葉で要約する．

T＝Test（答え合わせをする）：自分が作ったすべての質問に答えられるかチェックする．

さあ，新聞や雑誌，ニュースアプリの記事を読みましょう．PQRST 法を使って重要事項を読み取れるように．それから要約して，セラピストに聞かせてみましょう．

PQRST 法を試してみましょう．あなたは記事が目に留まると自動的に焦点を当て，覚えるための質問を考えるようになっていることに，間もなく気づくでしょう．

『The Brain Injury Rehabilitation Workbook』Rachel Winson, Barbara A. Wilson, and Andrew Bateman 編（『ワークブックで実践する脳損傷リハビリテーション』廣實真弓監訳）．Copyright©2017 The Guilford Press．本書の購入者は，個人的にあるいは個々のクライアントに使用する目的でハンドアウトを使用することが許可されている（詳細は著作権頁を参照）．また，本書の購入者は，ハンドアウトのコピーをダウンロードすることもできる（「ハンドアウトのダウンロードについて」を参照）．

ハンドアウト 4.13
記憶システムを働かせる

朝の習慣

- 日付を確認する．

- 自分はどこにいるか？　今日どこかへ行く必要があるか？　朝の薬を飲む必要があるか？

- ダイアリーをチェックする：今日の約束はないか？　リマインダーのセットは必要か？

- やることリストをチェックする：それぞれを行うための最も良い時間を考え計画する．必要であればリマインダーをセットする．

日中

- ダイアリーをチェックする：予定通り進んでいるか？

その日の終わりの振り返り

- 一日を振り返る：やることリストの課題をやり終えたか？　もしやり終えていなければ翌日のリストに加える．

- 翌日のリストをみる：どこかへ行く／何かやることがある？　リマインダーをセットしたり，前もって準備したりするべきことがあるか？

- 夕方の薬を飲む必要があるか？

週間計画

- 1週間先のダイアリーを調整するために＿＿＿＿＿＿＿＿＿＿さん（人の名前を入れる）と会う．

- 一日を振り返る（いつもの通り）．

- 翌週のリストをみて，あなたのダイアリーが＿＿＿＿＿＿＿＿＿＿さんのものと合致しているか，予定が重なっていたり，忘れていたりすることがないか調べる．

- その週に入ってきた新しい予定を追加する．

- 翌週，誰が何をするか，あなたがわかっているか確認する．

『The Brain Injury Rehabilitation Workbook』Rachel Winson, Barbara A. Wilson, and Andrew Bateman 編（『ワークブックで実践する脳損傷リハビリテーション』廣實真弓監訳）．Copyright ⓒ 2017 The Guilford Press. 本書の購入者は，個人的にあるいは個々のクライアントに使用する目的でハンドアウトを使用することが許可されている（詳細は著作権頁を参照）．また，本書の購入者は，ハンドアウトのコピーをダウンロードすることもできる（「ハンドアウトのダウンロードについて」を参照）．

ハンドアウト 4.14
私の記憶プロフィール

何を覚えておく必要がありますか？	
記憶のストレングス	
記憶の課題	
どのストラテジーが役に立ちますか？	
どのストラテジーが役に立ちませんか？	
私の記憶と計画システム	
次のステップは何ですか？	

『The Brain Injury Rehabilitation Workbook』Rachel Winson, Barbara A. Wilson, and Andrew Bateman 編（『ワークブックで実践する脳損傷リハビリテーション』廣實真弓監訳）．Copyright© 2017 The Guilford Press．本書の購入者は，個人的にあるいは個々のクライアントに使用する目的でハンドアウトを使用することが許可されている（詳細は著作権頁を参照）．また，本書の購入者は，ハンドアウトのコピーをダウンロードすることもできる（「ハンドアウトのダウンロードについて」を参照）．

ハンドアウト 4.15
私の記憶システム

外部記憶システム

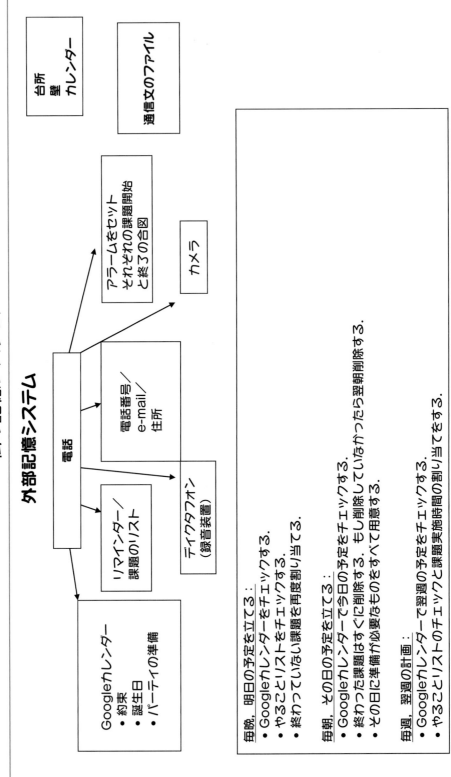

毎晩、明日の予定を立てる：
- Googleカレンダーをチェックする。
- やることリストをチェックする。
- 終わっていない課題を再度割り当てる。

毎朝、その日の予定を立てる：
- Googleカレンダーで今日の予定をチェックする。
- 終わった課題はすぐに削除する。もし削除していなかったら翌朝削除する。
- その日に準備が必要なものをすべて用意する。

毎週、翌週の計画：
- Googleカレンダーで翌週の予定をチェックする。
- やることリストのチェックと課題実施時間の割り当てをする。

『The Brain Injury Rehabilitation Workbook』Rachel Winson, Barbara A. Wilson, and Andrew Bateman 編（『「ワークブックで実践する脳損傷リハビリテーション』廣實真弓監訳）. Copyright©2017 The Guilford Press. 本書の購入者は、個人的にあるいは個々のクライアントに使用する目的でのハンドアウトを使用することが許可されている（詳細は著作権頁を参照。また、本書の購入者は、ハンドアウトのコピーをダウンロードすることもできる（「ハンドアウトのダウンロードについて」を参照）.

第 5 章

遂行機能

Jill Winegardner

「遂行機能とは，何かゴールを定め，新しい役立つ方法でそれを達成できるよう計画し，相反する要求や変わりゆく状況に長期間にわたって直面しながらも，計画通りの方針に従って，順応する能力のことである」(Burgess & Alderman, 2004, p.185). 遂行機能は，感情や行動を調整しコントロールする能力をも含む. 加えて，遂行機能は，脳損傷による変化，特に思考，感情，行動の変化についての気づき（awareness）や認識する能力の鍵になる. 気づきは，自身と他者の感情を認識し，知覚する能力に関連している.

本章の目的は，臨床家が遂行機能障害を理解し，クライアントがこれらの困難に対処することを支援できるようなストラテジーを臨床家が学ぶためのツールを提供することである.

1. 理論的背景とモデル

遂行機能の本質を説明し解明しうるモデルや理論が多く確立されてきた. 以下の議論は網羅的ではないものの，複数の代表的なモデルを簡潔に要約したものである.

1) 言語による自己調整 (Luria, 1966)

Luria は，前頭葉損傷は行動を意識的で意志的に自己調整する障害をもたらし，意図的に行動する能力を失わせると述べている. それによって，自発性や自主性が低下することがある. Luria は，自身の行動に対する厳しい態度を失うことによって，元々の意図と行動の不一致の問題が起こると考えた.

2) 監督システム (Shallice, 1981)

Shallice のモデルには，二段階のコントロールがあるとされている. 第一段階には，反応が自動的になるよう習慣づけることによって形成されるルーティンコントロールがある. 第二段階には，より

高次な自発的で方略的なコントロール，つまり監督遂行システムがある．我々はこのようなシステムを使い，計画したり，不測の事態を認識してうまく対応したりしている．

3) ゴールネグレクトモデル (Duncan, 1986)

通常，我々は様々な内的ゴールに向かって行動している．言い換えれば，我々の行動はゴールを目指したものであるため，行動は予測可能であり，方向づけられている．遂行機能障害は，ゴールに基づいた行動パターンを阻害する．そのため，ゴールを目指し続けることが難しくなったり，ゴール達成までその対象から注意をそらしたりすることなく必要なステップを踏む能力が低下したりする．脳損傷のあるクライアントは，どのようにしたら良いかはわかっていても，それを実行できないことがある．

4) 前頭葉機能モデル (Stuss, 2011)

Stuss が提唱するモデルは，前頭葉機能の4つの主要領域からなるエビデンスに基づく神経構造連鎖である．このモデルはあくまでも前頭葉機能を説明するためのものであるが，ここでは一般的な遂行機能を理解する方法として用いる．このモデルの4領域とその経路は以下の通りである．

1. **活性化（行動する）領域**
   - 活性化や原動力を表す―課題を開始し，取り組み続け，その勢いを保つ．
   - 課題に細心の注意を向け，適度な速度で反応する．
   - 物事を最後まで考え抜く．
   - エネルギーを保つ．

2. **遂行機能（考える）領域**
   - 計画を立てて実行する，過程からそれない，柔軟に考える，ある課題やアイディアから別のものに切り替える．
   - 考えや行動をモニタリングする．
   - 抽象的思考や問題解決をする．

3. **感情と行動の自己調整（感じる・行動する）領域**
   - 様々な状況に適した典型的で予測可能な感情を経験する．
   - 適切に感情，思考，行動をコントロールする．
   - 発言したり行動を起こしたりする前にじっくり考え抜く．
   - 落ち着いた情動反応を示す．

4. **メタ認知（気づきと社会性）領域**
   - 脳損傷の影響を正確に理解する．
   - 自身が他者へ与える影響を自覚する．
   - 他者の視点から物事をみて共感する．
   - 自身と他者の感情を把握できるようになる．

2. 遂行機能の神経解剖学

Stuss モデルでは，脳部位を以下の4領域と関連づけた．

1. 活性化（行動する）：背内側皮質
2. 遂行機能（考える）：背外側前頭前皮質（左半球：計画する；右半球：モニターする）
3. 感情と行動の自己調整（感じる・行動する）：眼窩前頭皮質
4. メタ認知（気づきと社会性）：前頭極領野

本章では，Stuss モデルを用いている．その理由は，Stuss モデルはクライアントが遂行機能を理解してうまく管理できるようになるための理論的で，すべてが備わった直観的にわかりやすいアプローチだからである．対応する脳機能と脳領域は，**図 5.1，5.2** に示す．**ハンドアウト 5.1，5.2*** には，クライアント向けに簡略化し説明をつけたイラストが記載されている．さらに，**ハンドアウト 5.3** は，モデルの4領域をわかりやすい言葉に置き換え，クライアントに教育しやすいものとし，個々の課題に合わせたリハビリテーションストラテジーを計画しやすくしている．

3. リハビリテーション：そのエビデンス

遂行機能障害の介入は，エビデンスが構築されつつある．Kennedy ら（2008）は，外傷性脳損傷（traumatic brain injury：TBI）のクライアントに対してメタ認知ストラテジー指導（metacognitive strategy instruction：MSI）を行うことについて，システマティックレビューとメタ分析を行った．その結果，「他集団の陽性結果や単一被験者法，一事例研究を合わせた結果を総合すると，メタ認知ストラテジー指導は，日常の機能改善をゴールとする外傷性脳損傷の若年から中年の成人に用いるのは，臨床的に推奨するに十分なエビデンスを有することがわかった．」(Cicerone et al., 2008, p. 257)

Cicerone ら（2011, p. 523）は，別のメタ分析研究を集め，認知リハビリテーションのエビデンスがあることを示し，今日までの有用なエビデンスに基づきケアの標準を定めた．遂行機能に関する結論は以下の通りである．

- **臨床標準（確固たる有用性の証拠あり）**：メタ認知ストラテジー訓練（自己モニタリングと自己調整）は，外傷性脳損傷後の感情の自己調整障害を含む遂行機能障害への介入や，注意，無視，記憶の障害に対する介入として推奨されている．
- **臨床ガイドライン（有用性の可能性あり）**：形式的な問題解決ストラテジー訓練とその日常生活や機能的活動への応用は，急性期後の外傷性脳損傷のリハビリテーションに推奨されている．

最近では，前章で述べられた国際的な研究者や臨床家チームが INCOG プロジェクトの一環として，遂行機能障害の問題解決のためのエビデンスを検討するため，共同研究をした（Tate et al., 2014）．

---

*ハンドアウトはすべて章末に掲載されている．

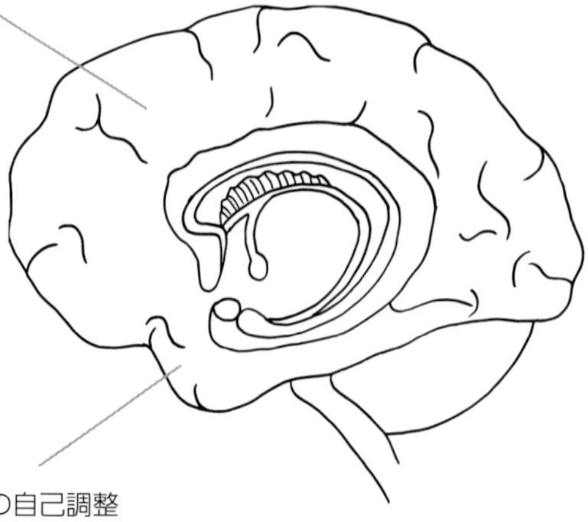

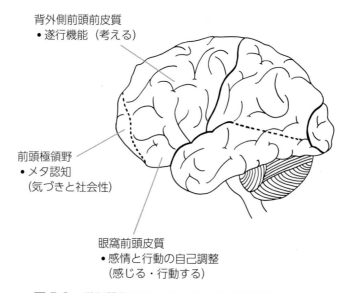

図 5.1　遂行機能にかかわる脳領域

図 5.2　遂行機能にかかわるその他の脳領域

その結果：
　計画性や問題解決の障害，その他の認知―遂行機能障害へのメタ認知的ストラテジー指導を盛り込んだ介入プログラムには，確かなエビデンスがある．新たなエビデンスは，特に推論スキルの向上のためにストラテジーを用いることを支持している．自己認識を高めるためには，直接的訂正フィードバックを用いることが有用だと十分に支持している（Tate et al., 2014, p. 338）．

4. 遂行機能と遂行機能障害をクライアントと検討する

1) 遂行機能とは？

　ストラテジーを考える前に，クライアントに遂行機能とは何か，後天性脳損傷によってどのような困難が起こるのかを理解してもらう必要がある．ハンドアウト5.3は，前述のように遂行機能をわかりやすく説明している．**ハンドアウト**5.4は，どのような人が良好な遂行機能を必要としているのかを考えさせてくれる内容である．

2) 脳損傷後にどのようなことが遂行機能に起こるのか？

　ハンドアウト5.5，5.6は，クライアントの経験を重視し，遂行機能障害のある生活やその問題が，周囲の人にどのように映るかについて注目している．ここで強調したいのは，他の認知的問題と違い，遂行機能障害はパーソナリティの短所としてみられることがあり，クライアントや家族らの誤解をよく招くということである．これらのハンドアウトによって，クライアントに自身の遂行機能の問題をよく振り返ってもらい，パーソナリティの特徴やモラルの欠如が原因ではなく，あくまでも脳損傷による問題であるということを十分に理解してもらう．

　ハンドアウト5.7には，遂行機能がうまく機能しなかった事例のストーリーを載せている．クライアントにそのストーリーを読み，遂行機能障害の該当部分を聞く度に「そこ！」と指摘してもらう．または，そのストーリーを読んでもらい，遂行機能障害を示唆する文や単語に下線を引いてもらう．

3) 遂行機能をクライアントと振り返る

　この訓練の目的は，クライアントに自身と周りの参加者の遂行機能パターンを振り返ってもらうことである．各クライアントに5つの容器と豆20個を渡す．4つの容器には4領域の名称（「行動する」「考える」「感じる・行動する」「気づきと社会性」）を記し，5つ目には「なし」と記す．各容器に記載された領域について，どのくらい問題を感じているか，クライアントに豆を入れて示してもらう．例えば，「行動する」ことが最も問題であり，少々「考える」問題もあり，それ以外には問題を感じていない人は，「行動する」の容器に豆を14個，「考える」に豆を6個入れるだろう．どの領域にも全く問題を感じていない人は，「なし」の容器にすべての豆を入れる．

　容器にすべての豆が振り分けられたら，クライアントはどうしてこのような豆の配分にしたのかをグループのメンバーに話す．その後，他のグループのメンバーは，各クライアントの豆の配分に賛同するか否かを話し合ってもらう．

5. 遂行機能の評価

　遂行機能の評価が，とても難しい理由はいくつかある．まず遂行機能は，多様な背景領域の複合体ではなく，しばしば単一の概念と考えられており，そのため，1つの領域として評価されることになる．多くのテストは計画，整理，思考の柔軟性などの遂行機能の問題を評価する．臨床では，自発性や感情の調整，気づきに関するテストは比較的少ない．ほとんどのテスト環境は，高度に構造化されており，課題の実施が促される．そのため，遂行機能の問題以外は見落とされがちである．

　したがって，遂行機能の評価には，正規の検査結果を考慮するだけでなく，行動観察，機能的活動の質的な観察，家族や周囲からの報告，Behavioural Assessment of the Dysexecutive Syndrome（遂

行機能障害症候群の行動評価）（Wilson, Emslie, Evans, Alderman, & Burgess, 1996）や European Brain Injury Questionnaire（Teasdale et al., 1997）などの質問紙を含めることが望ましい．

6. リハビリテーションストラテジー

　リハビリテーションストラテジーの選択は，各クライアントのゴールに基づくべきであり（Wilsonによる第1章を参照），各クライアントの遂行機能障害の本質を考慮すべきである．上記の「豆と容器」の訓練は，クライアント自身の問題に対する重症度についての認識を引き出すために良い方法である．このセクションでは Stuss モデルの領域に沿って，様々なストラテジーを紹介する．

1）活性化問題を管理するストラテジー
（1）構造化したルーティン
　ルーティンは，クライアントが明確に決めたゴールに到達するまでの一連のステップを踏む上で必要な土台となる．ルーティンは，クライアントが成功できるように，初期の段階からできる限り多くのステップで構成され，またできる限り細かく設定されているほど良い．クライアントがルーティンの全ステップをこなせるようになったら，今度はそれらのステップを少しずつまとめていくことで，ルーティンを簡素化できるだろう．新しく簡素化されたルーティンは，クライアントが成功するまで行ってから，さらに簡素化させるのが良い．クライアントの中にはかなり細かく設定したルーティンを必要とし続ける人もいるし，他方では一度自分のものにすればステップを減らしたり，ルーティンをなくしたりできる人もいる．

　以下は構造化された朝のルーティンの例である：

ゴール：9:40AM までに出かける準備を終える．

計画：テキストメッセージのアラームに従う；各ステップを終えた時間を確認する；一連のステップを順番にこなす．

前夜の NeuroPage メッセージ：
　10:30 P.M.:「薬，コップ一杯の水，血糖値測定器をアラームのそばにおく」
　10:45 P.M.:「朝食後の薬と水をキッチンにおく」

朝のルーティン：
- ステップ 1：7:15A.M. 　遠くにおいたアラームで起きる．
- ステップ 2：7:20 　最初の薬を飲む．
- ステップ 3：7:22 　大きいコップで水を一杯飲む．
- ステップ 4：7:30 　血糖値を測る．
- ステップ 5：7:45 　シャワーを浴びる．
- ステップ 6：7:50 　髭を剃る．
- ステップ 7：8:00 　着替える．
- ステップ 8：8:05 　コンタクトレンズを装着するか，メガネをかける．
- ステップ 9：8:10 　朝食のために階下におりる．
- ステップ 10：8:15 　水で薬を飲む．
- ステップ 11：8:55 　朝食後に皿を洗う．
- ステップ 12：9:25 　今日の書類フォルダ，携帯，ペン，コートを準備する．

- ステップ 13：9：30　　　e-mail をチェックする（任意，時間があれば）．

ではルーティンを復習してみよう！
うまくいっていますか？ もしそうでなければ，計画を変更する必要がありますか？

(2) アラーム

アラームは，外的なリマインダーや刺激によって，行動に移すことが苦手な人への「開始の合図」になりうる．アラームの利点は，他の人からのリマインダーに比べて，クライアントが自分でアラームを決めて計画を立てることができることである．また，家族や介護者が念を押したり小言をいったりする機会が減り，対人関係が改善できる．

パソコンやスマートフォンをもっているクライアントは，自分のアラームを設定するよう学ぶことができる．Google カレンダーを使うことは，展望的記憶障害に良いというエビデンスもある（McDonald et al., 2011）．もう 1 つのアラームシステムは，NeuroPage（Wilson, Emslie, Quirk & Evans, 2001）といい，エビデンスが確立されたポケベルのサービスで，指定された時間にメッセージを送り，記憶障害や遂行機能障害のある人の自立を促す．メッセージはスマートフォンにも送ることができる．最近の文字を音声に変換する機能の発達は，読むことができない人には理想的である．

(3) 自己教示法

Shallice（1981）の監督システムモデルを受けて，言語的媒介を促進するストラテジーが開発された．それは言語の自己調整能力の習得を促すために，自己教示法（self-instruction）を教えることであった．クライアントは，自己教示法のスキルを用いて，物事に着手したり行動を開始したりすることで自信がつく．

方法として，指示をまず声に出して言うよう促し（例えば，今から犬と散歩する），それに従うように行動に起こす．この指示が徐々に身についたら，次のステップではそれを小声でつぶやいてもらい，最終的には口に出さずに考えるだけで良いようになる．

(4) 睡眠の問題や疲労のマネージメント

疲労や睡眠の問題は，活動活性化に対し非常に悪影響を及ぼす．疲労への対処のアドバイスは，Malley による第 7 章を参照してほしい．

2）遂行機能の問題に対処するストラテジー

Fish と Brentnall（本書の第 4 章）の記憶や計画システムのストラテジーは，遂行機能障害による計画の問題に対応する時に有用だろう．

(1) 立ち止まって／考える

「立ち止まって／考える（Stop/Think）」は，普段から使えるテクニックで，行動する前に一度止まってその意図を振り返るようクライアントに促すことができる．したがって，衝動性に対処するためにも，計画や意思決定をより良くするためにも，役立つツールである．「立ち止まって／考える」は，前述した他のストラテジー，例えば，タイムプレッシャーマネージメント（Time Pressure Management：TPM）やゴールマネージメントフレームワーク（Goal Management Framework：GMF）に取り入れることができるし，気分モニタリングストラテジーとしても使うことができる．

クライアントに,「立ち止まって／考える」を訓練中や日常で使うようにいい,習慣づくまで**ハンドアウト5.8**を用いて,このストラテジーの利用状況を詳しくモニターすると良い.

(2) ズームイン／アウト

「ズームイン／アウト（Zoom In/Out）」ストラテジーは,適度なレベルで細部を考えることが難しくなる抽象的思考の問題への対策に用いられる.この問題には,広く全体を把握しすぎてしまい抽象的になりすぎるか,また細部までみすぎて全体像を把握できないことが含まれる.つまり,このストラテジーは必要に応じて,柔軟に幅広く考えたり,細部に目を配ったりすることができることの重要性を軸として展開している.遂行機能障害のある人は,このように両者の考え方をすることが苦手な人が多い.

「ズームイン／アウト」ストラテジーは,焦点を最も具体的なレベルから,より大きな認識の集合体まで広げるようクライアントに促す.例えば,今この瞬間のことを考えるだけでなく,今の行動がどのように未来の結果に結びつくかを考えてもらうことである.または,自分のことを心配するだけでなく,他の人の視点や気持ちを考えてもらうことである.

クライアントが,問題解決に向けて適度なレベルで着目できるよう支援するために,Twenty Questionsという有名なゲームをする.みんなが知っている有名人を思い浮かべましょう.クライアントに,「はい」か「いいえ」だけで答えられるような質問をしながら,答えを探してもらう.クライアントに,最初は広く一般的な質問をしてもらい,次に一般的な特徴をつかんだら詳細な質問に移るようにしてもらう.例えば,理想的にはクライアントが,その人は男性か女性かを聞き,生きているか亡くなっているか,そしてだいたいの年齢,所在地,職業アイデンティティの質問に移り,徐々に具体的な職業や名前を当てていくことが望ましい.いろいろ考えるプロセスを促すため,クライアントにグループごとに聞く質問を選んでもらう.これらのルールはフリップチャートやボードに書き,参加している全員が必要な時に参照できるようにする.質問の回答もボードに書いて,定期的に振り返ることができるようにする.

(3) タイムプレッシャーマネージメント

タイムプレッシャーマネージメント（Fasotti, Kovacs, Eling, & Brouwer, 2000）は,認知的ストラテジーであり,脳損傷をきたして情報処理の遅れを示した人が,タイムプレッシャーを軽減することにより,課題をやり遂げられるよう支援するものである.すなわち課題を完了させ,成功率を高めてストレスを軽減させる方法である.基本的にタイムプレッシャーマネージメントは,脳損傷のある人が課題をうまく終わらせるために,十分に時間があると確認する方法である.タイムプレッシャーマネージメントは,計画,整理,意思決定を向上させるためのツールで,遂行機能障害のあるクライアントに特に有用である.この方法によって,クライアントは必要なステップにより気づけるようになり,順序立てて課題を考えることができるようになる.また,タイムプレッシャーマネージメントによって起こりうるタイムプレッシャーの問題を回避したり,その問題が生じた時にうまく対応したりできるようになる.

タイムプレッシャーマネージメントは,タスクを3つの違うレベル（「ストラテジー」「作戦」「実行」）で処理できる要素に分解する.タイムプレッシャーがよく起こるのは,課題をこなすために十分な時間をとっていなかったり,うまくいかない可能性がある物事を考えなかったり,または最初に緊急事態を想定して代替策を考えなかったりするような時である.方略的に計画を先読みして考えることで,

クライアントはこのような問題を回避することができる．
　Fasottiらのタイムプレッシャーマネージメントのプロトコールは次のステップを使う．

1. 十分な時間がない状況で，同時に行うべき2つ以上の課題があるか？　もしあればステップ2へ，そうでなければ課題を行う（タイムプレッシャーに気づく）．
2. 課題を始める前に，行うべき短い計画を立てる（タイムプレッシャーを回避するように計画する）．
3. タイムプレッシャーに追い込まれた場合に，何をするべきか緊急時の計画を立てる（素早く効果的にタイムプレッシャーに対応する）．
4. 計画と緊急時の計画の準備ができたか？　それでは，必要に応じて定期的に使用してみよう（モニタリングをする）！

　タイムプレッシャーマネージメントをクライアントに練習してもらうにあたり，3品（メイン，副菜，デザート）の食事を準備する課題を行ってもらう．開始前に次の質問の答えをなるべく多く考えてもらう．

- どのような問題がタイムプレッシャーの危機を起こしますか（計画レベル）？　例えば，事前に食材をすべて買い忘れてしまう，必要な調理時間に気づかない，食材の準備に余分に時間がかかる，必要な調理器具が揃っていない，ガスコンロやオーブンがうまく機能しない，2つのことに同時に注意を払うことができない，ぎりぎりになってから始めるなどがあります．
- タイムプレッシャーの問題を回避するために事前にできることは何ですか（ストラテジーレベル）？
- タイムプレッシャーの問題を回避するために食材準備の間にできることは何ですか（作戦レベル）？
- タイムプレッシャーの問題を回避するために調理の最終段階でできることは何ですか（実行レベル）？

(4) ゴールマネージメントフレームワーク

　ゴールマネージメントフレームワークは，計画，意思決定，ゴールへの到達，問題解決のためのもう1つのツールである．昨今は，様々な形のゴールマネージメントフレームワークが使われているが，基になっているのはLevineら（2000）の方法である．ゴールマネージメントフレームワークは，ビジネスやマネージメントなどの様々な状況で使うことができ，脳損傷のクライアントに限らない．
　The Oliver Zangwill Centreで使われているバージョンは，次の6つのステップである．

1. **主たるゴールを決める**．クライアントの主たるゴールを注意深く見極めることはとても重要であり，それを達成できるようクライアントが脇道に逸れないようにする．主たるゴールはできるだけ具体的である必要がある．

2. **可能な解決策を明確にする**．このステップでは，ゴールに到達するために解決策をできるだけ多く生み出してもらう．クライアントに「既存の枠にとらわれず創意工夫」をしてもらい，少しばかげたアイディアさえも加えておくと，アイディアをうまく生み出せないでいる人の想像力を掻き立てることを後押しするだろう．

3. **長所と短所を比べる．**このステップでは，主たるゴールを達成するために，ステップ2で決めた解決策ごとに良い点と悪い点を比較していく．単に長所と短所の数を評価するだけでなく，それぞれの重要性を相対的に検討することが重要である（例えば，ゴールは新しい車を買うこととし，オプションにジャガーを含むとする．しかし，ジャガーの費用負担は，自分が運転するという喜びを超えているだろう）．

4. **解決策を選び，ステップを計画する．**クライアントはオプションの中から，長所と短所を相対的に分析し選択する．次に，クライアントはゴール達成に向けて各ステップを計画する．この計画では，ステップは適切な順番になるようにリストアップし，また使えそうな他のストラテジーも挙げておく．クライアントに次のような質問を投げかけて，自問自答を促す．

- どのようなステップを踏みますか？
- どのような順番でそのステップを踏みますか？
- 他にどのようなストラテジーを使うことができますか？

5. **やってみよう！**このステップでは，クライアントは計画に沿って，先に決めたステップを実行に移す．クライアントには自己確認をするサポートが必要かもしれない．クライアントに次のような質問を投げかけ，自問自答をするよう促す．

- 計画通りに進んでいますか？
- 正しいステップを踏んでいますか？
- 計画通りに進んでいるかどうかはどのように確認していますか？

6. **進捗過程をモニターして評価する．**クライアントに計画通りに行った自分の選択や行動を振り返ってもらうことが重要である．この過程が自己モニタリングの習慣を強化し，衝動性を減少させる．クライアントへの質問や，クライアントの自問自答用の質問は次の通りである．

- この課題から学んだことを振り返りましょう．
- 他のやり方でできたことはありませんか？
- 特に何がうまくできましたか？

クライアントにゴールマネージメントフレームワークを紹介したら，次に述べるジレンマを提示し，ゴールマネージメントフレームワークを使って解決して，グループワークをしてみよう．

「今は夕方です．仲間が夕食に来ます．あなたはこの夕食に1週間分のお金を費やしました．食事の準備を始めてからオーブンが壊れていることに気がつきました．大家さんは来週オーブンを取り替えるといっていました．ゲストは2時間後に来ます．あなたはどうしますか？」

それでは，**ハンドアウト**5.9を使ってクライアントを支援しましょう．

(5) メモリーストラテジー

　記憶障害を支援するストラテジーは，遂行機能障害にも役立つ．例えば，心の黒板はゴールを見失わないようにし，主たるゴールへの集中力の持続を高める．Fish と Brentnall による第 4 章を参照すると良い．

(6) キューカード

　クライアントには，最も役立つストラテジーを書き留めた財布に入るぐらいのラミネート加工したキューカードが役立つだろう．**ハンドアウト 5.10** では，例を 2 つ挙げているが，クライアントに自分のカードを作るよう勧めると良い．

3）感情と行動の脱抑制に対するストラテジー

　脳損傷後の感情と行動の脱抑制を管理する 3 つの重要なステップがある．問題の本質を理解すること，感情が高揚する初期のサインを認識すること，そして平静を取り戻すストラテジーを使うことである．

(1) 問題を理解する

　感情と行動の調整困難は，脳損傷者にとってもその周囲の人にとっても，非常につらい経験となる．そのため，クライアントのこれらの問題の対処を支援する極めて重要な第一歩は，脳損傷後の感情と行動の変化の本質について，心理教育を行うことである．Ford による第 8 章に，クライアントにこれらの変化を理解してもらうための情報が掲載されている．

(2) 感情の高揚の初期のサインを認識する

　クライアントが感情や行動を抑制したり調整したりする能力が変化した理由を理解したら，自身の初期の警告サインがわかるように援助する．**ハンドアウト 5.11** の感情温度計をみると，感情がどれだけ速く制御不能になるか理解できるだろう．ハンドアウト 7.8（Malley による第 7 章を参照）にあるジンジャーマンを使えば，疲労のサインに気づいたり，怒っている時の身体的な変化に気づいたりできるだろう．

　もう 1 つのツール，Actiheart は，内面の気分が認識できないクライアントに有用である．Actiheart は心拍や心拍の間隔を記録するモニタリング機器である（Brage et al., 2005）．それを胸につけた 2 つの心拍電極に取りつける．コンパクトで軽く，防水で，非侵襲的である．Actiheart はバイオフィードバックができるため，クライアントが自分の心拍が上昇するのを把握でき，感情トリガーと関連づけて使用できる．

(3) 落ち着くためのストラテジーを使う

　クライアントが感情コントロールが難しい理由を理解し，感情の高まるサインを認識できるようになったら，落ち着くためのストラテジーを教える時が来たということである．認知志向的ストラテジーでも気分志向的ストラテジーでも有用である．例えば，クライアントに「立ち止まって／考える」スキルを使うことを教えると，感情的な反応が起こった時に考えるスキルを使うきっかけとなり，前頭葉由来の論理や論理的思考能力を用いることになる．ゴールマネージメントフレームワークを使えば，クライアントが怒ってしまうシチュエーションにおいて，そのような状況になった他の様々な理由を

じっくり検討することができ，すぐに感情任せに反応することだけでなく，色々な反応の仕方も考え出すことができる．落ち着くためのストラテジーは事前に練習しておくと最も役に立つ．そうすることで，必要な時にいつでも使えるように習慣づけることができる．第8章の気分では，様々な落ち着くためのストラテジーを紹介しており，それぞれが異なる働き方をしている．クライアントにはこれらのストラテジーを「例」として提示し，最も練習を続けられそうなものを選んでもらうと良い．

4) メタ認知と気づきの問題にうまく対処するストラテジー

メタ認知と気づきの問題は，クライアントが変わろうとすることを妨げ，対人関係の混乱に大きな影響を与える．これらの問題は，介入するのが最も困難な問題である．その大きな理由として，クライアントが改善する必要性を認識しておらず，そのため他者に対する気づきや感受性を高めることがゴールであると考えていないことが挙げられる．

(1) ズームイン／アウト

遂行機能を支援することに加えて，「ズームイン／アウト」ストラテジーは，気づきや感受性の向上に関係している．その理由は，クライアントが直近の悩みやニーズにとらわれずに，今とっている行動が，未来の結果にどのような影響を与えるかを考える助けとなるからである．また，自分の悩みだけでなく，周りの人の気持ちにも視野を広げて考えられるようになる．

(2) フィードバック

フィードバックは，他の人，つまり他のクライアントやスタッフからなされるものである．グループで行う大きな利点は，クライアント同士が貴重なフィードバックを「安全な」環境で互いに伝え合える機会があることである．他のクライアントからフィードバックを聞くことは，スタッフや家族からフィードバックを聞くよりも，大いに効果的な場合がある．

クライアント自身の行動や他者への感受性への気づきを高めるようにデザインされた介入には，いくつかのエビデンスが示されている．ビデオを用いたフィードバックは口頭でのフィードバックより効果的であるという報告があり（Schmidt, Fleming, Ownsworth, & Lannin, 2013），気づきの欠如に対してフィードバックを用いることの効果は，一般的に中等度のエビデンスがあるとされている（Schmidt, Lannin, Fleming, & Ownsworth, 2011）．

フィードバックは慎重に行い，必ずストレングスと課題の両方を含めるべきである．また，問題行動を改善する選択肢も，できれば新たな行動を練習する機会と合わせて挙げるべきである．フィードバックは，いつでもその場で直接伝えるべきである．グループでは，他の人の前でフィードバックを伝えることはできないかもしれないので，事前にクライアントに，どのようにフィードバックを受け取りたいかを決めるように支援する．クライアントによっては，グループ活動の中で直接フィードバックを受けるのが良いかもしれないし，グループ活動が終わった直後に個人的に受けるのが良いかもしれない．または問題行動が表れたサインをセラピストに送ってもらうことを選択するかもしれない．例えば，クライアントと話し合って，クライアントがグループ内で大声で叫んだら，あなたが耳に手を当てるサインをクライアントに送る，と決めておけば良い．

(3) 行動実験

行動実験は，認知行動療法（cognitive behavioral therapy：CBT）の一部として開発された．その

目的は，クライアントがネガティブな認知を認識し，立ち向かう支援をするというものである（Bennett-Levy et al., 2004）．クライアントは自身がネガティブまたは不適応な捉え方をしていることに気づく．例えば，「脳損傷者だけが記憶障害のためにリストを使っている」というような考え方である．その認知に対して，クライアントが結果を予測しながら計画する実験を通し，疑問を投げかける．先の例では，クライアントが，脳損傷プログラムのスタッフは誰も記憶するためのリストを使っていないと予測するだろう．そして，クライアントは簡単なアンケートを作成し，スタッフに配る．そのアンケート結果をみて，クライアントの予想通りだったか予想通りでなかったかを振り返り，もし違ったら最初の認知は否定されることとなる．この例では，脳損傷のない多くの人が，記憶補助用にリストを使用していることを知ることによって，このストラテジーが一般的に使われており，クライアントにとっても受け入れやすいものになる助けとなるだろう．

　行動実験は，メタ認知に問題のあるクライアントのためにデザインされており，ストラテジーを使う利点を実感してもらいながら，自分に関するより現実的な認知を育む援助をすることができる．**ハンドアウト5.12**は，そのような行動実験の構築と利用を促進するために使うことができる．次の質問はクライアントの予測と振り返りを導くのに役立つだろう．

- この状況では，どのようなことが起こると思いますか？
- どのように感じると思いますか？
- どのように反応すると思いますか？
- この課題を実行する能力が自分にあると思いますか？
- あなたの努力が成功につながると思いますか？
- この課題はあなたにとって大切なものですか？
- この活動は楽しめそうですか？　なぜそう思いますか／なぜそう思わないのですか？
- どのようなスキル（認知的，運動学的，および／またはコミュニケーション的）があなたの活動ぶりを促進／阻害しそうですか？
- 環境要因はゴールの達成にどのように役立つ／阻害すると思いますか？

Ford（本書の第8章）には，行動実験を使ったガイダンスがより多く掲載されている．

7. まとめ

　次の訓練は，上記の遂行機能ストラテジーすべてを習い，練習した後に使用するようにデザインされている．これはグループ内で，または個人のクライアントに対しても使用可能で，多様な状況に合わせて修正することもできる．

　グループでは，それぞれをリーダー，書記，予算管理者，計時係，観察者に配役する．役割は，クライアントがそれをやり遂げる能力や自信がなくても与えて良い．例えば，会話を支配したり割り込んだりするクライアントには，観察者の役を与え，恥ずかしがり屋のクライアントには，リーダーの役を与える．その過程を観察し，良い結果が得られるように，認知的ストラテジーと落ち着くストラテジーの両者を使うようグループにリマインドする．

　次に，クライアントに，これまで学習したすべてのストラテジーを使って，自身とグループファシリテーター用のビュッフェランチを考えるよう伝える．以下のような「ルール」と「制限なし」のセッ

トが与えられる．

ルール：
温かい品と冷たい品の両方をビュッフェのメニューに含む．
デザートを一品含む．
ゲストの必要栄養量や食物アレルギーを考慮しなければならないかもしれない．
予算は 25 ポンドまたは 40 ドル（一人あたり 5 ポンドまたは 8 ドル）＊ に相当にする．
（グループファシリテーターが決める）時間制限がある．

制限なし：
ビュッフェにはどのような品でも加えることができる．
どこからでもビュッフェの品は購入できる．

　このような活動は，地域の中で，クライアントが友人や家族のために様々な要求や工夫が必要な食事を準備することにも応用できる．

8. 遂行機能プロフィールを完成させる

　クライアントは遂行機能プロフィールシート（**ハンドアウト 5.13**）の写しを完成させ，自分のポートフォリオに追加したいかもしれない．モニタリングシートや活動を通して集められた情報を用いて，クライアントが遂行機能関連のストレングスや課題を特定し，遂行機能に影響を及ぼす注意力や記憶関連の因子，そして問題を乗り越えるのに役立つストラテジーをみつける援助をする．

9. ケーススタディ

　第 3 章の章末に Fish らが提示した Jeff のケースである．彼は 19 歳の時の交通事故で重度の外傷性脳損傷を負い，アメリカでゴルフの奨学金を受ける計画がなくなってしまった．**表 5.1** に Jeff が直面した問題や，遂行機能の問題とそれに取り組むためのゴールやストラテジーを記載した．

＊訳注：日本円にして，予算は約 4,000 円（または一人あたり 800 円）（2018 年 8 月現在）

表 5.1　Jeff の遂行機能の問題への対応

問題	ゴールとストラテジー	リハビリテーションの状況
活性化 Jeff はアイディアを考えたり膨らませたりするのが苦手だった．また，自分が決めた通りのルーティンの枠を超えて，率先して計画を最後までやり遂げることが難しかった．例えば，Jeff はゴルフチューターとして働きたかったが，レッスンや練習内容を考えるのが苦手であった． **遂行機能** Jeff は思考が柔軟ではなく，衝動的で，自分の考えや行動をモニターするのが困難であった．例えば，生徒の立ち位置を正すため，ゴルフクラブで膝の後ろを叩いてしまった． **感情と行動の自己調整** Jeff は怒りっぽく攻撃的な言葉を使い，そしてまた自分の行動をモニターしたり自己評価したりすることができなかった．例えば，フラストレーションがたまると頻回に家族につらく当たっていた． **メタ認知** Jeff の障害に対する気づきは，時に浮動的かつ表層的だった．自分の生活上の問題と脳損傷による障害を結びつけることができなかった．例えば，まだゴルフはうまかったが，以前から通っていたゴルフクラブで不適切な行動をとった後，クラブからどうして歓迎されなくなったのか理解できなかった．	**ゴール**：ボランティアまたは有給のゴルフコーチの仕事をみつける **認知ストラテジー**： ● 立ち止まって／考える ● GMF **気分マネージメントストラテジー**： ● コンパッションフォーカストセラピー *¹ ● 落ち着かせる呼吸法 ● マインドフルネス *² **気づきを高めるためのテクニック**： ● ビデオフィードバック ● 心理教育 ● スタッフやピアからのモニタリングとフィードバック	Jeff はスタッフと他のクライアントに向けて，ゴルフレッスンを計画して開催する予定であった． 気づきを高めるために，Jeff は事前に計画をせずにゴルフレッスンを行い，生徒からフィードバックを受けた．そのセッションは枠組みも内容も不足していた． Jeff はレッスン計画を立てるために枠組みを使うよう支援を受けた．これは最初に助言つきで行い，徐々にテンプレートを使いながら 1 人でレッスンを計画できるようになるまで続けた． 短いフレーズや，記憶術，比喩を使い，生徒に計画やテクニックの説明をした． Jeff は「立ち止まって／考える」を使い，レッスン前に内容が十分かチェックして，レッスン中もコミュニケーションを同様にモニターした．GMF は意思決定に使われた． Jeff は今後のセッション用に一連の練習項目を作り，地元のゴルフクラブのボランティアコーチ役に願書を出す時のために，そのレッスン計画のポートフォリオを作成した．

*¹ 訳注：コンパッションフォーカストセラピー（compassion focused therapy）は，恥や自己批判に悩み，安心や安全などの感情を得ることが困難な人に，慈悲心や自分へのやさしさを育むように介入し心理的問題を改善していく療法である．イギリスで Paul Gilbert により開発された統合的な心理療法の 1 つである（Gilbert, 2009）．

*² 訳注：マインドフルネスは，今現在起こっていることに意識を向け，好奇心や開放的で受容的な態度でいる状態のことである．仏教の伝統に原点があり，1970 年代以来，様々な心理療法の実践に用いられるようになった（Bishop, 2004）．

REFERENCES

Bennett-Levy, J., Butler, G., Fennell, M., Hackmann, A., Mueller, M., & Westbrook, D. (Eds.). (2004). *Oxford guide to behavioural experiments in cognitive therapy*. Oxford, UK: Oxford University Press.

Brage, S., Brage, N., Franks, P. W., Ekelund, U., & Wareham, N. J. (2005). Reliability and validity of the combined heart rate and movement sensor Actiheart. *European Journal of Clinical Nutrition, 59*(4), 561–570.

Burgess, P. W., & Alderman, N. (2004). Executive dysfunction. In L. H. Goldstein & J. E. McNeil (Eds.), *Clinical neuropsychology: A practical guide to assessment and management for clinicians* (pp. 185–210). Chichester, UK: Wiley.

Cicerone, K. D. (2002). The enigma of executive functioning: Theoretical contributions to therapeutic interventions. In P. J. Eslinger (Ed.), *Neuropsychological interventions: Clinical research and practice* (pp. 246–265). New York: Guilford Press.

Cicerone, K. D., Langenbahn, D. M., Braden, C., Malec, J. F., Kalmar, K., Fraas, M., . . . Ashman, T. (2011). Evidence-based cognitive rehabilitation: Updated review of the literature from 2003 through 2008. *Archives of Physical Medicine and Rehabilitation, 92*(4), 519–530.

Duncan, J. (1986). Disorganisation of behavior after frontal lobe damage. *Cognitive Neuropsychology, 3*(3), 271–290.

Fasotti, L., Kovacs, F., Eling, P., & Brouwer, W. (2000). Time pressure management as a compensatory strategy training after closed head injury. *Neuropsychological Rehabilitation, 10*(1), 47–65.

Kennedy, M. R., Coelho, C., Turkstra, L., Ylvisaker, M., Moore Sohlberg, M., Yorkston, K., . . . Kan, P. F. (2008). Intervention for executive functions after traumatic brain injury: A systematic review, meta-analysis and clinical recommendations. *Neuropsychological Rehabilitation, 18*(3), 257–299.

Levine, B., Robertson, I. H., Clare, L., Carter, G., Hong, J., Wilson, B. A., . . . Stuss, D. T. (2000). Rehabilitation of executive functioning: An experimental-clinical validation of goal management training. *Journal of the International Neuropsychological Society, 6*(3), 299–312.

Luria, A. R. (1966). *Higher cortical functions in man*. New York: Basic Books.

McDonald, A., Haslam, C., Yates, P., Gurr, B., Leeder, G., & Sayers, A. (2011). Google calendar: A new memory aid to compensate for prospective memory deficits following acquired brain injury. *Neuropsychological Rehabilitation, 21*(6), 784–807.

Schmidt, J., Fleming, J., Ownsworth, T., & Lannin, N. (2013). Videotape feedback on functional task performance improves self-awareness after traumatic brain injury: A randomized controlled trial. *Journal of Neurorehabilitation and Neural Repair, 27*, 316–324.

Schmidt, J., Lannin, N., Fleming, J., & Ownsworth, T. (2011). Feedback interventions for impaired self-awareness following brain injury: A systematic review. *Journal of Rehabilitation Medicine, 43*(8), 673–680.

Shallice, T. (1981). Neurological impairment of cognitive processes. *British Medical Bulletin, 37*(2), 187–192.

Stuss, D. T. (2011). Traumatic brain injury: Relation to executive dysfunction and the frontal lobes. *Current Opinion in Neurology, 24*(6), 584–589.

Tate, R., Kennedy, M., Ponsford, J., Douglas, J., Velikonja, D., Bayley, M., & Stergiou-Kita, M. (2014). INCOG recommendations for management of cognition following traumatic brain injury: Part III. Executive function and self-awareness. *Journal of Head Trauma Rehabilitation, 29*(4), 338–352.

Teasdale, T. W., Christensen, A. L., Willmes, K., Deloche, G., Braga, L., Stachowiak, F., . . . & Leclercq, M. (1997). Subjective experience in brain-injured patients and their close relatives: A European Brain Injury Questionnaire study. *Brain Injury, 11*(8), 543–564.

Wilson, B. A., Emslie, H., Evans, J. J., Alderman, N., & Burgess, P. W. (1996). *Behavioural Assessment of the Dysexecutive Syndrome*. London: Pearson.

Wilson, B. A., Emslie, H. C., Quirk, K., & Evans, J. J. (2001). Reducing everyday memory and planning problems by means of a paging system: A randomized control crossover study. *Journal of Neurology, Neurosurgery and Psychiatry, 70*(4), 477–482.

ハンドアウト 5.1

遂行機能にかかわる脳領域

重要なのは、脳の全領域が一緒に活動していることを忘れないことです。しかし、ここに示された領域は、ゴールを設定したり、計画したり、モニターしたりする複雑な課題をする時に、特に活性化する領域です。

開始する・行動する

感じる・行動する

『The Brain Injury Rehabilitation Workbook』Rachel Winson, Barbara A. Wilson, and Andrew Bateman 編（『ワークブックで実践する脳損傷リハビリテーション』廣實真弓監訳）。Copyright©2017 The Guilford Press. 本書の購入者は、個人的にあるいは個々のクライアントに使用する目的でハンドアウトを使用することが許可されている（詳細は著作権頁を参照）。また、本書の購入者は、ハンドアウトのコピーをダウンロードすることもできる（「ハンドアウトのダウンロードについて」を参照）。

ハンドアウト 5.2

遂行機能にかかわる他の脳領域

重要なのは、脳の全領域が一緒に活動していることを忘れないことです。しかし、ここに示された領域は、ゴールを設定したり、計画したり、モニターしたりする複雑な課題をする時に、特に活性化する領域です。

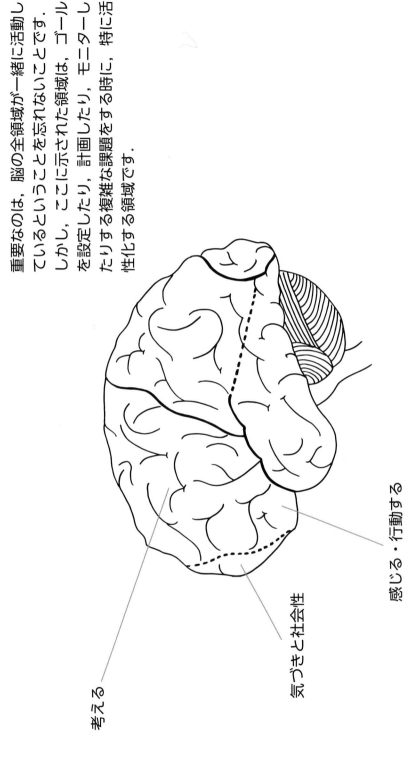

考える

気づきと社会性

感じる・行動する

『The Brain Injury Rehabilitation Workbook』Rachel Winson, Barbara A. Wilson, and Andrew Bateman 編（『ワークブックで実践する脳損傷リハビリテーション』鹿島晴弓監訳）. Copyright © 2017 The Guilford Press. 本書の購入者は、ハンドアウトに使用する目的でクライアントにハンドアウトを使用することが許可されている（詳細は著作権頁を参照）. また、本書の購入者は、ハンドアウトのコピーをダウンロードすることもできる（『ハンドアウトのダウンロードについて』を参照）.

ハンドアウト 5.3
遂行機能とは？

遂行機能の4領域は以下の用語で表わされます：

　　活性化―行動する
　　遂行機能―考える
　　感情と行動の自己調整―感じる・行動する
　　メタ認知―気づきと社会性

活性化（行動する）領域は以下を含みます：

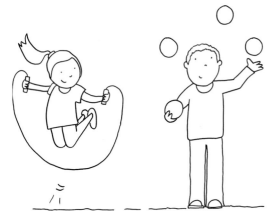

物事を始める起動力ややる気を表出する能力．
注意力．
課題への集中力を保つ．
正常範囲の反応速度．
物事を最後まで考え通す．
勢いを保つ．
ゆっくりと物事を始める．
かかわりを持ち続ける．
興味を持ち続ける．
気力をもつ．

遂行機能（考える）領域は以下を含みます：

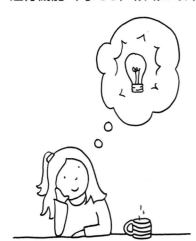

計画を作り実行する．
順調に物事を進める．
考えと行動をモニタリングする．
課題やアイディアの間を行ったり来たりする．
柔軟に考える．
抽象的に考える．
問題を解決する．

（つづく）

『The Brain Injury Rehabilitation Workbook』Rachel Winson, Barbara A. Wilson, and Andrew Bateman 編（『ワークブックで実践する脳損傷リハビリテーション』廣實真弓監訳）．Copyright©2017 The Guilford Press. 本書の購入者は，個人的にあるいは個々のクライアントに使用する目的でハンドアウトを使用することが許可されている（詳細は著作権頁を参照）．また，本書の購入者は，ハンドアウトのコピーをダウンロードすることもできる（「ハンドアウトのダウンロードについて」を参照）．

遂行機能とは？（2/2 ページ）

感情と行動の自己調整（感じる・行動する）の領域は以下を含みます：

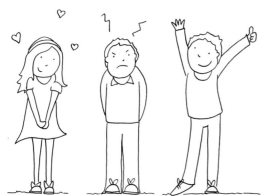

様々な状況において典型的な感情を体験する能力．
状況に即した，または予測される感情を体験する．
適切に感情をコントロールする．
考えや行動をコントロールする．
言う前や行動する前に，物事をじっくり考える．
落ち着いた感情反応をみせる．

メタ認知（気づきと社会性）の領域は以下を含みます：

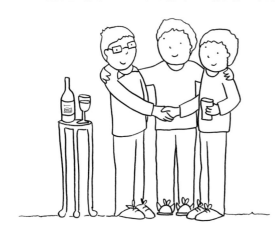

脳損傷がどのように影響したのかを正確に理解している．
自分が他者へ及ぼす影響に気がつく．
他の人の視点に立つことができる．
他者に共感の意を示すことができる．
自分の感情を理解することができる．
他者の感情を理解することができる．

ハンドアウト 5.4

どのような人が良好な遂行機能を必要としていますか？

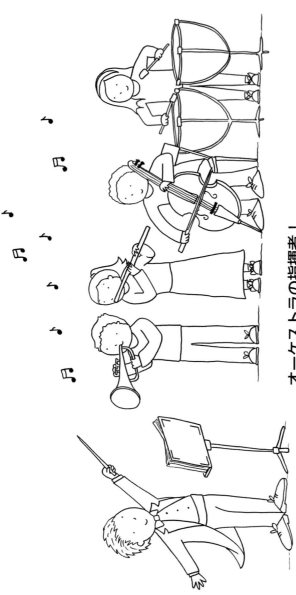

オーケストラの指揮者！

- 指揮者はコンサートを計画し、楽曲を選択し、演奏者を編成し、演奏を始め、演奏中に決断し、全体の音をモニターし、演奏中の問題を解決し、そして主たるゴールを常に念頭におきます。

他にどのような人が良好な遂行機能を必要としていますか？

- あなたです！
- 自分の生活の中で、良好な遂行機能がどこで必要か例を挙げられますか？

『The Brain Injury Rehabilitation Workbook』Rachel Winson, Barbara A. Wilson, and Andrew Bateman 編(『ワークブックで実践する脳損傷リハビリテーション』廣實真弓監訳). Copyright © 2017 The Guilford Press. 本書の購入者は、個人的にあるいは個々のクライアントに使用する目的でハンドアウトを使用することが許可されている(詳細は著作権頁を参照)。また、本書の購入者は、ハンドアウトのコピーをダウンロードすることもできる(「ハンドアウトのダウンロードについて」を参照)。

ハンドアウト 5.5
どのように感じますか？

遂行機能障害はよくパーソナリティの問題と取り違えられます．
もっと詳細をみてみましょう．

活性化（行動する）

活力や意欲に問題がある人はどのようなことを感じていると思いますか？

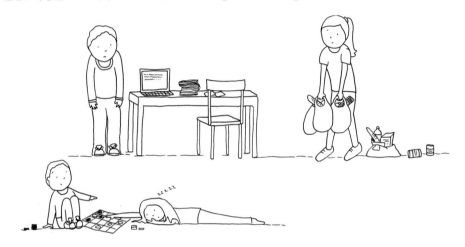

「エネルギーがない」
「飽きっぽい」
「とにかく動きが遅い」
「物事を始めるのが大変だ」
「物事を始めた後も続けるのが大変だ」
「かかわりを持ち続けることが難しい」

「もうやめてしまっても良いかな？」

このような問題は他の人の目にどのように映るでしょうか？

「彼女は怠けているみたい，意欲がないし．もっと本気でやろうとしなければいけない」

（つづく）

『The Brain Injury Rehabilitation Workbook』Rachel Winson, Barbara A. Wilson, and Andrew Bateman 編（『ワークブックで実践する脳損傷リハビリテーション』廣實真弓監訳）．Copyright © 2017 The Guilford Press．本書の購入者は，個人的にあるいは個々のクライアントに使用する目的でハンドアウトを使用することが許可されている（詳細は著作権頁を参照）．また，本書の購入者は，ハンドアウトのコピーをダウンロードすることもできる（「ハンドアウトのダウンロードについて」を参照）．

どのように感じますか？（2/2ページ）

遂行機能（考える）

考えることに問題があるとどのように感じるでしょうか？

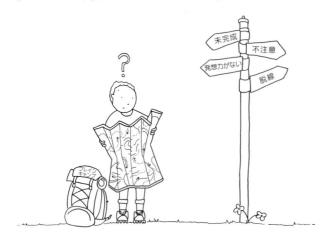

「新しいアイディアを思いつくのが難しい」
「すぐに脱線してしまって元の目的に戻れない」
「物事をやり遂げるのが難しい」
「計画やアイディア通りにできない」
「問題を解決するのが難しい」
「固定観念を取り払って考えられない」

「私は馬鹿になってしまったの？」

このような問題は他の人の目にどのように映るでしょうか？

「彼女は周りのアドバイスを取り入れないけど，彼女のやり方がうまくいかないのは明らか．それなのに押し通してやろうとする」

「彼女はずっと同じことを繰り返している．みんなはもう別の話に移ったのに，彼女だけ1つの話題から抜け出せないようだ」

「脳損傷後は，息子は微妙なことや抽象的なことを理解するのが難しくなった．文字通りに受け取ってしまい，他の人の視点から物事をみられない．柔軟性がない」

ハンドアウト 5.6
どのように感じますか？（つづき）

遂行機能の問題がどのようにパーソナリティの問題と誤解されやすいか，続けてみてみましょう．

感情と行動の自己調整（感じる・行動する）

感情と行動の問題はどのようなものだと感じられるでしょうか？

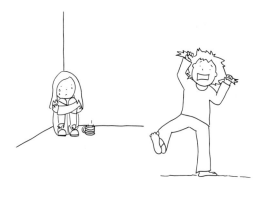

「自分では手に負えなくなったように感じる」
「感情が急激に高揚する」
「突然，感情的になってしまう！」
「自分が次に何をしたり言ったりするか予測できない」
「自分がしたくもないのに，怒りを爆発させたり，理由もなく泣いたり，笑いたくないのに笑ったりすることがあるかもしれない」
「自分を辱めている」
「他の人に無礼な態度をとったり，意地悪をしたりすることは嫌だ」
「衝動的である」
「よく考えずに言ってしまったり，してしまったりする」

「コントロールがきかない嫌な奴になってしまったのだろうか？」

このような問題は他の人の目にどのように映るでしょうか？

「彼はかなり失礼なことを言ったり，したりするし，とても別人のようだ．考えずにこのようなことをしているようにみえる」

「彼女は幼稚で，自分勝手になった」

（つづく）

『The Brain Injury Rehabilitation Workbook』Rachel Winson, Barbara A. Wilson, and Andrew Bateman 編（『ワークブックで実践する脳損傷リハビリテーション』廣實真弓監訳）．Copyright © 2017 The Guilford Press．本書の購入者は，個人的にあるいは個々のクライアントに使用する目的でハンドアウトを使用することが許可されている（詳細は著作権頁を参照）．また，本書の購入者は，ハンドアウトのコピーをダウンロードすることもできる（「ハンドアウトのダウンロードについて」を参照）．

どのように感じますか？（つづき）（2/2 ページ）

メタ認知（気づきと社会性）

気づきと社会性に問題があるとはどのようなことでしょうか？

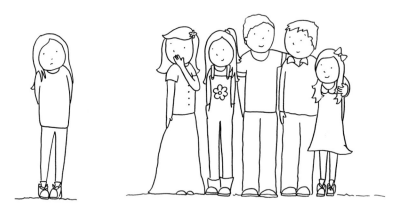

「周りの人は私が変わったというけど，私は昔のままだと感じる」
「他の人と仲良く付き合うのが大変になった」
「友人や家族まで失ってしまった」

「私が気づいていないだけで何か間違っているのだろうか，それとも彼らが悪いのだろうか？」

このような問題は他の人の目にどのように映るでしょうか？

「彼は全く別人になってしまった，それなのに気づいていない」

ハンドアウト 5.7
JFK 空港のクリスマス

以下の物語を読み，遂行機能障害の箇所をマーカーで塗ってください．

　1987年12月22日，私はニューヨークに旅立った．その旅行は私が計画したので，類のない特徴的なものになった．トラブルは出発の数日前に始まった．アメリカに行くビザを申請する時間がなかった．しかし，コペンハーゲンにあるアメリカ大使館には迅速審査があり，たった27分しかかからずにビザを取得できた．それでも，問題は大使館が午前9時まで開かなかったことで，非常に時間が差し迫っていた．9時50分には空港に着いていなければならなかったので，タクシーで向かわなければならなかった．そのため，旅行用の所持金をすべて使ってしまったのだ．でも両親と空港で会う予定だと思っていたので，特に大きな問題だとは思わなかった．

　ニューヨークの空港に到着し，ニューヨークの両親の住所までバスかタクシーで行こうとした．しかし所持金がなかったため，他の計画を練らなければならなくなった．そこで私はこう考えた：「両親の所に私が着かなかったら，何かあったのだと気づいてくれるだろう．きっと，まず最初にコペンハーゲンの自宅に連絡するだろう．自宅にいる人が，すでに私はニューヨークに旅立ったということを伝えてくれるだろう．次に両親は航空会社に私がちゃんと出発したか確認するだろう」しかし，私の予想は間違っていた．自宅の人は，ビザの取得が間に合わなかっただろうと確信し，また，なぜか航空会社も私の名前を登録していなかった．

　これらの問題を全く知らずに，私は空港ターミナルの外に座って待ち続けた．そこの待合場所は午後11時には閉鎖されたため，一晩を過ごす場所を探さなければならなかった．そこで24時間開いていた国内ターミナルで過ごした．翌日午前9時に目が覚め，どうしようかと思ったが，本を読むことにした．実際，読書をたくさんすること以外は他には何もしなかった（他の日もそうだったが）．次の日（落胆した日）は12月24日で，何も起こらなかった．クリスマスイブが過ぎ去り，迎えが来るという希望を諦めた．次にどうしたら良いのか本当にわからなかったため，そこに座り続け考え抜いた．どれだけ考えても，それは全く助けにならなかった．

　両親は12月24日を過ぎるとニューヨークにいなかった．そこでデンマークへ帰る便の日まで待つことにした．問題は出発便が限られている航空券をもっており，変更ができないことだった．つまり，1月4日までどこにも行けなかったのだ．日々が過ぎ，読書をして過ごし，歩いたり，座ったりした．寝て，歩いて，そして自分の人生や終わりなき苦闘を考えながら座ったりもした．それでも，自分は行くところもなかったので，他に選択肢がなかったのだ．

　1月4日，自分の航空券がついに使えて，デンマークに旅立った．デンマークに帰った時，体重は減ったが，たくさんの経験（注意深さ）を得ていた．またお金が使えるようになり，一番はじめにしたのはホットドッグを買うことだった．こんなに美味しく感じるとは思いもしなかった．

A. Christensen（personal communication, 1987）より一部改変．

『The Brain Injury Rehabilitation Workbook』Rachel Winson, Barbara A. Wilson, and Andrew Bateman 編（『ワークブックで実践する脳損傷リハビリテーション』廣實真弓監訳）．Copyright © 2017 The Guilford Press．本書の購入者は，個人的にあるいは個々のクライアントに使用する目的でハンドアウトを使用することが許可されている（詳細は著作権頁を参照）．また，本書の購入者は，ハンドアウトのコピーをダウンロードすることもできる（「ハンドアウトのダウンロードについて」を参照）．

ハンドアウト 5.8

[立ち止まって/考える] の使用をモニターする

日時	トリガー	[立ち止まって/考える] を使いましたか？	振り返り

『The Brain Injury Rehabilitation Workbook』Rachel Winson, Barbara A. Wilson, and Andrew Bateman 編(『ワークブックで実践する脳損傷リハビリテーション』廣實真弓監訳)．Copyright©2017 The Guilford Press. 本書の購入者は，個人的にあるいは個々のクライアントに使用する目的でこのハンドアウトを使用することが許可されている(詳細は著作権頁を参照)．また，本書の購入者は，ハンドアウトのコピーをダウンロードすることもできる(「ハンドアウトのダウンロードについて」を参照).

ハンドアウト 5.9
ゴールマネージメントフレームワーク（GMF）を使ってみましょう

1. 主たるゴールは何でしょうか？
   立ち止まって／考える！

2. 考えられるすべての解決法をリストアップしましょう．固定観念の殻を破って考えましょう．
   立ち止まって／考える！

3. 長所と短所を比べましょう．

可能性のある解決法	長所	短所

   立ち止まって／考える！

4. 解決法を1つ選び，次に計画を立てましょう．ストラテジーを使いましょう．
   ステップ1：＿＿＿＿＿＿＿＿＿＿＿＿＿＿＿＿＿＿＿＿＿＿＿＿＿＿＿＿＿＿＿＿
   ステップ2：＿＿＿＿＿＿＿＿＿＿＿＿＿＿＿＿＿＿＿＿＿＿＿＿＿＿＿＿＿＿＿＿
   ステップ3：＿＿＿＿＿＿＿＿＿＿＿＿＿＿＿＿＿＿＿＿＿＿＿＿＿＿＿＿＿＿＿＿
   ステップ4：＿＿＿＿＿＿＿＿＿＿＿＿＿＿＿＿＿＿＿＿＿＿＿＿＿＿＿＿＿＿＿＿
   ステップ5：＿＿＿＿＿＿＿＿＿＿＿＿＿＿＿＿＿＿＿＿＿＿＿＿＿＿＿＿＿＿＿＿

5. やってみましょう！

6. では振り返ってみましょう！　うまくいっていますか？　そうでないならば計画を変更する必要がありますか？

『The Brain Injury Rehabilitation Workbook』Rachel Winson, Barbara A. Wilson, and Andrew Bateman 編（『ワークブックで実践する脳損傷リハビリテーション』廣實真弓監訳）．Copyright©2017 The Guilford Press．本書の購入者は，個人的にあるいは個々のクライアントに使用する目的でハンドアウトを使用することが許可されている（詳細は著作権頁を参照）．また，本書の購入者は，ハンドアウトのコピーをダウンロードすることもできる（「ハンドアウトのダウンロードについて」を参照）．

ハンドアウト 5.10
キューカード

立ち止まって／考える！

落ち着いて呼吸をしましょう。

ペースを落としましょう。

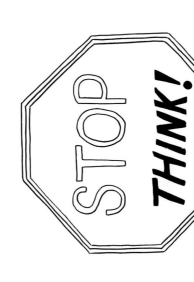

ゴールマネージメントフレームワーク (GMF)

1. 自分のゴールは何でしょうか？(何を達成したいですか？)
2. 可能性のある解決法をみつけましょう（固定観念にとらわれないように考えましょう！）。
3. 長所と短所を比べましょう。
4. 解決法を決め、そのためのステップを計画しましょう。
5. やってみましょう！
6. 振り返って評価してみましょう。

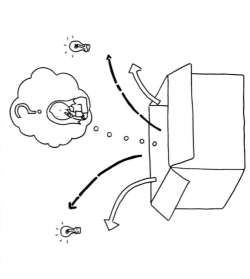

『The Brain Injury Rehabilitation Workbook』Rachel Winson, Barbara A. Wilson, and Andrew Bateman 編（『ワークブックで実践する脳損傷リハビリテーション』廣實真弓監訳）．Copyright © 2017 The Guilford Press. 本書の購入者は、個人的にあるいは個々のクライアントに使用する目的でハンドアウトを使用することが許可されている（詳細は著作権ページを参照）。また、本書の購入者は、ハンドアウトのコピーをダウンロードすることもできる（「ハンドアウトのダウンロードについて」を参照）。

ハンドアウト 5.11
感情温度計

- 脳損傷後は，感情面がかなり急速に変化します．
- このような感情の変化があると，考えたり問題を解決したりすることが難しくなることがあります．
- 自分の感情の変化を温度を測るように見守ることで，感情の沸点に達する前に対処できるようになります．

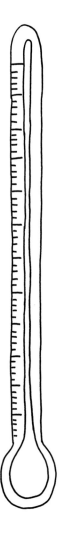

『The Brain Injury Rehabilitation Workbook』Rachel Winson, Barbara A. Wilson, and Andrew Bateman 編（『ワークブックで実践する脳損傷リハビリテーション』廣實真弓監訳）．Copyright©2017 The Guilford Press．本書の購入者は，個人的にあるいは個々のクライアントに使用する目的でハンドアウトを使用することが許可されている（詳細は著作権頁を参照）．また，本書の購入者は，ハンドアウトのコピーをダウンロードすることもできる（「ハンドアウトのダウンロードについて」を参照）．

ハンドアウト 5.12

行動実験

実験： 課題を計画する。	予想： 何が起こると思いますか？	何が起こりましたか？	振り返り： あなたの予想通りでしたか？ 次回何を変更しますか？

『The Brain Injury Rehabilitation Workbook』Rachel Winson, Barbara A. Wilson, and Andrew Bateman 編（『ワークブックで実践する脳損傷リハビリテーション』廣實真弓監訳）．Copyright © 2017 The Guilford Press. 本書の購入者は、個人的にあるいは個々のクライアントに使用する目的でこのハンドアウトを使用することが許可されている（詳細は著作権員を参照）。また、本書の購入者は、ハンドアウトのコピーをダウンロードすることもできる（「ハンドアウトのダウンロードについて」を参照）。

ハンドアウト 5.13
私の遂行機能プロフィール

どのような時に遂行機能を使いますか？	
自分が得意な遂行機能	
自分が苦手な遂行機能	
どのストラテジーが有効ですか？	
自分の注意力や記憶力はどのように遂行機能に影響しますか？	
次のステップは何ですか？	

『The Brain Injury Rehabilitation Workbook』Rachel Winson, Barbara A. Wilson, and Andrew Bateman 編（『ワークブックで実践する脳損傷リハビリテーション』廣實真弓監訳）．Copyright ©2017 The Guilford Press．本書の購入者は，個人的にあるいは個々のクライアントに使用する目的でハンドアウトを使用することが許可されている（詳細は著作権頁を参照）．また，本書の購入者は，ハンドアウトのコピーをダウンロードすることもできる（「ハンドアウトのダウンロードについて」を参照）．

第 6 章

コミュニケーション

Clare Keohane
Leyla Prince

　コミュニケーション能力は，後天性脳損傷（acquired brain injury：ABI）後の生活の質を左右する，極めて重要な役割を担うと考えられている．Struchen ら（2008）によると，外傷性脳損傷（traumatic brain injury：TBI）後のコミュニケーション障害は，アイデンティティの再構築，受傷前の役割の再開，職場復帰，心理社会的適応，人間関係の構築と維持にかかわる重要な因子として，認識がさらに広まりつつある．社会的交流の障害の結果として生じる社会的孤立は，外傷性脳損傷の後遺症の中で最もよくみられ，深刻なものの 1 つと言われるが，外傷性脳損傷の当事者はもとより家族にもネガティブな影響を与え，介護者の負担を増やす一因となっている．

　現在，外傷性脳損傷後のコミュニケーションの問題は，脳血管障害（cerebrovascular accident：CVA）後，もしくは，より限局的な損傷後にみられる失語症によるコミュニケーション障害とは，大きく異なることが広く認められている（Hartley & Griffith, 1989）．失語症の改善に関する文献は多いが，本章では扱わない．ここでは，びまん性の損傷後に起こりやすいタイプのコミュニケーションの問題に重点をおき，認知コミュニケーション障害（cognitive communication disorders：CCDs）や社会認知の障害を含めて扱う．本章では，障害への気づき（awareness）を高める方法，介入の対象とする領域を明らかにする方法，スキル／ストラテジーを向上させる方法，そしてこれらを日常生活場面に般化させる方法について考えていきたい．

1. 理論的背景とモデル

　コミュニケーションの問題に取り組む際に役立つモデルやアプローチはいくつかある．機能障害レベルに基礎をおくモデルは，治療で標的とすべき課題を明らかにするために役立つだろう．その他にも，コミュニケーションが行われるより広い文脈に注目したものがある．様々な要因の相互作用を考慮に入れたモデル，クライアントについてや，脳損傷がクライアントに与えた影響について，臨床家がより広い視野をもてるよう工夫されたモデルがある．また，可能な介入方法を示してくれるモデ

もある．このセクションでは，より全人的に応用が可能なモデルに焦点を当てる．

1） 遂行機能／認知モデル

　コミュニケーションの問題を理解するために役立つ遂行機能／認知モデルは多数ある．しかし，GrattanとGhahramanlou（2002）による心理学的介入のための神経心理学的モデルは，脳損傷にかかわる様々な側面，すなわち身体面のダメージや，それらが社会参加に与える影響と調節変数，そして介入の提案まで考慮に入れている点で有益である．

2） 障害の社会モデル

　障害の社会モデルでは，障害とは，個人のもつ機能障害による制約から生じるのではなく，社会がその人のニーズに気づけないことによって生じるとされている．社会のバリアが障害を生み出しているのであり，そのバリアは環境であったり，構造であったり，情報であったり，態度であったりする．ByngとDuchan（2006）は，障害の社会モデルに基づいた失語症治療（現在は外傷性脳損傷にも適用されている）のための枠組みを開発した．

　その枠組みには，6つの互いに関連し合う治療のゴール（アイデンティティ，コミュニケーションの強化，心理状態，健康増進／疾病予防，自立と選択へのアクセス，社会的コミュニケーションへのバリア）が含まれ，これらは社会的機能の異なるレベル（目の前の社会環境，コミュニティ，社会）に向けられている．この枠組みに沿った治療を提供することは全人的な治療アプローチと一致する．The Oliver Zangwill Centreにおいては，障害の社会モデルが特に有用であると考えてきた．なぜなら，社会レベルで広く考える場合だけでなく，機能障害レベルで取り組む場合にも，このモデルは使えるからである（Pound, Parr, Lindsay, & Woolf, 2004）．

3） パーソンセンタードな，文脈に合わせた介入と支援の枠組み

　Mark YlvisakerとTim Feeneyの枠組みは，脳損傷後のアイデンティティの再構築を助けてくれる（Ylvisaker & Feeney, 2000）．このモデルは，日常の文脈に特異的なルーティンを中心に展開され，現場での実習と協業の考え方がその核心にある．クライアントは，納得のいく自己意識の再構築を目的に，意味のある活動へ能動的に参加する．比喩を使ったアイデンティティマップの使用，自己コーチング，プロジェクトに基づく介入などの活動がある．クライアントは，その人個人にとって意味があり，自己の社会参加や自己意識に直接影響するゴールに取り組むよう奨励される．これについては，Gracey, PrinceとWinsonが第9章で扱う．

2. コミュニケーションの神経解剖学

　コミュニケーション障害の神経病理学は，損傷のタイプや部位と密接に結びついている．失語症や後天性失読症といった言語処理の困難，発語失行や運動障害性構音障害（dysarthria）といった発話障害は通常，限局的な損傷があった時に生じる（それらの機能と結びついた特定の脳の領域に損傷部位を特定できる）．こうした損傷は脳血管障害において一般的にみられるが，外傷性脳損傷でも起こりうる．

　多くの場合，外傷性脳損傷は前頭葉，側頭葉，後頭葉の脳領域を含み，損傷はしばしばびまん性であり，これらの脳領域と関連をもつ様々な機能（遂行機能，注意，処理速度，記憶，聴覚処理）に影

響を及ぼす．そのため，生じるコミュニケーションの問題の範囲は広く，多様である．本章のはじめに言及した通り，これらの問題は認知コミュニケーション障害と呼ばれる．

社会的認知は脳の特定の部位（例えば，下前頭回が感情の認知に関与し，右側頭領域が非言語的情報処理に関与する）の機能処理にかかわる．損傷の部位によって社会的認知の特定の側面が障害されうる．また，複数の障害が重複することで，社会的認知に複合的な影響を与えることもある．

3. よくみられる問題

1）認知コミュニケーション障害（CCDs）

認知コミュニケーション障害は，注意，記憶，自己モニタリング，判断，計画の障害など外傷性脳損傷にしばしば付随する，より全般的な認知機能障害を反映した言語またはコミュニケーションの障害である（Hagen, 1984）．認知コミュニケーション障害は以下の側面を含む．

(1) 情報処理に伴う困難

情報処理の障害は，単語，句あるいは文の理解力が保たれているにもかかわらず，複雑な音声および文字による情報の処理や推論の困難として，あるいは聴覚的処理の障害として現れる（Royal College of Speech and Language Therapists, 2006）．この領域に特徴的な問題として，抽象的な言語の理解，言語的推論，聴覚的処理の困難が含まれる．

(2) 言語表出に伴う困難

言語表出の問題には，失名詞あるいは喚語困難（例えば，語の置換，名詞の想起に時間がかかる）が含まれる．また，多弁，まとまりのない／断片的な言語，あいまいな言語，社会的に不適切な言語使用といった談話レベルの困難がみられる．さらに，会話／語用論の問題として，断片的な言語，会話での不適切な応答，脱抑制などが含まれる（Leblanc, De Guise, Feyz, & Lamoureux, 2006）．

(3) 非言語的コミュニケーションにおける困難

非言語的コミュニケーションの問題とは，非言語的およびパラ言語的側面の処理が困難になることである．プロソディやイントネーションの他，姿勢，アイコンタクト，表情といった行動的側面が含まれる（Freund, Hayter, MacDonald, Neary, & Wiseman-Hakes, 1994）．また，認知コミュニケーション障害のクライアントは，口頭での長いコミュニケーションや，ストレスのかかる環境でのコミュニケーションにおいて，理解に困難をきたしやすい．さらに，社会的手がかりを読み取って，その場面で要求されるコミュニケーションのスタイルに調整することも困難である．抽象的な言語理解や言語的推論も難しい（Leblanc et al., 2006）．

2）社会的認知の障害

脳損傷後に生じる社会的認知の障害は，徐々に広く知られるようになってきている（Babbage et al., 2011）．社会的認知の障害には，感情の認知（例えば，他者の気持ちや考え，意図を理解し，その行動を予測するなど）の困難が含まれる．同様に，感情を管理し，調整し，気づき，表出することにかかわる問題も含まれる（Grattan & Ghahramanlou, 2002）．これらの問題は，人間関係（Wood & Rutterford, 2006）や個人のコミュニケーション能力に影響を及ぼす．そのため，社会的認知はコミュ

ニケーション障害の研究における関心領域となった．

後天性脳損傷後の社会的コミュニケーションの困難は，潜在する認知機能障害の表れ方の1つといえるケースもあるが，社会的認知が関与する特定の障害から生じている可能性もある．詳細な評価によって何が原因となっているかを明らかにできるだろう．Louise Philipの枠組みは，社会的認知の障害および，異なる3つの要素間の相互作用についての理解を助け，介入の標的となる領域を明らかにするための視点を提供してくれる．

1. **自己の感情の認識**：その時々の自己の感情，あるいはより全般的な自己の感情（気分）への一人ひとりの気づき．
2. **他者の感情の認識**：表情，声のトーン，視線などから，他者の感情を認知し，読み取る能力．ここには，推論する能力，他者のコミュニケーションを解釈する能力，皮肉とユーモアを見分ける能力が含まれる．
3. **行動の調整**：認識した自己の感情や他者の感情に合わせて，自分の行動を調整するやり方（例えば，他者の視点に立つ，他者の苦痛に共感するなど）．

4. 認知コミュニケーションと社会的認知の評価

介入を計画するにあたって，認知コミュニケーション障害と社会的認知の障害のつながりについて理解する必要がある．現れている障害の特徴を確かめるためには，詳細な評価が求められる．例えば，多弁すぎる人は，（自己モニタリングが困難になる）遂行機能に問題があるか，あるいは，（他者の考えや感情の認知の困難につながる）社会的感受性に問題があるのかもしれない．

評価は，クライアントに自分の問題への気づきを深めてもらう第一歩として有益な方法である．正規の評価がクライアントに説明されれば，その過程を通して知的気づきが高められることは間違いない．評価の中には生態学的妥当性をもつものもある．例えば，the Functional Assessment of Verbal Reasoning and Executive Skills（MacDonald & Johnson, 2005）は，実生活の課題を模しており，クライアントは評価の過程で体験する難しさを，実際の経験と結びつけることができる．クライアントの困り感を調査する質問紙も有益な洞察を提供してくれる．La Trobe Communication Questionnaire（Douglas, O'Flaherty, & Snow, 2000）のように，同じ評定尺度をクライアントのキーパーソンにも実施すると，さらに効果的である．安心できる関係であれば，キーパーソンからのフィードバックは，一人ひとりが問題への気づきを高めるのに有益で貴重な情報となる．

5. 関連があるとみること

あらゆる認知，行動，その他の機能と同様に，脳損傷をもつクライアントのコミュニケーション能力は，様々な要因の影響を受けている．重要なのは，自己の認知機能の状態や情動の反応が，コミュニケーションに正と負，両方の影響をもたらしていることをクライアント自身が理解できるように援助することである．

例えば，記憶，注意，遂行機能に障害のある人にとって，聞き取りは著しく難しいものである．騒がしい環境下で会話をする時は，外的な妨害刺激を除去することがいっそう難しく感じられるだろうし，会話が長引けば話題を維持することがいっそう難しくなるだろう．記憶障害のある人の中には，

言われたことを理解しようとすると，会話の途中で中断しなければならない人がいる．注意障害のある人も，時々，会話中に内容がわからなくなって，話題と関係のないことを言ったり，応答すべき時に応答できなかったりするかもしれない．あるいは，自分が特に興味をもった話題や相手でなければ，注意を向けることができないという特有の問題があるかもしれない．場合によっては，これらの問題はすべて会話の破綻の原因となりうる．

聞き取りの能力は，不安，うつ，易怒性の影響を受け，また，疲労や聴覚・視覚の障害といった身体的な問題からも影響を受ける．不安を抱えたクライアントは会話に注意を集中することが難しくなり，そのために注意散漫という印象を与えることがある．同じように，うつ状態のクライアントは，他者に自分から気楽に話しかけることができず，無関心な人のようにみえるかもしれない．不安や自信のなさは，集団での会話に参加する能力に影響を与えることがある．

会話をうまく続けていくために，クライアントは別の目的のために身につけたストラテジーを使う必要があるだろう．認知機能の障害がある人にとって，会話が破綻していることに気づくことはいっそう難しい．また，記憶，注意，自己モニタリングなどの障害は，すべてバランスの悪い会話の原因となる可能性がある．

6. リハビリテーション：そのエビデンス

Cicerone ら（2000）は，認知リハビリテーションのエビデンスと推奨をつくるために，研究についての系統的なレビューを行い，介入の効果がみられる領域を明らかにした．この中に後天性脳損傷後の認知―言語障害への個別治療の有効性を支持する研究がいくつかある．

さらに，Helffenstein と Wechsler（1982）および Erlich と Sipes（1985）は，機能的コミュニケーション障害に対して，認知の修正に焦点を当てたグループによる介入が効果的であることを示した．Wiseman-Hakes, Stewart, Wasserman, Schiller（1998）による研究は，6名の外傷性脳損傷の対象者に対して，語用論的コミュニケーションスキル（社会的スキル）を高めるグループ治療を行い，その有効性を支持するものであった．以上のことから，認知コミュニケーション障害の様々な側面に向けたグループ治療は，成功の可能性が高いだろう．

Cicerone ら（2000）は，言語障害の特定の領域（すなわち，読解と言語生成）に向けた介入を有効なものとして推奨する研究（Thomas-Stonell, Johnson, Schuller, & Jutai, 1994）を引用している．一方，外傷性脳損傷後の社会的・語用論的なコミュニケーション能力のより全般的な改善にも，介入が有益であることを示す研究もいくつかある．Cicerone ら（2000）は，外傷性脳損傷後の実用的コミュニケーションや会話のスキルの獲得に向けた介入を推奨しており，治療グループでは，これらのスキルに向けた訓練が奏功したことが示されている．このような訓練ができない場合は，キーパーソンや支援者といった会話相手への訓練による介入を行うことで，同じような効果を得ることができるだろう．

7. コミュニケーションとコミュニケーションの問題をクライアントと検討する

1）気づきの形成

多くのクライアントは，リハビリテーション開始時に，自己の問題についてある程度の知的気づきがある．これを深めていくことは，常に，コミュニケーションに焦点を当てた介入の開始地点である．

問題を明らかにすることに加えて，どのようなストレングスが残っているのかをみつけることも有益である．なぜなら，弱みを補うために使えるからである．気づきについては，第1章でWilsonがより詳細に述べている．

(1) ビデオによるフィードバック

クライアントが日常場面で感じた経験が，ある時パッと気づきをもたらす瞬間へとつながっていく．リハビリテーションの重要なゴールの1つは，こうした瞬間が起こるきっかけを作ることである．できる限り機会を捉えて，自然な会話場面でのクライアントを（本人の了解を得て）ビデオに録画する．あるいは，前もって用意されたシナリオ（例えば，レストランで苦情を言う，友人と週末の予定を話し合うなど）に従ってロールプレイを行い，それを録画するのも良いだろう．

クライアントに，自分のコミュニケーションのストレングスと課題は何だと思っているかを尋ね，それを**ハンドアウト6.1**[*]に記入してもらう（ハンドアウトには，ストレングスと課題，それぞれの例が記されている）．クライアントには，他の人から言われたことではなく，自分自身で「その通りだ」と納得していることについて考えてもらい，できるだけ例を挙げてもらう．その後，クライアントは，グループ場面で，もしくはセラピストであるあなたとの1対1の場面で，ビデオをみて，当初の自分の考え通りだったか，自分の考えを具体的に説明するものだったか，それとも自分の考えと違っていたか，判断できるだろう．クライアントに観察してもらう項目をわかりやすく示すには，**ハンドアウト6.2**のコミュニケーション行動のチェックリストが役に立つ．セラピストは観察したが，クライアントは観察しなかったことについて，実例があれば話し合いやすいだろう．

次に，クライアント自身のストレングスと課題について，当初の評価に戻る．クライアントが変えたいと思っていることはないだろうか？　自己のコミュニケーション行動への気づきが高まることで，行動に変化をもたらす十分なきっかけとなるクライアントもいる．また，気づきを高める過程で介入のゴールが明確になり，自分が望んでいる結果がはっきりわかるクライアントもいるだろう．

2）介入する領域の明確化

クライアントがいったん自分のコミュニケーションのストレングスと課題にある程度気づいたならば，意味のあるゴール（例えば，他の人と友人になる，親しくなる）の達成を支援するために，介入を必要とする領域を明確化することに議論をしぼることができる．

会話に上手に参加するために必要なスキルをクライアントと一緒に明らかにしていくには，会話スキットやYouTubeのクリップを使うと良い．重要なスキルとして，聞き取り，会話の開始・維持・終了・修復，さらに，話者交替と言語の構造化（言語表現の構成）が含まれる．クライアント一人ひとりの強みと弱みのチェックリストを使うことによって，会話がうまくいっている領域だけでなく，改善を必要としている領域が明らかになる．

8. スキルとストラテジーを磨く

1）聞き取り

我々が他の人とコミュニケーションをとる時に，なぜ聞くことが重要なのか，話し合うと良い（例

---

[*]ハンドアウトはすべて章末に掲載されている．

えば，どこかに行くための行き方などの情報を得るために，誰かが明らかに怒っているがその理由がわからない時にその理由を理解するために，音楽を聞く時ならば楽しむために，講義ならば学ぶために）．

脳損傷の後，記憶，注意，遂行機能の障害によって，なぜ，聞くことが難しくなるのかを考えてみると良い．自分の経験から例を考えるようにクライアントを促し，気分が聞き取り能力にどのような影響を与えるかを話し合う．あなた自身の経験から例を挙げてクライアントと共有し，同様に，クライアントに自分自身の経験を尋ねてみる．また，痛みや聴覚／視覚障害，疲労といった身体面の問題も，聞き取り能力にどのように影響するかについて考え，例を挙げながら話し合う．

以下に述べるような，いくつかの異なるタイプの聞き取りについて説明することが役に立つかもしれない．それぞれのタイプについて，日常生活での例をクライアントと話し合い，1週間に観察した聞き取りのタイプの例をメモしてもらう．

(1) 競合的／闘争的聞き取り

競合的／闘争的聞き取りは，他の人の意見を理解し，知ろうとするよりも，自分の意見を押し通すことに関心がある時に起こる．発言するための隙をうかがい，攻撃できる欠点や弱点をみつけるために聞く．注意を払っているふりをしているが，自分の番が来るのを待ちきれない思いで待っている．あるいは，内心は反論を考え，相手を論破し，自分たちが勝者になるための破壊的な報復を計画している．これはしばしば政治討論でみられる．

(2) 受動的聞き取りあるいは傾聴

他の人の見解を聞いて理解することに真に関心をもっている時は，注意を払いながら受動的な態度で聞き取る．正しく聞いて理解していると思っているが，受け身のままであり，確かめることはしない．例えば，ラジオや講演を聞いている時などがこれにあたる．

(3) 能動的聞き取り

能動的聞き取りは，唯一，最も有益で重要な聞き取りのスキルである．能動的聞き取りにおいても，他の人の考えや感じ方，望んでいることが何なのか，あるいはそのメッセージの意味するものを理解することに真に関心を寄せている．そして，新たなメッセージで応答する前に，自分の理解が正しいかを能動的にチェックする．相手のメッセージについて自分が理解したことを繰り返したり，言い換えたりして，送り手に確認する．こうした確認やフィードバックの過程を通して，能動的な聞き取りは効果的なものとなる．仲の良い友人同士や，クライアントとセラピストの間のやり取りがこの例である．

能動的な聞き手となれるよう助けてくれるストラテジーがいくつかある．クライアントとテレビ討論のビデオをみて，出演者が相手の発言を聞いていることを表す行動（例えば，うなずく，確認する）と，聞いていないことを表す行動（例えば，相手の発言にかぶせて話す，視線を合わさない）を分けてみると良いだろう．

(4) 非言語的聞き取り行動

「非言語的行動」が何を意味すると考えるか，グループでブレインストーミングをしてみる．音量を小さくしてテレビドラマを観てもらい，話し合いを促す．登場人物が伝えあっている内容のうち，

どれだけを我々は言い当てることができるだろうか？　クライアントに自分たちが観察したことを，**ハンドアウト6.3**のチェックリストと見比べてもらう．非言語的行動を多用する人がいる一方，そうでない人もいる．クライアントに，家族や友人の中で，非言語的行動を多用する人，または全然使わない人のことを思い起こしてもらい，使う人についてはどのように使っているか，あるいは，使わないことがやりとりにどのように影響するかを考えてもらう．

次に，クライアントに，ハンドアウト6.3に示された非言語的行動を使いながら，会話に参加してもらい，これらの行動が使用された時，聞き手として，また，話し手としてどのように感じるか振り返る．ロールプレイを録画し，そのビデオをクライアントと観察し，非言語的行動の効果について振り返るよう促す．

(5) 言語的聞き取り行動

ハンドアウト6.3に列挙した言語的行動についてクライアントと検討し，視聴したビデオやロールプレイの中に，これらの行動が観察されたかどうかを話し合う．そして，ペアになって再度ロールプレイを行い，先に練習した非言語的行動と同時に，言語的行動からもいくつかを取り入れてもらう．聞き手がこれらの行動を用いると，話し手はどのように感じるだろうか？　聞き手にとっては，どのような行動が最も自然に感じられるだろうか？　クライアントは，これらのコミュニケーションスキルを使い始めると，時には何となく嘘っぽいと感じることがあるかもしれない！　ビデオカメラを使うことで，自分がスキルを使用すると他者からはどのようにみえるか，クライアントにとってはわかりやすくなるだろう．クライアント自身が想像していたのと違う印象をもつかもしれない．

(6) 言い換え

「言い換え」とは，他者が言ったことを繰り返したり，要約したりすることだとクライアントに説明すると良い．使う言葉は違っても，意味は変わらないようにすることである．以下の発言について考えてみる．

「ひどい週末だった．まず，目覚まし時計が鳴らなかったので，その日は朝から遅れてスタートすることになった．朝食はとらずに，午前9時に美容院の予約を取って行った．それから，大急ぎで郵便局に行って小包を受け取り，伯母の家に行った．伯母の家には新しい家具が届いていて，私が動かすのを手伝うと言ったのである．その後，いとこがやって来て，彼女は彼氏と破局したことを話したので，私は1時間，彼女を慰めて励ました．午後5時に友人と会うことになっており，その前に家に帰り，着替えをしないといけなかったため，かなり慌ただしかった．約束のレストランに遅れて到着したと思ったが，場所を間違えていたことがわかった．それから正しいレストランに急いで行き，最後は楽しい時間を過ごすことができた．でも，日曜日に起きたら，携帯電話をなくしたことに気づいた．その日は1日中，一体どこに忘れたのか，ずっと考えながら過ごした．」

これは，以下のように言い換えることができるだろう．「すごく忙しい週末だったのですね．朝寝坊から始まって，大急ぎで約束を果たし，家族の問題に付き合って．楽しい晩を過ごせたのに，携帯電話をなくしたのですね」**ハンドアウト6.4**には，言い換えの練習問題を載せている．

(7) 確認

確認のテクニックは，我々が他の人の話の要点を正しく理解し，我々の理解とその人の理解が同じであることを確かめるものである．**ハンドアウト 6.5** の左側に，確認に使うフレーズの例を示した．クライアントには，他の人の会話を観察して，さらに多くのフレーズを集めてもらう．そして，確認のフレーズを使って会話のロールプレイを行い，ビデオを観返して，こうしたフレーズを使うことで会話がどのように改善したかを観察する．自分が，あるいは他者が確認のテクニックを使った場合に，どのように感じるかをクライアントに考えてもらう．

(8) 要約

要約とは，情報を簡潔な形で繰り返すことと説明される．クライアントに新聞記事を読むか，最近みたテレビのドキュメンタリー番組や映画のことを思い出してもらい，クライアントの一人ひとりに，その記事や番組を要約してグループの他のメンバーに伝えるよう促す．要約の際には，**ハンドアウト 6.5** の右側に列挙された 6 つのキーとなる質問を覚えておくと役立つだろう．

2) 会話の開始

他の人と会話を開始することが難しいのはなぜか，クライアントと一緒にその理由を列挙してみる（例えば，何を言うべきかわからない，相手にわかってもらえないことが心配，相手がどういう人かを知らない）．会話を始める時に使える表現のいくつかを**ハンドアウト 6.6** に示した．他の表現がないか，クライアントと意見を出し合うと良い．一般的に誰にも不快感を与えることがなく，多くの場面で用いられる話題—「中立的な話題」—がいくつかある．ハンドアウト 6.6 に示された話題のうち，どれが中立的かを考えてみよう．

3) 会話の維持

誰かとの会話を上手に続けることは，脳損傷者のみならず多くの人にとっての課題である．会話を続ける際に問題となるのは，次に何を言うべきかわからないこと，話題を維持できないこと，発言を関連づけられないこと，1 つの話題から次の話題へスムースに移行できないこと，などである．逆に会話を続けるためには，多くのスキルが必要とされる．自分があまり興味のない話題や人物に，注意を向けることが難しい人もいる．記憶に問題があり，前に言われたことを思い出すことが難しい人もいる．不安や自信のなさもまた，会話に参加する能力に影響を与える．

クライアントが自分の強みと弱みを知り，認知機能の障害が自己のコミュニケーションスキルにどのように影響を及ぼしているかを自覚することは重要である．他の領域で身につけたストラテジーを会話においても使う必要が生じてくるだろう．前項で確認した聞き取りのストラテジーも，会話の維持を助けてくれるものとなるだろう．

ハンドアウト 6.7 の左側に会話を続けるのに役立つフレーズを載せている．確認，言い換え，要約と同様に，これらのフレーズをロールプレイの会話の中で使うようクライアントを促す．ビデオによるフィードバックと振り返りを通して，このやり方がどのように感じられるか，また，どのような印象を与えるかを考えてもらう．

4) 会話の修復

修復は，会話の破綻を避けるために，あるいはすでに破綻してしまった会話を立て直すために行わ

れる．意図しないことを言ってしまった時や，自分が言ったことを相手が誤解していると気づいた時に，修復が必要となる．認知機能の障害は，会話が破綻したことに気づく能力に影響を与える．クライアントの会話を取り上げ，どこで誤解が生じ，どこでどのような理由で会話に破綻を来したのかを一緒に話し合うと良い．何が会話の破綻の原因だったのか？　会話が破綻しつつあることを示唆する非言語的なサインはあったのか？　あったとすれば，クライアントはそれに気づいたのだろうか？なかったとすれば，どんなサインがありえたのだろうか？　会話のどの部分でクライアントは問題に気づいたのか？　そしてクライアントはどうしたのか？　クライアント自身，あるいは，相手は何か言ったのか？　それはどのように感じられたのか？

　会話が破綻しつつあることを示すサインを取り上げることは，修復の最善の方法を探る鍵となる．これまで述べたストラテジーのいくつかを使うことで，クライアントは早期に問題を明らかにすることができるだろう．例えば，会話中に言い換えや確認のスキルを用いることで，話し手と聞き手の両者が，その時点で互いに正しく理解し合えているかをチェックできる．

　会話の破綻は，時にほとんど何の前兆もなく起こる．破綻が起こると，気まずい間や，きまり悪そうな顔つき，さらには辛辣な言葉となって現れる．このような時，我々は無言でいることが多く，事態はいっそう悪くなりがちである．しかし，何かが間違った方向に行ってしまったことを認め，その時あるいは直後に謝れば，多くの場合はすぐにその状況を修復できる．自己の認知機能の障害を理解し，正直に話すことが助けとなる（例えば，「すみません，ちょっと注意が散漫になっていました…最後の部分をもう一度おっしゃっていただけませんか？」「気分を害してしまったようで…失礼しました，言いたかったのはそうではなくて…私，時々取り違えてしまうのです」）．クライアントには，会話が破綻して説明が必要と思った時に，自分が使いやすいと感じるような決まり文句を1つか2つ考えてもらい，ロールプレイ場面でこれらのフレーズを使うよう促す．

　また，会話には少なくとも一人の他者が常に存在し，会話の破綻は両者の責任であることをクライアントに気づいてもらう．何か違っているとクライアントが気づいた時，相手が修復を助けてくれれば理想的である．

5）話者交替

　バランスのとれた会話のためには，話者交替は必要な要素である．他の人よりもたくさん話し，会話を支配する人がいることは，誰でもわかるだろう．同様に，やり取りにおいて非常に静かで，会話を続ける責任はすべてこちらに負わされているかのように感じられる人もいる．こうした違いは通常は問題ないとされ，人それぞれのパーソナリティの一部として自然に受け入れられている．しかし，会話のバランスが崩れると，イライラや腹立たしさを引き起こす原因となりうる．

　記憶，注意，自己モニタリングの問題は，すべてバランスの悪い会話の原因となることがある．記憶障害のある人の中には，会話中に，言われたことを思い出そうとするために，会話を中断しなければならない人がいる．注意障害のある人は，時に会話の流れを見失い，関係のないことを言ってしまったり，答えるべき時に答えなかったりする．自己モニタリングに問題があれば，喋りすぎたり，話が不十分だったりしても気づかないだろう．

　クライアントがグループで，あるいは親しい人と会話しているところを録画して，それを見返し，各話者が発言している長さをメモすると良い．話者間で発話の長さはほぼ同じだろうか？　一人の話者が他の人よりも多く話していないだろうか？　会話にあまり参加していない人がいるだろうか？なぜある人がたくさん話したり，少ししか話さなかったりしたのか，グループのメンバーと話し合う．

認知的または情動的な要因がかかわっただろうか？

　ハンドアウト6.7の右側には，多くの人が話している時や，ずっと話している人がいる時に，会話に加わるための方法を示した．クライアントがこれらのストラテジーのいくつかを使ってロールプレイをしているところを録画し，再生して振り返る．

　しばしば会話を遮ったり，他の人が話しているところにかぶせて話したりするクライアントがいるかもしれない．なぜこんなことをしてしまうのか，一緒に考えてみる．会話を遮ることなく，会話に関心を向け続け，情報をとどめておくための注意や記憶のストラテジーを彼らは使えるだろうか？後で要点を思い出して発言できるように，素早くキーワードをメモしたり，イラストに描いたりすることができるかもしれない．心の黒板やその他の視覚イメージを手がかりに使えるかもしれない．あるいは，話を遮りそうな時に，「立ち止まって／考える（Stop/Think）」ストラテジーが使えるかもしれない（Fish & Brentnallによる第4章と，Winegardnerによる第5章にある様々なストラテジーについての論考を参照）．グループでの会話の中で，クライアントにストラテジーを試す練習をしてもらい，どれが自分にとって最も有効かを考えるよう促す．

6）言語の構造化

　話題が次々と飛ぶため，話が時々わからなくなるというクライアントがいるかもしれない．これについて可能性のある理由をいくつか考えてみる．クライアントは，聞き手が実際よりも多くの情報を知っているという前提で話してはいないだろうか，あるいは聞き手に与えている情報が多すぎるのではないだろうか？　彼らは，聞き手にとっては興味のない個人的な情報を，聞かれていないのに共有したのだろうか？　クライアントの発話は十分に具体的だろうか？　あるいは，もしかすると他者からの質問に，実質的にはその質問への答えにならない返事をしているのではないだろうか？　ここでもまた，ビデオによるフィードバックは，クライアントがこの領域の問題への気づきを高めるのに役立つだろう．

7）会話の終了

　会話を終了できることは，会話を開始できることと同じくらい重要である．正しいメッセージを受け取るには，言語的行動と非言語的行動を合わせて理解することが大事である（例えば，「ありがとう，とても助かりました」と言いながら立ち上がる）．クライアントと一緒にテレビドラマのビデオをみて，どのように会話が終了しているかに注目する．人が会話を終えようとしているかどうかは，どのようにわかるだろうか？　ビデオを再度，音量を下げてみる．どのような非言語的行動によって，会話がもうすぐ終わることが表されているだろうか？　クライアントに，そのうちのどれを使おうと思うか尋ねてみる．**ハンドアウト6.8**には会話を終える時に使われる言語的・非言語的手がかりを示した．これらの手がかりを使いながら，ハンドアウトの最後に箇条書きしたシナリオで，クライアントにロールプレイを行ってもらう．

8）コミュニケーションスタイル

　クライアントとその家族は，脳損傷後のクライアントのコミュニケーションスタイルの変化に気づいているかもしれない．その変化はわずかかもしれないが，職場復帰や家庭での役割の遂行といった，リハビリテーションの転帰には大きな影響を及ぼすだろう．脳損傷後にパーソナリティの変化が認められることが広く報告されており，コミュニケーション場面でも現れる可能性があるが，専門職は受

傷前のその人を知らないため，評価することは難しい．ハンドアウト6.9に示されるような簡単な質問紙でクライアントとキーパーソンの両者から聞き取ることは，受傷前と後のコミュニケーションスタイルの違いを調べるのに役立つだろう．

ハンドアウト6.10（単語と絵が別々のコマで，切り離せるようになっている）を使って，4つのよくあるコミュニケーション行動の型，すなわち直接的攻撃型，間接的攻撃型，アサーティブ型，受動型について，クライアントと話し合うと良い．形容詞を各スタイルとマッチングしてもらう．

自分自身の様々なコミュニケーションスタイルを認識するには，他者についてわかることが重要である．YouTubeやThe Oliver Zangwill Centreのウェブサイト（www.ozc.nhs.uk）で提供されているビデオクリップを使って，そこにみられる様々な行動の型を明らかにする．音量を落として，観察される非言語的コミュニケーションに注目し，姿勢，アイコンタクト，身振り，距離，表情について検討する．それから音量を上げて，声の調子，声の大きさ，速度など，言語コミュニケーションの側面について考えてもらう．

次に，グループで，以下に示すロールプレイを行ってもらい，異なる複数の役と行動スタイルを担当してもらう．事前にどのような言語的あるいは非言語的行動が，それぞれのスタイルに合うかを話し合っておく．グループの仲間からのフィードバックが非常に大きな力をもちうることを思い出し，ロールプレイを録画し，観返してほしい（また，クライアントに自分の実生活での経験についても話し合うよう促すと良い）．

- 夜遅い時間，あなたの隣人が騒々しい音楽を演奏していて，もう3日も続いている．あなたは，隣人宅に行き，音量を下げてほしいと頼む．
- テレビを修理する人が午前10時に来てくれることになっていた．もう午後1時で，午前中，仕事を休んだあなたは仕事に行かないといけない．あなたは，お店に電話をかけて苦情を言う．
- 上司が締め切り間近の大きな仕事を抱えていることをあなたは知っているが，娘の卒業式に出席するために仕事をしばらく抜けなくてはならない．あなたは，上司にこのことを話すために面談を予約する．
- あなたは友人にお金を貸したが，2週間たっても返してもらえていない．
- 職場の同僚が，あなたをデートに誘った．あなたは気乗りしないまま同意したが，断れば良かった，キャンセルしたいと思っている．

コミュニケーションスタイルに正解も間違いも存在しないが，自己のコミュニケーションスタイルが他の人や自分自身に与える影響について気づくことは大事である．様々なコミュニケーションスタイルが及ぼす影響について話し合う．自分が，アサーティブ型，直接的攻撃型，間接的攻撃型，受動型，それぞれの状態の時，クライアント自身がどう感じたか，また，受け手側の時にはどう感じたのかを尋ねてみる．例えば，直接的攻撃型は，有力感をもたらしたり，緊張を解きほぐす一方法として作用したりするかもしれない．あるいは，自分の怒りの感情に責任をもてない人間として，罪悪感や恥ずかしさをもつかもしれない．罪悪感や恥ずかしさが最終的には，自信や自尊感情の喪失，あるいは他者への恨みへと行き着くこともある．間接的攻撃型は，直接的攻撃型よりもわかりにくく，捉えにくい．心の奥底に贖罪不安を作り出すが，短期的には，自分が聞き手を操作しつつ，感情の直接的な表現を避けていることで，話者の自尊感情を引き上げるかもしれない．受動型は，短期的には，罪悪感や苦痛を軽減する，あるいは回避するという結果をもたらすかもしれない．しかし，長期的には，

受動的行動は内的な緊張を生み，ストレス，怒り，抑うつ，自尊感情の喪失を生む可能性がある．

　アサーティブ型は，自分自身にとっても他者にとっても有益だろう．オープンで直接的であり，自分自身と他者の権利を尊重し，ポジティブでもネガティブでも感情や意見を堂々と表現することで，自己への信頼と互いへの敬意を高める結果になるだろう．アサーティブとは，他者を批判したり他者に責任転嫁することなく，自分自身や自己の行動に対して自ら責任をとる能力，対立のあるところでは妥協を見出す能力とかかわっている．

　アサーティブな行動を身につけるには，基盤となる信念をもつ必要がある．HollandとWard(1990)は，この信念のセットを「権利憲章」として定義しており，これをクライアントと一緒に研究してみるのも良いだろう．HollandとWardは，アサーティブな行動スタイルを身につけるのを助ける「ツール」も提案している．

(1) ボディランゲージ

　どのようなボディランゲージがアサーティブな行動に結びついているかを話し合う．クライアントに，複数の異なる態度と非言語的行動を使って，いくつかのシナリオを演じてもらう．そして，自信がもてる感じがするものはどれか，自信がありそうにみえるものはどれか，見極めるよう促す．

(2) 場面を設定する

　難しい会話が起こる状況について考えることは有益である．状況には，クライアント自身の，あるいは相手の気分，タイミング，設定，その場にいる他者が含まれるだろう．クライアントには，相手に責任転嫁したり，相手を批判したりするのではなく，「私は…と感じている」「私には…が必要と思う」といったフレーズを使って，自分がどのように感じているかを話すことに集中するよう促す．また，人物についてではなく行動について話すこと，簡潔に具体的に話すこと，相手の立場を認め，相手の権利を尊重しつつ自分の信念を守ることを説明する．

(3) 壊れたレコード

　壊れたレコード，すなわち「繰り返しの技」は，どのような場面でも実際に有効な方法である．クライアントは，自分の望むことや必要とすることを明確にいえるように，そして会話の中でいつでも，このために用意したセリフに戻って来られるようにリハーサルをしておく．

(4) スクリプト

　クライアントが言いたいことを，前もって構造化された形にまとめておくよう支援することも有益である．「スクリプト」を用意するにあたって，クライアントが考えるべき4つの因子を以下に示す．

1. **出来事**：状況，関係，あるいは自分にとって重要な実際の問題．
2. **気持ち**：その状況，関係，問題について，自分がどう感じているのか．
3. **要求**：状況を変えるためにどうなってほしいと思っているのか．
4. **結果**：その変化が起こることによって，自分と／あるいは他者にとって，状況はどのように改善したのか．

　アサーティブであるには，妥協が必要と心に留めておくことは重要である．いかなる犠牲を払って

も勝つということではない．目的は膠着状態を避けることであり，両者が満足のいく相互の合意，あるいは両者が満足のいく解決に至ることである．

　これらすべてのスキルを身につける最善の方法は練習である．想像上のシナリオと実生活のシナリオの両方について話し合い，計画を立て，時間をかけてロールプレイを行う．クライアントの誰かが今，直面している問題を扱うのが良いかもしれない．録画し，観返して，一つひとつのビデオについて，その結果が話者と聞き手の両者にとってどのように感じられるかを振り返る．

9. まとめ

　コミュニケーション障害のリハビリテーションにおける次のステップは，特定の困難を克服するために身につけたストラテジーを日常場面に適用することである．ストラテジーの適用と般化は自動的に起こるとは限らず，ゴールまでの過程を臨床家が主導することは，クライアントにとって有益である．

　適用と般化のための１つの方法は，プロジェクトベースのアプローチ（Ylvisaker, 2003）を用いることである．プロジェクトは，ストラテジーの般化を促すために極めて有用である．クライアントにとって意味のあることの達成を重視し，臨床家はそばにいて，クライアント一人ひとりが必要な時に適切なストラテジーを使えるよう指導する．個々のクライアントにとって意味のあることは何かを明らかにすることが鍵であり，それがストラテジーを使う動機づけとなる．得られる資源によって，プロジェクトはグループあるいは個人で行われる．ある程度の思考力，計画力，創造力が必要であるが，クライアントと一緒に工夫すれば，訓練で学習したストラテジーを日常生活に安全に般化させる絶好の機会となる．これまでにクライアントと成功させたプロジェクトについて，Graceyらが第9章で述べている．

　ストラテジーを般化するには，さらに文脈特異的な活動，すなわち銀行口座について問い合わせる電話をかける，レストランで注文する，店に苦情を言うなどの活動を行う必要のあるクライアントもいるだろう．行動実験はコミュニケーションスキルへの自信を高めるには有用な方法であり，ある程度予定された場面でストラテジーを使えるようになると，不安はいくらか軽減される．階層構造やゴールへのはしごは，クライアントが自信をつけていくに従い，優しく先へ先へと導かれるように作られている．行動実験についての詳細は，Winegardnerの第5章，Fordの第8章で記載されている．

　プロジェクトベースのアプローチ，あるいは，文脈特異的アプローチのどちらが適用されるにせよ，クライアントにとって個人的に意味のある課題や活動を明確にするには，クライアントやキーパーソンと一緒に取り組むことが不可欠である．こうしたタイプの課題は，クライアントがストラテジーを般化させるのに大きな力をもつと同時に，獲得したスキルへの自信を高めることにつながるだろう．

10. ケーススタディ

　Jeffは19歳の時に交通事故に遭い，重度の外傷性脳損傷を負ったため，アメリカのゴルフ奨学金を受けるという彼の計画はくじかれ，第3章の終わりにある通りFishらの紹介でやって来た．Jeffが直面したコミュニケーションに関する問題とゴール，そしてこれらの問題に取り組むためのストラテジーを**表**6.1に記す．

表6.1 Jeff のコミュニケーションの問題への対応

問題	ゴールとストラテジー	リハビリテーションの状況
会話の話題が限られていることと話題を制御する力の低下 Jeff はゴルフについて延々と話すことができたが、話題を変えたり、相手の関心を考慮したりすることが困難だった. **会話の開始と維持の困難** Jeff は自分から話を始めたり、質問したりすることは避けがちだった. 彼はひと言で応答をすることが多く、詳細を話さなかった. その結果、彼の会話はすぐに断ち切れになった. **コミュニケーションスタイルへの気づきの乏しさ** Jeff は自分のコミュニケーションの問題への洞察力を欠いていた. また、Jeff は時々、特に不安な時に、非常に早口になるために、他の人が彼の話をわかりにくいと感じていることに気づいていなかった. **時にみられる衝動的で社会的に不適切な行動** Jeff は、ゴルフクラブの女性メンバーに対してわいせつな言葉をかけたため、苦情が出た.	**ゴール**：人間関係を築き始めることを視野に入れ、コミュニケーションスキルを向上させる **気づきを高めるためのテクニック**： ● ビデオによるフィードバック ● 心理教育 ● スタッフや仲間によるモニタリングとフィードバック	Jeff は合コンに参加したがっていた. そこで、このゴールに向けて改善をはかることに治療の焦点を当てた. 別の状況での Jeff のコミュニケーション場面のビデオを観返し、フィードバックを行った. 自分の問題への気づきを促し、同時に、何が社会的に適切か／不適切かの認識を高めるためである. はじめに 1 対 1 の練習セッションが行われ、セラピストからフィードバックを受けた. Jeff が着るものを決めたり、幅広く話題を考えたりすることができるように、ゴールマネージメントフレームワーク（Goal Management Framework：GMF）（Winegardner による第 5 章を参照）を補助的に用いた. Jeff は、地域の集まりで司会をする時とニュース記事を伝える時に、ゆっくりとした速度で話す練習を行い、スタッフからフィードバックを受けた. Jeff が十分に自信をもてたと感じた時、センターで模擬合コンを開いた. 6 人のスタッフが様々な役を演じ、彼と 3 分間のデートを行い、その後、ポジティブなフィードバックを受けた. 最終的に、Jeff は自分の住む地域で実際にある合コンの機会について、支援を受けながら調べた.

REFERENCES

Babbage, D. R., Yim, J., Zupan, B., Newman, D., Tomita, M. R., & Willer, B. (2011). Meta-analysis of facial affect recognition difficulties after Traumatic Brain Injury. *Neuropsychology, 25*(3), 277–285.

Byng, S., & Duchan, J. (2006). A framework for describing therapies and discovering their whys and wherefores. In S. Byng, J. Duchan, & C. Pound (Eds.), *The aphasia therapy file* (Vol. 2, pp. 231–277). Hove, UK: Psychology Press.

Cicerone, K. D., Dahlberg, C., Kalmar, K., Langenbahn, D. M., Malec, J. F., Bergquist, T. F., . . . Morse, P. A. (2000). Evidence-based cognitive rehabilitation: Recommendations for clinical practice. *Archives of Physical Medicine and Rehabilitation, 81*, 1596–1615.

Douglas, J., O'Flaherty, C. A., & Snow, P. C. (2000). Measuring perception of communicative ability: The development and evaluation of the La Trobe Communication Questionnaire. *Aphasiology, 14*(3), 251–268.

Erlich, J., & Sipes, A. (1985). Group treatment of communication skills for head trauma patients. *Cognitive Rehabilitation, 3*, 32–37.

Freund, J., Hayter, C., MacDonald, S., Neary, M. A., & Wiseman-Hakes, C. (1994). *Cognitive communication disorders following traumatic brain injury: A practical guide*. Tucson, AZ: Communication Skill Builders.

Grattan, L., & Ghahramanlou, M. (2002). The rehabilitation of neurologically based social disturbances. In P. Eslinger (Ed.), *Neuropsychological interventions: Clinical research and practice* (pp. 266–293). New York: Guilford Press.

Hagen, C. (1984). Language disorders in head trauma. In A. Holland (Ed.), *Language disorders in adults: Recent advances* (pp. 245–281). San Diego, CA: College Hill Press.

Hartley, L., & Griffith, A. (1989). A functional approach to the cognitive-communication difficulties of closed head injured clients. *Journal of Speech–Language Pathology and Audiology, 13*(2), 51–56.

Helffenstein, D., & Wechsler, R. (1982). The use of interpersonal process recall (IPR) in the remediation of interpersonal and communication skill deficits in the newly brain injured. *Clinical Neuropsychology, 4*, 139–143.

Holland, S., & Ward, C. (1990). *Assertiveness: A practical approach*. Chesterfield, UK: Winslow Press.

Leblanc, J., De Guise, E., Feyz, M., & Lamoureux, J. (2006). Early prediction of language impairment following traumatic brain injury. *Brain Injury, 20*(13–14), 1391–1401.

MacDonald, S., & Johnson, C. J. (2005). Assessment of subtle cognitive communication deficits following acquired brain injury: A normative study of the Functional Assessment of Verbal Reasoning and Executive Strategies. *Brain Injury, 19*(11), 895–902.

Pound, C., Parr, S., Lindsay, J., & Woolf, C. (2004). *Beyond aphasia: Therapies for living with communication disability*. Oxford, UK: Speechmark.

Royal College of Speech and Language Therapists. (2006). *Communicating quality 3*. London: Author.

Struchen, M. A., Clark, A. N., Sander, A. M., Mills, M. R., Evans, G., & Kurtz, D. (2008). Relation of executive functioning and social communication measures to functional outcomes following traumatic brain injury. *NeuroRehabilitation, 23*, 185–198.

Thomas-Stonell, N., Johnson, P., Schuller, R., & Jutai, J. (1994). Evaluation of a computer based program for cognitive-communication skills. *Journal of Head Trauma Rehabilitation, 9*(4), 25–37.

Wiseman-Hakes, C., Stewart, M. L., Wasserman, R., & Schiller, R. (1998). Peer group training of pragmatic skills in adolescents with acquired brain injury. *Journal of Head Trauma Rehabilitation, 13*(6), 23–38.

Wood, R., & Rutterford, N. (2006). Demographic and cognitive predictors of long-term psychosocial outcome following traumatic brain injury. *Journal of the International Neuropsychological Society, 12*(3), 350–358.

Ylvisaker, M. (2003). Context-sensitive cognitive rehabilitation after brain injury: Theory and practice. *Brain Impairment, 4*(1), 1–16.

Ylvisaker, M., & Feeney, T. J. (2000). Construction of identity after traumatic brain injury. *Brain Impairment, 1*, 12–28.

ハンドアウト 6.1

コミュニケーションスキル：ストレングスと課題

ストレングス	課題
例：聞き上手	例：グループについて行くこと

『The Brain Injury Rehabilitation Workbook』Rachel Winson, Barbara A. Wilson, and Andrew Bateman 編（『ワークブックで実践する脳損傷リハビリテーション』廣實真弓監訳）．Copyright©2017 The Guilford Press. 本書の購入者は、個人的にあるいは個々のクライアントに使用する目的でこのハンドアウトを使用することが許可されている（詳細は著作権頁を参照）．また、本書の購入者は、ハンドアウトのコピーをダウンロードすることもできる（「ハンドアウトのダウンロードについて」を参照）．

ハンドアウト 6.2
コミュニケーション行動のチェックリスト

会話の中で，下記の行動を観察したら，チェックを入れてください．あなたがみたことを簡単にメモしてください．

- ☐ アイコンタクト
- ☐ ボディランゲージ
- ☐ 表情
- ☐ 聞くこと
- ☐ 話者間の距離
- ☐ 声の調子
- ☐ 声の大きさ
- ☐ 言いたいことを伝えること

『The Brain Injury Rehabilitation Workbook』Rachel Winson, Barbara A. Wilson, and Andrew Bateman 編（『ワークブックで実践する脳損傷リハビリテーション』廣實真弓監訳）．Copyright© 2017 The Guilford Press．本書の購入者は，個人的にあるいは個々のクライアントに使用する目的でハンドアウトを使用することが許可されている（詳細は著作権頁を参照）．また，本書の購入者は，ハンドアウトのコピーをダウンロードすることもできる（「ハンドアウトのダウンロードについて」を参照）．

ハンドアウト 6.3

コミュニケーション行動観察シート

非言語的聞き取り行動

表情：怒り，驚き，悲しみ，反感，心配，幸福

ジェスチャーの使用：指さし，人差し指を横に振る，拳を振り上げる，強調するための手の使用

頭／体の動き：うなずき，首振り，うつむく，背中を丸める，背筋を伸ばす，両手を広げた姿勢

距離：すぐそばに立つ，遠ざかる

言語的聞き取り行動

「ふむふむ」　「はい」　「ふーん」

「その通り」　「ああ」　「本当？」

「ええっ！」　「そうですね」　「いいです」

「本当に！」

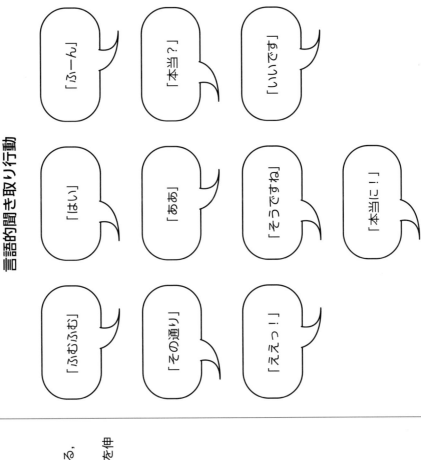

『The Brain Injury Rehabilitation Workbook』Rachel Winson, Barbara A. Wilson, and Andrew Bateman 編（『ワークブックで実践する脳損傷リハビリテーション』廣實真弓監訳）．Copyright©2017 The Guilford Press. 本書の購入者は，個人的にあるいは個々のクライアントに使用する目的でハンドアウトを使用することが許可されている（詳細は著作権頁を参照．また，ハンドアウトのコピーをダウンロードすることもできる（「ハンドアウトのダウンロードについて」を参照）．

ハンドアウト 6.4
言い換え

以下の発言を言い換えましょう．

1. 「今日，私は仕事に遅れそうになり，大急ぎでした．そうしたら，車のエンジンがかからなかったんです．やっと動かすことができましたが，ご存知の通り，道路は朝，凍っていて，それで私は通りを途中まで行ったところで横滑りしました．それだけでも大変なのに，燃料メーターのランプがつきました．ここに来るまできっかりのガソリンしか入ってなかったんです．仕事が終わったらガソリンを満タンにしないといけません」

2. 「土曜日に私は娘たちを連れて買い物に行きました．娘たちに新しい靴が必要だったからです．街で軽食をとることにして，それから公園へ行きました．ほら，大きな海賊船のある公園です．それから家に帰る途中でアイスクリームを食べました」

3. 「今朝は典型的な月曜日の朝でした．夜中に停電があったのか，あるいは，何らかの理由で電力がなくなったのか，目覚ましが鳴らず，寝過ごしてしまいました．しかし，幸運なことに，通勤電車に間に合いました」

『The Brain Injury Rehabilitation Workbook』Rachel Winson, Barbara A. Wilson, and Andrew Bateman 編（『ワークブックで実践する脳損傷リハビリテーション』廣實真弓監訳）．Copyright© 2017 The Guilford Press．本書の購入者は，個人的にあるいは個々のクライアントに使用する目的でハンドアウトを使用することが許可されている（詳細は著作権頁を参照）．また，本書の購入者は，ハンドアウトのコピーをダウンロードすることもできる（「ハンドアウトのダウンロードについて」を参照）．

ハンドアウト 6.5
確認と要約

確認

- [あなたのお話からは…のようです]
- [私の理解では…です]
- [あなたの今おっしゃったことは…]
- [前回のミーティングで私たちは…するよう決めました]
- [あなたは…のように感じている/思っている/望んでいると考えて良いですか]
- [私たちで話し合ったことから、計画は…]
- […を確認させてもらえますか？]
- [私たちが今日お会いしているのは…のため、そうですね？]
- [今日は…について議論をしていると考えて良いですか？]

要約

- 誰が？
- 何を？
- いつ？
- どこで？
- なぜ？
- どのように？

『The Brain Injury Rehabilitation Workbook』Rachel Winson, Barbara A. Wilson, and Andrew Bateman 編（『ワークブックで実践する脳損傷リハビリテーション』廣實真弓監訳）．Copyright © 2017 The Guilford Press. 本書の購入者は、個人的にあるいは個々のクライアントに使用する目的でハンドアウトを使用することが許可されている（詳細は著作権頁を参照）．また、本書の購入者は、ハンドアウトのコピーをダウンロードすることもできる（「ハンドアウトのダウンロードについて」を参照）．

157

ハンドアウト 6.6
会話の開始

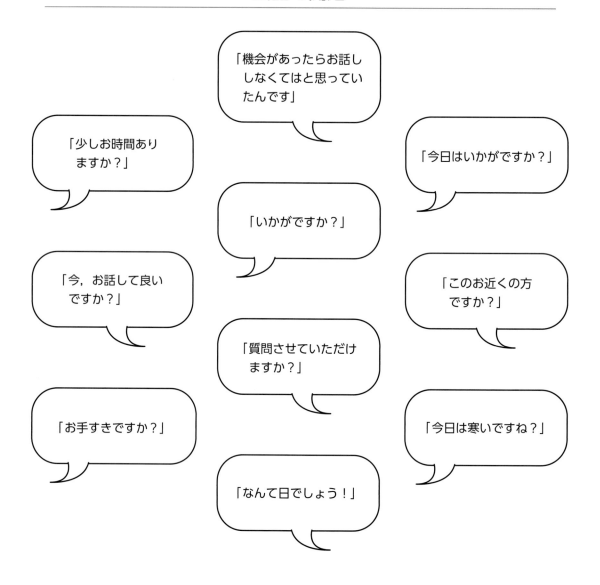

下記の話題のうち，会話を始めるのに良いのはどれですか？　最も避けるべき危ない話題はどれですか？

休暇　　　　　あなたの子ども　　　　あなたの健康問題

天気　　　　　宗教　　　　　　　　　政治

あなたの身の回りの事柄についてのコメント

『The Brain Injury Rehabilitation Workbook』Rachel Winson, Barbara A. Wilson, and Andrew Bateman 編（『ワークブックで実践する脳損傷リハビリテーション』廣實真弓監訳）．Copyright © 2017 The Guilford Press．本書の購入者は，個人的にあるいは個々のクライアントに使用する目的でハンドアウトを使用することが許可されている（詳細は著作権頁を参照）．また，本書の購入者は，ハンドアウトのコピーをダウンロードすることもできる（「ハンドアウトのダウンロードについて」を参照）．

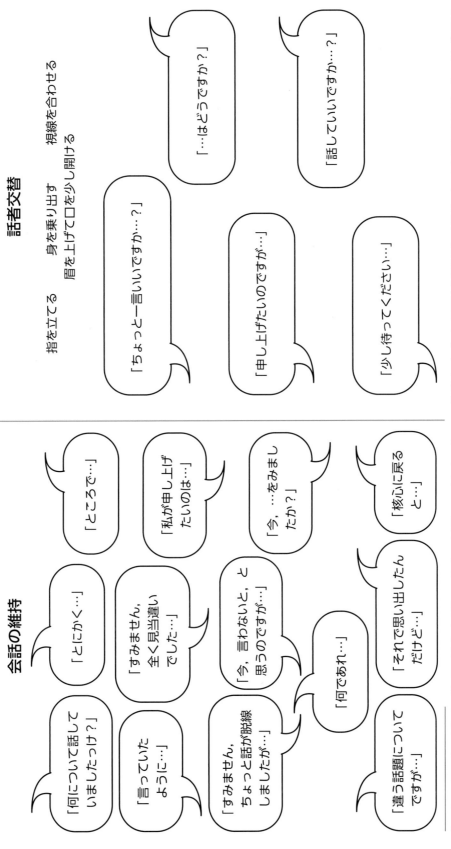

ハンドアウト 6.8
会話の終了

非言語的手がかり

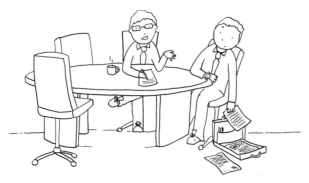

体の向きを変える　　　　立ち上がる　　　　　　下をみる　　　　　　時計をみる
　　広げた物をしまう　　　　　　　　　　ドアを開ける
　　　　　　　　　　他の人の方をみる

言語的手がかり

「申し訳ないのですが，すぐ出ないといけないので」

「あなたとお話しできて，本当に良かったです」

「はい，全部，お話したと思います」

「では，次回，集まる予定を決めましょうか？」

「お会いできてよかったです．それではまた」

「お会いしないといけない別の方がいらっしゃるので…，申し訳ございません」

上記の非言語的・言語的手がかりを用いて，以下の場面についてロールプレイをしましょう．

- とても急いでいて，話ができない．
- 話題を不快に感じる．
- 飽きた，あるいは，興味がもてない．
- 別の人があなたの目を引いた．

『The Brain Injury Rehabilitation Workbook』Rachel Winson, Barbara A. Wilson, and Andrew Bateman 編（『ワークブックで実践する脳損傷リハビリテーション』廣實真弓監訳）．Copyright ⓒ 2017 The Guilford Press．本書の購入者は，個人的にあるいは個々のクライアントに使用する目的でハンドアウトを使用することが許可されている（詳細は著作権頁を参照）．また，本書の購入者は，ハンドアウトのコピーをダウンロードすることもできる（「ハンドアウトのダウンロードについて」を参照）．

ハンドアウト 6.9
社会的コミュニケーションスキル質問紙

観察	気づいていますか？	それは，けがをしてから変わったことですか？	例
1. 気持ちを表したり，伝えたりすることが難しいですか．	はい いいえ	はい いいえ	
2. 感情的になりすぎたり，感情がなくなったりしますか．	はい いいえ	はい いいえ	
3. ある話題について，いつ（または，どこで）話すべきか，判断が難しいですか．	はい いいえ	はい いいえ	
4. 社会的な場面で，適切な会話の話題（または，質問）を選ぶことが難しいですか．	はい いいえ	はい いいえ	
5. 会話を独占したり，会話に全く参加しなかったりする傾向がありますか．	はい いいえ	はい いいえ	
6. 人の隣に立ったり座ったりする時の距離が近すぎますか．	はい いいえ	はい いいえ	
7. 相手を凝視したり，相手を全くみなかったりしますか．	はい いいえ	はい いいえ	
8. 一部の人へのボディタッチが多すぎたり，不十分だったりしますか．	はい いいえ	はい いいえ	
9. 相手の表情を読み取ることが難しいですか．	はい いいえ	はい いいえ	
10. 言っていることと表情がちぐはぐですか．	はい いいえ	はい いいえ	
11. 冗談を理解することが難しいですか．	はい いいえ	はい いいえ	

(つづく)

『The Brain Injury Rehabilitation Workbook』Rachel Winson, Barbara A. Wilson, and Andrew Bateman 編（『ワークブックで実践する脳損傷リハビリテーション』廣實真弓監訳）．Copyright © 2017 The Guilford Press．本書の購入者は，個人的にあるいは個々のクライアントに使用する目的でハンドアウトを使用することが許可されている（詳細は著作権頁を参照）．また，本書の購入者は，ハンドアウトのコピーをダウンロードすることもできる（「ハンドアウトのダウンロードについて」を参照）．

社会的コミュニケーションスキル質問紙（2/2 ページ）

観察	気づいていますか？	それは，けがをしてから変わったことですか？	例
12. 相手の立場に立って考えて，自分の行動を調整することに問題がありますか．	はい いいえ	はい いいえ	
13. 困っている人に共感することが難しいですか．	はい いいえ	はい いいえ	
14. 相手にやたらと謝ったりへつらったりしますか．	はい いいえ	はい いいえ	
15. 社会的交流や感情のコントロールで他に何か変わったことはありますか？			

ハンドアウト 6.10

コミュニケーションスタイル

	偉そう	卒練
	強引	あてつけがましい
	傲慢	ひねくれた
	高圧的	人を操る
	意固地	罪悪感を引き起こす
	寛容でない	あいまいな
	直接的	受け身
	正直	愚痴っぽい
	肯定的	頼りない
	自発的	従順
	受容的	優柔不断
	責任感がある	弁解がましい

『The Brain Injury Rehabilitation Workbook』Rachel Winson, Barbara A. Wilson, and Andrew Bateman 編(『ワークブックで実践する脳損傷リハビリテーション』廣實真弓監訳)。Copyright©2017 The Guilford Press. 本書の購入者は、個人的にあるいは個々のクライアントに使用する目的でのハンドアウトを使用することが許可されている(詳細は著作権頁を参照。また、本書の購入者は、ハンドアウトのコピーをダウンロードすることもできる(「ハンドアウトのダウンロードについて」を参照)。

第 7 章

疲労

Donna Malley

　疲労は，後天性脳損傷（acquired brain injury：ABI）で最もよく報告される症状の1つで，外傷性脳損傷（traumatic brain injury：TBI）後のすべての重症度での発症率は60％以上だという報告もある（Ponsford et al.,2012）．疲労は後天性脳損傷発症後，急性期や亜急性期に生じるが，中には長く症状が持続することもある．多くの交絡因子が合併しているため，疲労を理解することや，定義すること，評価することは難しい．臨床的に注目される「病的な疲労」は休息をとっても消えず，激しい運動後の「正常な疲労」に比べ，より強く長く続く疲労であると定義される．それは，日常生活でのアクティビティやリハビリテーションに参加する能力を著しく減衰させてしまう．慢性的な疲労は，気分やアイデンティティ，人間関係，生活の質にネガティブな影響を与え，それを体験した人は脳損傷受傷前に経験した疲労とは，質的に異なるタイプの疲労だと記述している．

　重要なことは，脳損傷後の個々人の疲労の体験と影響を認め，理解することである．慢性的な疲労の体験は，その人のアイデンティティの感覚に影響を与えるだろう．1つには，その人をその人たらしめている希望する役割やアクティビティに十分に参加できなくなるからである．疲労を管理するタイミング，状況そして過程は，個別化される必要がある．評価と介入のための線形アプローチは，とりわけ心理社会的な変数が要因となっている場合は，必ずしも常に可能だったり適切だったりするわけではない．多職種の専門家チームが行う心理教育的なグループセッションや個人的な介入はどちらも，疲労を管理するために活用することができる．

　本章は以下の内容について解説している．

- 脳損傷後の疲労についての臨床家のための情報：検査，介入，評価のための理論的で実践的な留意点．
- 疲労を体験している理由をクライアントが理解する助けとなるハンドアウトとアクティビティの提案．
- クライアントが，自分のもっている資源を最も有効に利用できるように援助するための疲労マ

ネージメントのためのストラテジーの提案.

1．理論的背景とモデル

　疲労は，生理学的で心理学的な要因により影響を受け，社会的で文化的な状況の中で体験したと感じられるものなので，今日では，多次元的で生物心理社会的な概念として，広く受け入れられている．疲労のいくつかのモデルは文献の中で提唱されてきた．一般的な神経学的な状態に合併している疲労について（Kluger, Krupp, & Enoka, 2013），そして特に脳卒中と合併する疲労についての文献がみられ（Eilertsen, Ormstad, & Kirkevold, 2013; Lerdal et al., 2009; Wu, Mead, Macleod, & Chalder, 2015），その中で，疲労のいくつかのモデルが提唱されてきた．しかし，これらのモデルは臨床的に有用だとは思われなかったので，臨床的な実践とエビデンスを統合するような，後天性脳損傷後の慢性的な疲労に対する評価および介入のための臨床的モデルが開発された（Malley, Wheatcroft, & Gracey, 2014）．このモデルを使うことによって，後天性脳損傷後の慢性的な疲労を体験している個々人と，その家族や介護者の共通理解を促すことができる．それはまた，その後の評価や介入の理論的根拠ともなる．**図7.1**はこのモデルを説明するための模式図である．**ハンドアウト7.1***は，クライアントとその他の人が共有できるような形式で模式図を表している．

　このモデルは，疲労が，脳損傷と関連する一次的，二次的な疲労の要因と並んで，病前の生活体験や合併疾患のような素因や脆弱性因子に影響されることを示している．疲労の一因となる一次的，二次的な要因は，病理学的要因や生理学的な要因と，合併している身体的，認知的，心理社会的な要因の評価を通して決定される．それから潜在的なトリガー，アクティビティ，疲労の体験の感覚（思考，感情，知覚や行動を含む），その人がどのように反応するのか（疲労を持続させるのか，疲労の体験を改善させるのか）に影響する媒介因子が同定される．このモデルは，後天性脳損傷後の疲労にかかわるメカニズムについてクライアントと図式化したり，共通理解をはぐくんだりするために，クライ

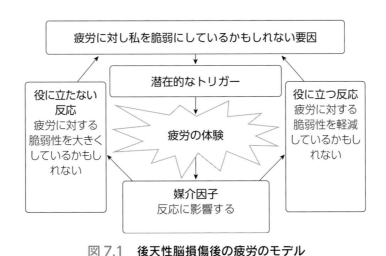

図7.1　後天性脳損傷後の疲労のモデル

---

*ハンドアウトはすべて章末に掲載されている．

アントに用いることができる．そしてそれによって，対処反応に影響を与える要因を見極め，適切な介入を促進するために，このモデルを用いることができる．

　疲労を管理する計画では，疲労の一次的および／または二次的な要因と，その結果のどちらにも焦点を当てることができる．疲労を管理するための様々なストラテジーにその人がどのように反応するのかを考慮し，またそのようなストラテジーを発展させることで個々人を支援すべきであるため，疲労に影響を及ぼす脆弱性因子やトリガーは，媒介因子とともに考慮される必要がある．したがって，疲労を管理する臨床的なゴールは，それぞれのクライアントの疲労の体験や反応に対する共通理解を作り，やりたいと思っているアクティビティに参加するための能力を高め，個別化された疲労を管理するためのストラテジーを作り，そして疲労に伴う心理的な悩みを軽減することである．

　本章の残りの部分は，この臨床モデルに基づくものである．

2. 疲労の神経解剖学

　多くの人が脳損傷後に深い疲労感やエネルギーの欠如を経験するが，根本にある問題や原因や分類については十分に理解されておらず，数多くの議論があった．「末梢性の疲労」は，末梢の運動や感覚システムに関与する，筋肉を収縮させる能力の減衰として定義されており（Elovic, Dobrovie, & Fellus, 2005），外傷性脳損傷による損傷の結果かもしれない．しかし，本章では，中枢神経システムの損傷に伴う「中枢的な疲労」や「一次的疲労」に焦点を当てる．このタイプの疲労は，脳の構造（例えば，視床下部の損傷により下垂体機能低下症になる）や，連絡（例えば，上行性脳幹網様体賦活系）の器質的な損傷によるものかもしれないし，あるいは運動皮質の興奮性の障害によるものかもしれない．疲労は，後天性脳損傷に伴う他の要因の，例えば，不眠，痛み，気分障害，認知機能の低下といったものの二次的な結果として起こるかもしれない．この種の疲労は二次的疲労として知られている．Ponsfordら（2012）は，外傷性脳損傷に合併する疲労のメカニズムについて，適切に概要を説明している．また，Duncan, WuとMead（2012）や，Crosby, Munshi, Karat, WorthingtonとLincoln（2012）は，脳卒中に合併する疲労について考察している．臨床的にみて，後天性脳損傷に合併する疲労は，これらの側面のすべてを含んでいるようだ．臨床家の役割の1つは，個人的な脆弱性因子を決定するこの様々な要因と，それらの相互作用を考察することである．

3. 関連があるとみること

　前述したように，人と環境は相互に関係しているので，二次的疲労は，脳損傷によるその他の結果（身体的，認知機能的，感情的，社会的な結果）を管理するための努力に合併して起こると考えられる．処理速度の低下や注意障害は，精神的な疲労と関係しているという証拠が示されている（Ponsford et al., 2012）．疲労は，うつとは独立して起こりうるが，うつの1つの徴候であるかもしれない．また，脳損傷への対処スタイルや脳損傷に適応することの困難さも，疲労の一因となる可能性がある．二次的疲労は，これらの要因や生理的変化，そしてクライアントがやりたいと思っている，または必要としているアクティビティとの相互作用として引き起こされることが多い．時々，何かしようとして必死で考えたのに失敗し，努力することに疲れたと感じ，その結果，自分の努力に対し批判的に感じてしまうという悪循環が起こることもある．そして，その人は活動しなくなったり，気分が落ち込んだりするが，活動しないことや気分の落ち込みは，さらに疲労を悪化させる．これが個々人の疲労をど

のように管理するのが最適なのかをみつけることがいかに扱いにくいかという理由の1つである．また，なぜいくつかの異なったストラテジーを併用することが最適であるのかという理由でもある．

疲労はまた，以前からあった，もしくは，新しく生じた病状によるものかもしれないし，あるタイプの薬物治療の副作用かもしれない．したがって，疲労の原因が他にある可能性を除外するために，医学的な専門家から助言を得ることは重要である．脳損傷後の疲労に影響を及ぼす他の医学的な状態には，ホルモン欠乏症（例えば，下垂体機能低下症），ビタミンD欠乏症，睡眠障害，貧血や頻尿（睡眠を妨げる）が挙げられる．薬物治療の副作用として，日中の疲労感をさらにひどくする眠気を引き起こすことがある．それゆえ，薬物治療の副作用を検討し，副作用が少ない代替品を考えることは重要である．しかし，総合診療医やプライマリケア医，あるいは投薬コンサルタントに最初に薬物治療の相談をしないで，服薬を止めたり，投薬量を変更したりしないようにクライアントに助言するべきである．

薬物治療は，脳損傷と関連する他の要因を管理することに有効かもしれない．例えば，気分の落ち込みに対する抗うつ剤や，ホルモン欠乏症に対するホルモン補充は，人々が体験している疲労を大いに軽減することができる．しかし，今のところ脳損傷後の疲労に直接効果があるという薬物治療を裏づけるエビデンスはほとんどない．いくつかのタイプの薬物治療は，疲労が症状の1つである他の状態には有効であった［例えば，日中の過度な眠気を体験する人にとってのモダフィニル（訳注：癌患者の疲労に対する治療薬）］．

4. よくみられる問題

脳損傷後の疲労の体験は，受傷前の疲労とは全く別のものである．クライアントはこれまでよりも疲労の度合いが強く感じられると報告している．休んだ後でさえ，疲労は予期しない時に彼らを襲い，しばらくの間続くかもしれない．他の人にはこのことが理解できないので，互いの人間関係の問題の原因となり，クライアントと他の人の間に誤解を生み出してしまう．クライアントはこの種の疲労を抗しがたく不愉快なものだと述べ，またコントロールできないと感じていることを報告している．**ハンドアウト7.2**は，いくつかのクライアントの発言を引用し，疲労をどのように感じているかをイラストで示している．

疲労は，人々が考えていることやどのように感じているか，何をするかということに影響を与えるかもしれない．ある人にとっては，疲労が抗しがたいものだと感じられ，日常生活で正常な活動をすることは不可能となる．疲れ切ってしまって，エネルギーがなくなり，虚弱であるとか，とても眠く感じると言うことがある．もしくは，自分自身でやる気を起こすことは難しいとか，疲労には頭痛や手足の痛みが付随して起こるということがある．別の人にとっては，疲労は脳損傷によって生じた問題（例えば，忘れっぽいこと，イライラしやすいこと，間延びした話し方，注意散漫，めまい）を悪化させるかもしれない．疲労のために，先の見通しを立てたり，以前の役割や日常活動を再開したりすることがもっと困難になるので，疲労は自己感覚に大きな影響を与える．

脳損傷後の慢性的な疲労を体験している人は，3つのタイプの疲労について説明している．

- 「身体的な疲労」は，手足が重く感じられたり，筋肉痛を感じたり，自分を不器用だと感じたりする時に起こっていると説明される．これは通常，肉体的なアクティビティやエクササイズをした後に起こる．多くの人は，このタイプの疲労は，不快で憂慮するべきものとは考えておらず，身体の状

態や回復において当然のことであり，また活動をしたのだから無理もないことだと受け止めている

- ●「精神的な疲労」は，思考に影響する疲労である．セラピストは「認知的疲労（cognitive fatigue）」と呼ぶことがある．それは，集中することや，情報を思い出すこと，何かを決定すること，問題を解決すること，物事にとりかかることを難しくする．これらの問題により，人はしばしば間違いを犯すこととなり，そのため自分に対する感情にネガティブな影響を与える．このタイプの疲労はわかりにくく，他の人からしばしば誤解される．人はある活動に係る思考により心理的疲労が生じるということを当然だとは思わないので，この考えがまたフラストレーションを生み，自分がどのように反応するべきかということに影響を与える．

- ●「感情的な疲労」は，感情だけでなく思考や行動にも影響を与える．絶え間なく悩んでいること（くよくよと繰り返し考えること）は，エネルギーを消費し，より感情的になりやすく，より涙もろく，よりイライラしやすく，より怒りっぽくなる．これらの感情は，他の人に対してどのようにコミュニケーションをとり，どのように振る舞うか，また他の人が彼らに対しどのように反応するのかということに影響するだろう．このタイプの疲労はわかりにくく，説明するのが難しいため，誤解されやすい．

脳損傷後，人々は考えたり課題を行ったりするのに，今までより長い時間が必要になり，より多くの精神的努力を強いられる．多くの人は，長い間，この努力を続けることが困難である．自分の脳が行き止まりに到達したと表現する人もいる．例えば，「それは頭上にやってくる雲みたいだ…私の脳は停止し，それにうまく対処できない．私は脳のスイッチを切る必要があると感じている」加えて，脳損傷の直接の結果である認知機能の障害は，疲労によってさらに悪化する．よく覚えている代償ストラテジーを使いながら，残存する認知的な資源を最大限に活用することは，クライアントの能力を最大限に高めるだけでなく，疲労を軽減させる．新しいコーピングを覚えるためには努力とエネルギーが必要で，この新しい方法が習慣化されるまで，クライアントには支援が必要である．しかし，一度この習慣が形成されると，必要とされる努力は減り，成功を生み出す可能性は増す．

5. 疲労と疲労の影響の評価

後天性脳損傷後の疲労に対する測定方法で，常に使用されてきた臨床上有効かつ信頼できるものは今のところない．利用できる疲労尺度は，臨床上，異なる母集団のために作られてきたので，疲労の異なる側面を取り上げている．例えば，Ponsfordら（2012）は，外傷性脳損傷後の日常活動への疲労の影響を評価するために，the Fatigue Severity Scale（Krupp, La Rocca, Muir-Nash, & Steinberg, 1989）を使用することを推奨している．脳損傷リハビリテーションチームがよく使用する他の評価法〔例えば，the Profile of Mood States（Elbers et al., 2012）〕は，疲労の下位尺度がついている．

客観的な疲労と主観的な疲労は，それぞれ相関しないということを留意することが重要である．後天性脳損傷後に神経心理学的な障害があり，疲労がある人からの意見では，多くの疲労尺度が彼らの主観的な体験を捉えていないことを示している．また，あるクライアントは，特定の質問紙に答えたことによる心理的な反応だとしている人さえいる．そのため，疲労を評価する尺度や，関連する尺度は，介入を念頭において，それぞれのクライアントの臨床上の疑問やゴールを考えて選択する必要が

ある.

　後天性脳損傷後の慢性的な疲労についての自己評価は，臨床的に考慮するに値する．疲労は，心理的に最善な生活状態であることや，日常生活のアクティビティに参加することにネガティブな影響を与えているからである．この過程の評価（**図7.2**を参照）には，前述したモデルで説明されたすべての因子についての臨床的な見解を組み入れるべきである．

6. 結果の評価

　疲労マネージメントの望ましい結果は，それぞれのクライアントによって異なり，個々のクライアントのゴール設定を通して捉えるのが最も良いだろう．**ハンドアウト7.3**は機能的なゴールの達成度と並行して，疲労マネージメントに含まれる過程を評価する質問紙である．

7. リハビリテーション：そのエビデンス

　慢性的な疲労は脳損傷後によくみられ，生活の質に大きな影響を与えるという多くのエビデンスがあるにもかかわらず，それに対する介入を導くためのエビデンスはあまりない（Kutlubaev, Mead, & Lerdal, 2015; Cantor et al., 2014; Ponsford & Sinclair, 2014; Ponsford et al., 2012）．脳損傷のサーバイバーは，家族同様に臨床家や介護者はこの症状に対して理解や配慮が欠けていると述べている．前述のように，あらゆるエビデンスは，生物心理社会的な要因が，後天性脳損傷後の疲労の体験や疲労に対する反応と関連しているだろうと示唆している．これらには次のようなものが含まれる：睡眠障害（Ponsford & Sinclair, 2014; Schnieders, Willemsen, & De Boer, 2012）；痛み（Miller et al., 2013; Crosby et al., 2012; Hoang et al., 2012）；処理速度の低下，注意の持続困難，遂行機能障害といったような認知機能の障害（Radman et al., 2012; Ronnback & Johansson, 2012; Ponsford et al., 2012）；報酬と努力に対する知覚というような心理的な要因（Pardini, Krueger, Raymont, & Grafman, 2010）；不安やうつ（Wu, Barugh, Macleod, & Mead, 2014; Radman et al., 2012; Schnieders et al., 2012; Crosby et al., 2012）．これらは疲労モデルにおいて脆弱性因子と考えられている．

　後天性脳損傷後の慢性的な疲労を体験している人にとって，心理学的で社会的な変化が，彼らの反応に影響する重要な要因かもしれない．個々人は，後天性脳損傷の結果として，自己感覚や自身の生活に起きた重大な変化に適応しようとしている．ある研究は，脳卒中後の疲労（poststroke fatigue：PSF）は，器質的な脳損傷部位と適応と関連する心理社会的ストレスとの結合によるものだと考えられると提唱している（Glader, Stegmayr, & Asplund, 2002）．自己効力感，統制の所在，対処スタイルや社会的支援は，脳卒中後の疲労と関連しているようであり，介入のための潜在的なゴールとなるかもしれない（Wu et al., 2015）．さらに，他の人が脳卒中後の疲労について無理解だと，脳卒中後の疲労へ対処することが困難になり，精神的苦痛を増大させることになる（Eilertsen et al., 2013）．「対処方法の仮説」は，低下した認知機能面に直面した際に，努力を増大させるような反応で起こる外傷性脳損傷後の疲労について提唱された（Cantor, Gordon, & Gumber, 2013; Ponsford et al., 2012）．これらの研究は，後天性脳損傷後の疲労マネージメントは，認知リハビリテーションや薬物治療，生活スタイルを変えること，環境を管理することに加え，心理社会的アプローチを統合して行うべきであるということを示唆している．

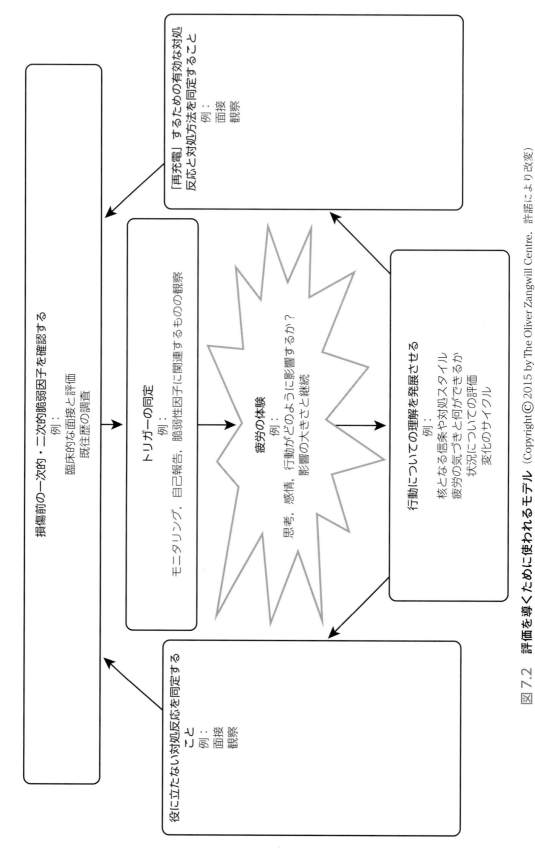

図 7.2 評価を導くために使われるモデル (Copyright© 2015 by The Oliver Zangwill Centre. 許諾により改変)

8. 疲労マネージメントのストラテジー

　脳損傷後の疲労に対する単一で簡単な治療法はない．ある人は，疲労は時間をかければ回復すると感じ，他の人は今までに「バッテリーの再充電」が十分にできたことがないと感じるかもしれない．しかし，クライアントが利用できるエネルギー資源を最も効率よく使うために，疲労を管理することは可能である．前述したように，疲労を管理するためには，数多くの相互に関連しあう要因に対処するように，様々なストラテジーを併用する必要がある．そのうちのいくつかは，ありふれた常識のように感じられ，クライアントはすでに利用しているかもしれない．それぞれの人に何が一番有効なのかをみつけるために時間をかけ，さらにそのうちのいくつかの原理を着実に実行するよう援助するために時間をかけることで，毎日の活動により良く対処できるようになる．この臨床的モデルは，介入を導くために用いられる（図7.3を参照）．

　ここで留意すべきは，これらのストラテジーは，常に疲れを感じることへの予防にはならないが，彼らが望むアクティビティに参加できるようにするために，エネルギー資源や能力をより効果的に使えるように援助できるということである．認知機能やコミュニケーション，気分といった脳損傷の結果に続発する疲労に対しては，本書の他の章に記載された多くのストラテジーが，疲労マネージメントを援助するために役立つだろう．

　また，すべての人に役立つストラテジーはなく，知識が直ちに行動を導くわけではない．これがなぜ媒介因子を臨床モデルに付け加えたかという理由である（ハンドアウト7.1を参照）．行動実験を用いると，あるマネージメント方法の効果について疑問視している人がいた時に，あるテクニックがその人にとって有効かどうかをみるためにテクニックを試す際の助けとなる．例えば，休憩をとると仕事の成果が上がらないと信じている人は，ゆっくりとしたペースで行うというストラテジーには気が乗らないだろう．その場合は，この仮説が支持されるためには，どのようなエビデンスを集める必要があるか，その人と討議すると良い．それから，代わりの仮説を確認してもらう（例えば，休憩をとることでミスが少なくなるし，仕事量には影響を与えないという仮説である）．クライアントに両方のアプローチを試してもらい，そして何が起こったのか，どちらの仮説がより多くのエビデンスを集めたのかを考えてもらうと良い．認知行動療法（cognitive behavioral therapy：CBT）に基づいたこのアプローチは，新しいコーピングを試すことを疑問視している人だけでなく，試みたことと最も有効だったことについて，明らかなエビデンスを活用する人にも，とても役に立つ．また，何が最もよく効いたのか，何を試みてきたのかという明白なエビデンスの恩恵を受ける人にとっても特に有用であろう．より詳細については，第5章でWinegardnerが，第8章ではFordが行動実験の結果から述べている．

　本章で述べてきたように，疲労マネージメントは直線的な過程ではない．むしろ，疲労マネージメントは，重なり合い，繰り返され，互いに関係しあうような4つの主なカテゴリーに分類される傾向があることに我々は気づいた．

- 共通理解を作り出すこと．
- エネルギーレベルや疲労レベルをモニタリングするようにクライアントに働きかけること．
- クライアント自身の資源を最も有効に使うように援助すること．
- エネルギーレベルを再充電する方法を編み出すように援助すること．

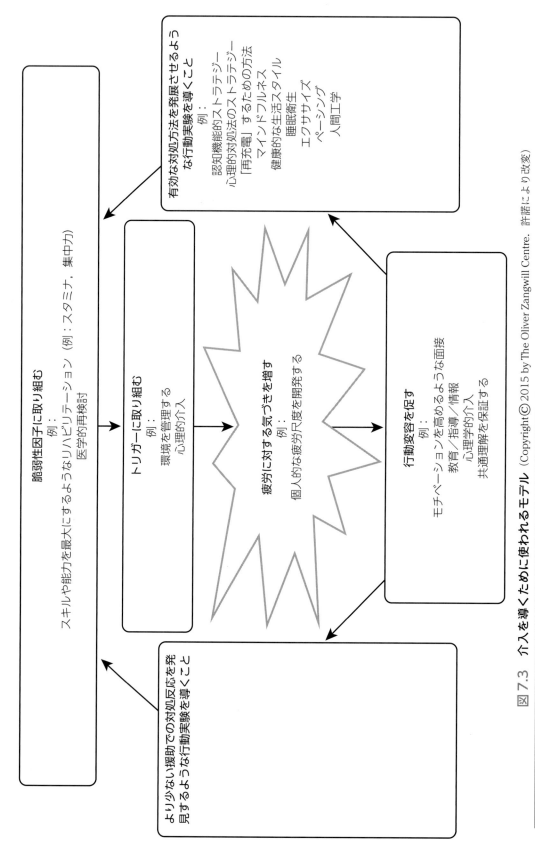

図 7.3 介入を導くために使われるモデル (Copyright© 2015 by The Oliver Zangwill Centre. 許諾により改変)

そこで，これらの項目ごとに，アクティビティやハンドアウトの説明を整理した．

1）共通理解を作り出すこと
(1) 疲労とは何か？

まず最初にやらなければならないことは，なぜクライアントは疲れ切っているのかという理由について，クライアントと共通理解を深め，彼らが怠けているのではなく，疲労は損傷を受けた結果なのだということを，クライアントが認められるようにすることである！ 他の人もまた，このことを理解する必要がある．スマートフォンのような他の何かに例えることは有効かもしれない．我々は，1日にしなければいけない様々な課題をするために，自分のスマートフォンを充電しておく必要がある．これらの課題とは，電話をすること，文章を作成すること，人工衛星を使用するナビゲーション機能を使うこと，インターネットでいろいろ検索すること，ゲームをすること，写真を撮ることなどである．ある課題や機能はスマートフォンのバッテリーを本当に早く消費してしまうので，日中に充電する計画を立てておく必要がある．突然電池切れにならないように，1日を通してバッテリーのレベルに目を配る必要もある．同様の例は，自動車のガソリンであろう．ガソリンを使い果たしてしまわないようにするために，移動距離との関連から燃料計をモニターしなければならない．

3つの異なる疲労（身体的な疲労，精神的な疲労，感情的な疲労）について，クライアントと話し合い，どのタイプの疲労を体験しているのか，それぞれのタイプの疲労をどのように感じるのか，どのような影響があるのか尋ねる．彼らの言葉遣いに耳を傾け，その後の治療セッションで疲労について話し合う時には，介入を個別化するために，その言葉遣いを用いるようにすると良い．ある特定のクライアントに最も効果的に働く例えはあるだろうか？ クライアントの自己モニタリングを支援するために，クライアントの話したことを使って，リッカート尺度を用いた個別化された疲労／エネルギー尺度を作り出すことができるだろう．

疲労は，みんながそれぞれ違うように感じる個人的な経験だということをクライアントに説明する．様々な疲労の側面がどのように互いに関係しあっているかを理解するための方法として，ハンドアウト7.1を導入することから始める必要がある．これにより，時間とともにどのように疲労が管理され，軽減されるかということについても示唆されるだろう．クライアントに次のように尋ね，その答えについて話し合う必要がある．

- あなたが疲労に弱いのは何が原因だと思いますか？（回答としては以下のことがあるだろう：体調不良，情報を処理するのには時間がかかること，注意がそれやすいこと，ストレスを感じていること，夜あまり眠れないこと）
- あなたにとってどのようなアクティビティ，あるいは状況が潜在的なトリガーになるのでしょうか？（回答としては以下のことがあるだろう：忙しい環境，議論，身体的な多大な努力あるいは認知機能を駆使するようなことを強いられる課題）
- あなたが疲れてきたことを示すサインや徴候は何でしょうか？（回答としては以下のことがあるだろう：うずきや痛み，めまい，視覚的な問題）他の人は何に気づきますか？
- あなたは疲労を感じた時にどのように反応しますか？ どのような影響が短時間あるいはより長時間にわたって出るでしょうか？
- あなたがどのように反応するかということに影響するかもしれない要因は何でしょうか？ （回答としては以下のことがあるだろう：気分の落ち込み，時間がないこと，クライアントが答え

る相手）

このような事前の話し合いに基づいて，**ハンドアウト 7.4** のテンプレートの項目にクライアントが記入することを援助する．クライアントは何を知りたがるだろうか？　彼らの知識はどこが不足しているのだろうか？　ハンドアウト 7.4 を完成させる過程は，彼らの体験に対する共通理解と信頼性を発展させる手助けとなり，他の人に彼らの疲労について説明するのに役立つだろう．

(2) 脆弱性因子を同定すること

それぞれのクライアントとともに，**ハンドアウト 7.5** に取り組む．これはクライアントの疲労と関連するかもしれない要因を同定するためのスクリーニングの道具である．そこにはあなたがよく知っていることと，不確実な部分の両方があるかもしれない．不確実な部分を調べるために，一緒に行動計画を作り出すと良い．疲労の一次的要因，薬物治療の選択肢，合併症状の管理を考えるために，その人が医学的再検討を必要とするかどうか考えてみる．

(3) 疲労のトリガーをみつけること

疲労のトリガーとなるアクティビティは人それぞれである．一般的には，社交，買い物，事務仕事を仕上げること，旅行などがトリガーになると報告されている．**ハンドアウト 7.6** を使用して，様々なアクティビティやそのアクティビティの時に使う様々なエネルギー（身体的，精神的，感情的）について，クライアントと検討することは役に立つだろう．必要に応じてこのハンドアウトリストに他のアクティビティを付け加えることができる．違うアクティビティや状況が他のタイプの疲労を招くかもしれないことを理解することは，あなたとクライアントが，クライアントのエネルギーレベルを再充電するためにクライアントは何をする必要があるかを計画したり，ゆっくり実行しようと考えたりする時に役に立つ．

特定の思考や状況もまた，疲労のトリガーとなるだろう．どのようなアクティビティや状況がクライアントをより疲労させるのか，どんなアクティビティや状況では疲労が少ないのか，それどころかエネルギーを再充電させるのかを発見することは有用である．たやすくトリガーをみつける人もいるが，苦労する人もいるだろう．1 日を通してアクティビティ前後のエネルギーレベルを評価するために，簡単なリッカート尺度（例えば，10 の目盛りは「エネルギーが満タン」，0 の目盛りは「エネルギーが空っぽ」；有効性の指標にはクライアント独自の表現を使うように試みる）を使うことは，より明確にエネルギーレベルを示すことになるだろう（**ハンドアウト 7.7** を参照）．1〜2 週間のモニタリングは，クライアントが自分のトリガーを考えることを援助するための出発点となるだろう．

困難さをモニタリングする度合いを自分でみつける人もいる．この場合には，1 日の中で決められた時刻（例えば，AM9:00，PM1:00，PM5:00，PM9:00）に疲労レベルをモニタリングすることや，あるアクティビティの前後で疲労レベルをモニタリングすることが，疲労のトリガーをみつけるのに有効だった．朝は多くのエネルギーをもっているというようなパターンはイメージしやすいが，いつもそうだとは限らない．内部感覚が障害されていたり，遂行機能障害があったり，単に忘れていたりすることによって，後天性脳損傷者にとってモニタリングするということは難しいかもしれないということを心に留めておく必要がある．1 日を通して疲労をモニタリングできるようになる前に，自分自身の疲労尺度を作り出せるように援助することが必要な人もいる．

2）エネルギーレベルと疲労レベルのモニタリング

　疲労を管理するためには，クライアントはいつ疲労が増してきたか認識できるようになる必要がある．**ハンドアウト 7.8** は，疲労し始めた時にどのようにそれを知るのかを，クライアントが検討するための手助けとして用いられるだろう．彼らは言葉や絵で図に描きこむことができる．エネルギーレベルが完全に空っぽになったことは，描きこまれたサインや症状によって示されていることがよくある．

　ある人は，自分たちの疲労と関連する感覚，思考，感情や行動をみつけることが，とても大変かもしれない．これは，自己モニタリングが乏しいか，感覚への気づき（awareness）に欠けているかのどちらかによるものかもしれない．そのような場合には，他の人が何に気づいているかクライアントに尋ねる．さらに臨床家が何を観察したのか，家族や介護者は何を観察したと言っているのか尋ねる．クライアントが自分自身の疲労をモニタリングできるように援助することは，疲労マネージメントにとって欠かせない側面である．なぜならクライアントは疲れ切ったと感じる前に行動を起こせるようになる必要があるからである．

　疲労のトリガーをみつけることとの関連で述べたように，一般的にはシンプルで個別化された「エネルギー尺度」を作ることが役に立つ．より詳しいリッカート尺度を作ることもできる場合があり，尺度上の異なるポイントをどのように感じるのかみつける，あるいは「エネルギー満タン」「ちょうど半分」「まったく空っぽ」の3つの主な段階を作る方が役に立つこともある．この場合，「交通信号」の例えが役に立つかもしれない．青が「エネルギー満タン」，黄色が「ちょうど半分」，赤が「まったく空っぽ」を示す（**ハンドアウト 7.9** を参照）．定規やバッテリー，ビンをエネルギーレベルの例えとして用いる人もいる．

　疲労は個人的な経験だが，クライアントが気づく前に他の人が疲労のサインに気づくことがあるかもしれない．他の人に何に気づいたのかを尋ねることで，クライアントが疲労尺度を作ることを援助することができる．このことはまた，疲労の影響についての気づきや理解を深めることになるだろう．

　ジンジャーマンの練習課題は，クライアントのエネルギーがまったく空っぽになった時，彼らがどのように感じているのかを明らかにするものである．このポイントに達する前に疲労マネージメントのためのストラテジーを実行することが重要である．多くのクライアントが，エネルギーレベルが50％未満，つまり半分未満になると，エネルギーレベルはそれまで以上に速く下がってしまうことに気づいている．概して50％のエネルギーレベルは，おそらくクライアントが対応策をとり，自分のバッテリーを再充電するために最も有効な時点なのだろう．なぜなら，まったく空っぽになった時に対応策をとることはしばしば困難だからである．

3）利用できる資源を最も有効に使うこと
（1）3つのP：Pacing（ゆっくり行動すること），Prioritizing（優先順位をつけること），Planning（計画すること）

　ゆっくりと行動することは，疲労を体験している人によく推奨されることだが，勧めることは簡単であっても，実行することは難しい．脳損傷の有無にかかわらず，ゆっくり行動したいという人はほとんどいない．我々はみんな，くじけずに人生を生きていきたいのだ！　ペーシングには以下のことが含まれる．

- 定期的に休憩をとったり，リラックスする方法を使ったりすること．

- 自分たちの時間を計画し，整理すること．
- すべてのことをするために十分なエネルギーがない時には，あるアクティビティを優先させること．
- 利用できる資源内でアクティビティをすること．
- エネルギーが空っぽになるような仕事の合間には，再充電できるアクティビティをすること．

利用できるエネルギーを使いたい，あるいは使う必要があるところで，優先順位をつけたり計画したりするように，クライアントを援助するのは難しい．モニタリングの後で，あるアクティビティの「エネルギーポイント」を決めることができるだろう．エネルギーをより多く使うアクティビティには，より多くのポイントを与える（例えば，読書は 10 ポイントだが，友人とのおしゃべりは 3 ポイント）．クライアントに，1 日あたりのポイント数は限られていると想像してもらい，その上で次の質問について考えてもらう．

- あなたはどのようにこのポイントを割りあてますか？
- 何をすれば利用できるポイントを増やせるのでしょうか（例えば，バッテリーを再充電させるアクティビティでエネルギーを増やす）？
- 毎回同じアクティビティに，同じポイントが必要でしょうか？ 環境や状況や周囲の人など，他の要因の影響を考えてみましょう．

優先順位をつけるには，その日やその週にしなければならないすべてのアクティビティについて検討し，以下の質問について考えてもらう．

- どの仕事がより重要あるいは必須ですか？
- 楽しめるのはどのアクティビティですか？
- 誰か他の人に頼めるのはどの課題ですか？
- 今より少ない頻度で行っても良い，あるいはすべてやらなくても良いアクティビティはありますか？

クライアントがやらなければならないアクティビティと，それをした時の喜びや達成感を感じられるアクティビティとのバランスをとるように努力することは重要である．クライアントに，やらなければならないアクティビティと，やりたいアクティビティを確認してもらう．同様に，誰か他の人にしてもらえるアクティビティがどれか考えてもらう．**ハンドアウト 7.10** は，クライアントにこのことを考えさせる手助けになるだろう．

時間の計画を立て，整理することは，クライアントが計画した課題を必ず達成するためには不可欠である．1 日の中でクライアントが絶好調の時間，あるいは疲れを感じる時間に一貫性はあるのか？ 計画を立てたり，整理したりすることを助けるストラテジーについて考えるよう，クライアントを励ますことが必要である．他の人は何をするのか？ 彼らに一番効果的なことは何か？ どのように計画を立て，どのように整理するかについてのアイディアは，注意，記憶，遂行機能障害の章で検討したストラテジーを参照してほしい．クライアントがしなければならないことを思い出すために，外部のメモリーエイドを使うことも，再検討する必要があるかもしれない．1 週間の活動のスケジュール

を立てるために，**ハンドアウト7.11**を使うことができる．

　あるアクティビティと別のアクティビティの組み合わせは最も効果的かもしれない（例えば，認知課題の後で身体的なアクティビティを行う）．それぞれの日に，クライアントのエネルギーレベルを再充電するためにどのような課題を組み込めば良いのか？　さらに，突然に何かが起こった時や，最終時点でスケジュールを再調整しなければならない時のために，予定表にはいくらか柔軟性をもたせるように，クライアントに働きかける．妥当な1日や1週間のスケジュールをこなせるようになるには時間がかかるが，計画されたスケジュールは「その瞬間に」意志決定しなければいけない努力を軽減し，物事を成し遂げられる可能性を高くする．

(2) 睡眠

　健康的な生活スタイルを指導することは，いかなる疲労マネージメントのアプローチにおいても基本となる．これには，夜に上質な睡眠をとることや健康的な食事を摂ること，適切なエクササイズをすることも含まれる．

　もしクライアントが必要な睡眠をとれなければ，翌日は疲れを感じるだろうということは当然である．上質な睡眠を十分にとることが，疲労マネージメントには重要である．疲労を体験している人に共通する睡眠についての苦情は以下の通りである．

- 眠りにつくことが難しい．
- 眠り続けることが難しい．
- よく夢をみるので休めない．
- 爽快な眠りではない．
- 日中の過度な眠気．

　脳損傷後，人々は様々な睡眠の問題を体験している．心配事で目が覚めたまま横になっていたり，早朝に起きてしまったりすることは，気分障害の兆候かもしれないので，精神療法が必要かもしれない．一部の人には，治療可能な睡眠障害がある．それは脳損傷後の二次的な睡眠障害，あるいは以前からのものである（例えば，睡眠時無呼吸症候群）．これらの障害は，睡眠センターで扱われるので，睡眠障害のあるクライアントは睡眠センターへ紹介するのが適切かどうかを明らかにするために，総合診療医やプライマリケア医と話し合うべきである．しかし，睡眠の問題は，次のような良い睡眠の原則を用いて対処することができるものもある．

- 眠りと目覚めのより一貫したルーティンを作り出すこと．主な目的は，目がさえている時と休んでいる時を，脳が気づくように試したり援助したりすることである．もし，このルーティンがひどく乱れてしまっているならば，クライアントはまず，より一貫した目覚めのパターンを作り出すことや，ある決まった時間にベッドから抜け出すことに，焦点を絞らなければならない．もし，起床時間が午前のとても遅い時間であるなら，15分早く目覚ましをセットするように，どんなに眠いと感じても，あるいは疲れていると感じてもその時間に起きるように，クライアントを励ますこと．決めた時間に起きられるようになって習慣化されたら，さらに15分早く目覚ましをセットし，それを適切な時間に起きられるようになるまで続ける．クライアントはさらに，日中昼寝をしないようにしなければならない．しかし，もし昼寝が必要なら，1日の

中で決まった時間（たいていは午後の早い時間）に昼寝をするようにすべきである.
- 寝室には電子機器をおかないで，睡眠を促すようにしておくこと．適切な温度に保つこと，快適なマットレスを用意すること.
- 就寝前の6時間以内には，カフェインや煙草，アルコールを摂取しないこと（Drake, Roehrs, Shambroom, & Roth, 2013）.
- 日中の他の時間帯のエクササイズは良眠を促進するが（次項を参照），夕方以降の激しいエクササイズは避けること.
- 夜遅くに重い食事は避けること.
- リラックスする睡眠前のルーティンを確立すること.

研究のエビデンスは，あるタイプの光を規則的に浴びることが疲労レベルを下げ，日中の眠気を軽減するということを示唆している（Sinclair, Ponsford, Taffe, Lockley, & Rajaratnam, 2014；; Ponsford et al., 2012）．規則的に光を浴びることは気分や注意の側面にもポジティブな影響を与えるかもしれない．日の出の眩しい光（例えば，自然光あるいはライトボックス）を浴びると，体内時計がリセットされるだろう．短波長の（ブルー）ライト（少なくとも10,000ルクス）が疲労と日中の眠気に最も効果的なことが立証されている．睡眠センターは，クライアントが使用する特別な光源や養生法に関する支援やアドバイスの良い情報源である.

(3) エクササイズ

エクササイズは身体的なアクティビティができる能力を改善させる．ある人たちは，身体的なエクササイズが身体的なエネルギーレベルを改善させるのと同様に，精神的な面にもポジティブな効果があると報告している．そして研究は，気分の面でもポジティブな効果があったことを示している．エクササイズはまた，より上質な睡眠を得られる助けにもなる．現在のイギリスとアメリカのガイドラインは，身体的な健康を改善させるために，30分間の中等度の集中エクササイズ（すなわち，心拍数が少し早くなるようなアクティビティ）を，1週間に5回行うことを推奨している．しかし，クライアントのエクササイズの予定を立てる前に，身体的なアクティビティにクライアントが安全に参加できるかどうか，医学的，身体的そして/または認知機能の問題が影響を与えないかどうかを検討する必要がある．もしあなたたちの誰かが確信をもてないなら，クライアントの総合診療医やプライマリケア医に助言を求める．イギリスでは，地域のレジャーセンターと関連した総合診療医紹介制度がある．レジャーセンターは，支援されたエクササイズプログラムに参加するための出発点として活用できるだろう.

日課として身体的アクティビティを取り入れられるような方法をクライアントと調べる（例えば，エレベーターではなく階段を使う，1つ手前のバス停で降りて歩く）.

(4) 栄養

1日の中で規則正しい時間に適切な種類の食物を食べることは，やりたいことをする上で必要なエネルギーを身体と脳に供給するために，最も重要なことである．疲労の評価の一部として，彼らのエネルギーレベルに影響を与える要因となる食事摂取について確認するために，クライアントに1週間の食事ダイアリーをつけるように言う．この中には，食事を抜くこと，水分量が不十分なこと，エネルギーレベルを「上昇させる」ために甘い物やカフェインに依存していることが含まれる．さらに

クライアントには，栄養や水分摂取に影響する他の要因を考えてもらう．これらには，感覚（嗅覚，味覚，満腹感，空腹感，のどが渇いていると感じること）の混乱，運動能力，食事を作る能力，記憶，遂行機能も含まれる．エネルギーレベルを維持するために，確実に栄養と水分を十分に摂ることが，身体的機能に加えて認知機能の過程や気分を高めるだろうと，クライアントを励ますと良い．栄養士や食事療法士は，より特別な指導をすることができるだろう．イギリスでは健康的な食事についての情報は，National Health Service のウェブページ（www.nhs.uk/Livewell/Goodfood/Pages/eight-tips-healthy-eating.aspx）から入手できる．また，アメリカでは農務省がガイダンスの標準情報源である（例えば，www.nutrition.gov/smart-nutrition-101/myplate-resources を参照）．

(5) 精神的努力を減らすストラテジー方法

他の章で明らかにされた多くの認知的ストラテジーを使うことで，疲労を管理できるように人々を援助することができる［例えば，忘れないように予定表やチェックリストを使うこと．認知機能の負担を減らすために外的なメモリーエイドを使うこと．計画を立てることや仕事を成し遂げるために，ゴールマネージメントフレームワーク（Goal Management Framework：GMF）やタイムプレッシャーマネージメント（Time Pressure Management：TMP）を使うこと．課題をするのにもっと時間をかけても良いと認めること．一度に1つの課題に集中すること］．問題点を見極めたり，試してみると良いストラテジーを見極めたりするために，評価の結果や，症状についての質問紙を使用する．できる限り，家族や介護者も参加してもらう．

このようなストラテジーを使って誤りを減らすことは，自信を高め，それにより気分の落ち込みによる二次的な疲労を軽減することを助ける．繰り返し実行することは，ストラテジーの使用を強化し，般化させるために必要なことである．

(6) ストレスや心配事を管理するためのストラテジー

ストレスや心配事を管理することは，エネルギー資源を特に減らしてしまうものである．疲労は，うつ病診断における主な診断基準の1つである．しかし，疲労を体験している人すべてがうつ病ではない！ 脳損傷とその結果は，気分と行動に著しい影響を与える．脳損傷とその結果に適応したり対処したりすることは，関係者全員にとってひどくストレスのかかる経験である．脆弱性因子やトリガーをみつける前には，多くの人は疲労を自分ではコントロールできない何かだと感じ，このことが無力感や絶望感をもたらす．クライアントの典型的な対処方略は，もっと努力するように試みて，やり過ぎて，疲れ果てるという「ブーム―バストサイクル」に足を踏み入れるか，あるいはあるアクティビティを完全に避けてしまうかのどちらかである．気分が落ち込んで，ストレスや心配事があると感じることは，例え何もしていないと感じていても極度の疲労感をもたらす．同様に，やりたいと思っていることができなくなるような極度の疲労レベルを体験している時にも，気分が落ち込み，挫折感を感じ，怒りっぽいと報告されている．これらの一連のことは，本章のはじめの方で述べたように，悪循環を引き起こし，家族もまた同じ理由で疲労を感じてしまう．疲労に関連し，行動反応に影響する心理社会的要因に対するエビデンスは拡大し，後天性脳損傷の後遺症に適応する際の心理社会的要因が果たす役割もよく知られている．あるクライアントにとっては，疲労マネージメントのこの側面が，セラピストと検討した情報を実行する能力に大きな負の影響を与えうる．

クライアントに次のような助言を行うことを，ストレスや心配事を減らすために Ford が第8章で述べた気分を管理するストラテジーと並行して用いることができる．

- 計画を立てる時には現実的なものにすること．「ブーム―バストサイクル」を避けるようにアクティビティはゆっくりと行い，物事はより小さな塊に分解すること．
- あまり疲労を感じていない時にはアクティビティのスケジュールを見直すようにすること．達成できていないことをくよくよ考えないようにしよう．
- 物事がうまくいった時に，それに気づいて，達成したことを認めること．できたらどこかに書き留めておくこと．
- 感覚と感情に気づいて，それを認めること．しかし，それを何度も考えたり，反応したりしないようにすること．マインドフルネス療法が有効だろう（第8章を参照）．
- 自尊感情を高められるような楽しいアクティビティを計画すること．
- 現実的なゴールを設定すること．以前できていたことを同じようにすることは不可能かもしれないことを認めること．

　もしクライアントが気分の問題でひどく苦しんでいるようなら，総合診療医やプライマリケア医に診てもらうように助言する必要がある．選択肢には薬物治療，カウンセリングあるいは認知行動療法のような心理療法がある
　臨床家は，心理学的なあるいは医学的な照会が必要な気分障害があるかどうかを識別するために，気分のスクリーニング検査を使用することが有用だとわかるだろう．情報を理解して覚えているにもかかわらず，生活スタイルを変えることに苦慮しているクラインアントには，疲労の図式に示された媒介因子に，特に注意することが必要である．これらのクライアントに疲労はどのような意味があるのか？　どのような対処スタイルを使っていて，それらは効果があるのか？　他にどのような要因がクライアントの行動に影響を与えているのか？　クライアントが変化と損傷に適応するサイクルの中のどこにいるのかを考えることが，慢性的な疲労を抱える多くの人に必要なことである．そしてそのサイクルの中の熟考する段階では時に，モチベーションを高めるような面接技法を使うことが適しているだろう（Rollnick, Mason, & Butler, 1999）．

(7) 環境を管理する

　それぞれのクライアントが利用できる精神的な能力や身体的な能力を最も有効に使うことを支援するために，疲労を抱えた人々が身をおいている身体的，社会的，文化的な環境を考える必要がある．個々人が能力に対する環境の影響を考えるようにサポートすることは，能力にばらつきがあることを理解する1つの方法である．きちんと整理され，前もって計画を立て，そして注意散漫になることを防ぐことは，1つの課題を達成するために必要なアクティビティを完全なものにしようとする身体的，精神的な努力を最小限にすることができる．次のような助言をクライアントにすると役立つだろう．

- 品物を探すことでエネルギーを浪費しないようにするために，品物を同じ場所におくようにすること．「すべてのものの定位置を決め，必ずその場所におく」ことを試みること．
- 作業空間を整理し，できるだけ散らかさないようにすること．
- 良い照明は眼精疲労を予防すること．
- ラベルや張り紙を使って，もっと簡単に品物をみつけられるようにすること．
- 1つの課題に集中したい時には，テレビや音楽を消すことを考えること．
- 他の人が妨害しないようにすること．必要であれば「邪魔しないでください」と書いたボード

をドアにかけておくこと．
- エネルギーを節約するために，環境の物理的な側面を変えることを検討すること（例えば，どこに品物を保管しておくか）．

能力と役割に対する期待（自分自身と他の人の期待）を明確にすることは，不安を軽減し，計画を立てることを援助することもできる．

4）エネルギーレベルを再充電すること

クライアントが後で何かする時に十分なエネルギーをもっていられるように，エネルギーレベルを素早く再充電する方法をみつけられるようクライアントを援助するのは非常に重要である．これは，認知的な疲労や感情的な疲労が大きい時には，特に難問である．このことを実行する方法の選択は各個人が決定するということを心に留めておくことが重要である．なぜなら，誰もが同じ方法で再充電するわけではないからである．また，人が再充電する方法は，その人がどのようなタイプ（身体的，精神的，あるいは感情的）のエネルギーを使ってきたかということによって異なる．**ハンドアウト 7.12** は，クライアントにそのようなワークが有効かを考える手助けになるだろう．ストラテジーには以下のことが含まれる．

- 毎日同じ時間に短い「仮眠」をとること（しかし，睡眠と目覚めのサイクルを妨げてしまう可能性があるため，午後4時以降は仮眠をとらないようにすること）．
- リラクゼーションのテクニックを使うこと（リラックスできるようにすること）．
- マインドフルネス療法やマインドフルネスに基づいたストレス軽減法を実行すること．
- 音楽を聞くこと．
- 散歩に行くか，そうでなければ新鮮な空気を吸うか，エクササイズをすること．
- 違うタイプのアクティビティに変えること（例えば，身体的なアクティビティから精神的なアクティビティへ，あるいはその逆）．
- 状況や好みに応じてみんなと一緒に過ごしたり，一人きりで過ごしたりすること．
- アクティビティを人に任せるか，優先順位をつけること．

人は何が自分にとって最も有効かをみつけるためには試す必要がある．自分にとって何が有効かというアイディアを，個別の疲労の図式に付け加えるように励ます．

9. まとめ

ハンドアウト 7.4 を使って，疲労の個人的な図式を完成させるように援助する必要がある．次の質問について考えてもらう．

- ゆっくり行うこと．あなたはどのようなアクティビティがやりたいのですか，どのような種類のエネルギー（身体的，精神的，感情的）がそれぞれのアクティビティに必要ですか？
- それぞれのアクティビティに必要なエネルギーを減らすためには何ができますか？
- 日中にあなたのバッテリーを再充電するためには何ができますか？

- 疲れてきたことを示す（例えば，個人的疲労尺度で50%地点に到達する）サインや症状にはどのようなものがあるのでしょうか？　このことを理解することで，疲労が重篤になる前に行動できるようになります．
- 疲労に対する反応に影響するのは，どのような要因ですか？　これらの要因を知ることは，疲労を管理する方法について，選択する手助けとなります．
- 他の人―家族，友人，同僚，介護者に自分の疲労を説明する最も良い方法は何でしょうか？

　あなたが一緒に取り組むことで物事を発見できるので，ハンドアウト7.4をクライアント一人ひとりに完成してもらうことが最善の方法だと考えられる．言葉（理想を言えば，その人自身の言葉）と視覚的なイメージの両方を使って，個人的な図式を作り上げることができるだろう．疲労をモニターしたり，疲労を管理する方法を思い出す手助けとして，視覚的なイメージを作ったり，ヒントが書かれたカードを作ったりし続けている人もいる．クライアントが疲労を管理するために，自分ができることを，どのように思い出していけるのかをみつけるために，クライアントと協働し，それを他の人（家族，友人，雇い主，同僚，介護者）と共有すると良い．

　クライアントはこの過程の間，頻繁に安心させる言葉をかけてもらうことが必要だろう．疲労とともにどのように生きていくのかをみつけることは複雑で，各個人にとって最良の方法をみつけるには時間がかかるだろう．この変化について考え，実行するためにはちょっとした努力が必要だと感じるかもしれないが，時間をかけて，クライアントの日常生活で習慣として行えるようにする必要がある．彼らはまだ疲労を感じているかもしれないが，もっと頻回に，そしてもっとうまくアクティビティに参加できるようになるだろう．

10．ケーススタディ

　Karenは飛行機の客室乗務員として多忙な生活を送っていた．20歳代後半で交通事故にあい，脳損傷と脊髄損傷を負った．大好きだった仕事に復帰しようと努力したが，疲労がひどすぎてどうすることもできなかった．慢性疲労症候群と線維筋痛症と診断され，結婚生活が破綻した後は，両親との生活に戻らざるを得なかった．Karenが疲労に対処するために直面している問題と，いくつかの彼女のゴール，そしてこれらの問題に対処するためのストラテジーについて表7.1に表した．

表 7.1 Karen の疲労の問題への対応

問題	ゴールとストラテジー	リハビリテーションの状況
気分の落ち込み，繰り返し考えること，自己批判；心労，いらだち，怒り；自信の喪失；対処スタイルを避けること Karen は物事をやりすぎてしまう負のサイクルを繰り返していると説明した．失敗を経験している．なぜ悩んでいるのか自問自答している．気分はとても落ち込んでいる．その上，再び立ち上がらないといけない． 配分的注意の障害と遂行機能障害 Karen は少しゆっくりしようと試みてきたが，生活のペースに苦労している．彼女は圧倒されていると感じ，すべてのことに努力が必要だと感じた．	全体ゴール： 疲労のコントロールができるようになったともっと感じること 疲労に影響する要因を理解するために： ● 評価の結果，認知機能の障害や身体的要因（健康状態と関係する），情動的な要因，睡眠障害，過去の体験 ● Karen は内分泌科医にかかっている 疲労についてのフラストレーションを軽減するために： ● 個人的な図式化は，Karen の理解を深め，自分の疲労体験を共有できるようになった ● よりよく理解できるようになり，Karen の心配は軽減した ● 協働してストラテジーをみつけたことにより，さらにフラストレーションが軽減した 疲労を管理して資源を有効に使うために： ● 記憶と計画のストラテジー ● GMF（意志決定を支援するために） ● マインドフルネスアプローチやコンパッションフォーカストアプローチ（心理的な苦痛管理のため） ● 認知行動療法（否定的な自動思考に立ち向かうために） ● 技術を高める ● 環境を管理する Karen は，疲労が自分の人生を占領してしまうような感じより，疲労をコントロールできる感じが大きくなったと報告している．彼女は「その瞬間」にエネルギーレベルを効率よくモニターすることができるように，個人的な「疲労バッテリー」を作成した．	Karen は，違った方法で物事を行うことで，自立した生活や社会的活動，職業開発が可能になるならば，その方法を学びたかった． Karen は入院リハビリテーションを受けていた時期があった．そのリハビリテーションは，基本的な日常生活活動に対する身体的な疲労の結果に対処するものであった．エネルギー保存アプローチ，栄養，睡眠，衛生，構造化，活動の速度を遅くすることが，自活を可能にした． 集中的な神経心理学的なリハビリテーション中の学習を通して，Karen は再び有意義な活動ができるようになった．その活動の疲労のせいで楽しむことができないことがあった．例えば，Karen は訪ねてくる姪と甥と過ごすことが好きだったが，エネルギッシュな 2 人の子どもと付き合うことは難しいことがわかった．Karen の疲労図式からの情報で，許容範囲の活動決定を行った．この情報と認知的ストラテジーを使って，彼女は訪問の計画を立てた． ● 訪問のための構造的な予定表を考えた．子どもと楽しく活動する時間と，休息の時間をとった．Karen は芸術的なスキルを用いて，パーティの招待状のような形で，この予定表を作成した． ● 注意深くペース配分されたスケジュールは，訪問の前の週から計画され，準備と休息の時間を設けることができた．マインドフルネス療法は毎日行われ，この計画のおかげでケーキを焼くことができた．ケーキ作りは脳損傷前にその腕前を高く評価されていた活動だった． ● 行動実験アプローチは，訪問の前後に用いられた．「緊急事態」のストラテジーは Karen が精神的にまいってしまう前に実施されるように計画されていた． 訪問が成功した後，Karen は週末に友人を訪問する計画を立てるために類似したアプローチを使った． リハビリテーションプログラムからの「卒業」後，彼女はさらに進んだサービスのために，リハビリテーションを受けた．彼女は疲労のレンズを通して自分の損傷の意味を理解するための支援を受け，そして自分の価値観と一致する人生を生きるための新しい「ルール」を確認した．彼女は最終的に，職業指導の研修を受ける前に，ボランティア活動をするための海外旅行の計画を立てることができるようになっていた．

REFERENCES

Cantor, J. B., Ashman, T., Bushnik, T., Cai, X., Farrell-Carnahan, L., Gumber, S., . . . Dijkers, M. (2014). Systematic review of interventions for fatigue after traumatic brain injury: A NIDRR Traumatic Brain Injury Model Systems Study. *Journal of Head Trauma Rehabilitation, 29*(6), 490–497.

Cantor, J. B., Gordon, W., & Gumber, S. (2013). What is post-TBI fatigue? *NeuroRehabilitation, 32*(4), 875–883.

Crosby, G. A., Munshi, S., Karat, A. S., Worthington, E., & Lincoln, N. (2012). Fatigue after stroke: frequency and effect on daily life. *Disability and Rehabilitation, 34*(8), 633–637.

Drake, C., Roehrs, T., Shambroom, J., & Roth, T. (2013). Caffeine effects on sleep taken 0, 3, or 6 hours before going to bed. *Journal of Clinical Sleep Medicine, 9*(11), 1195–1200.

Duncan, F., Wu, S., & Mead, G. E. (2012). Frequency and natural history of fatigue after stroke: A systematic review of longitudinal studies. *Journal of Psychosomatic Research, 73*(1), 18–27.

Eilertsen, G., Ormstad, H., & Kirkevold, M. (2013). Experiences of post-stroke fatigue: Qualitative meta-synthesis. *Journal of Advanced Nursing, 69*(3), 514–525.

Elbers, R. G., Rietberg, M. B., Wegen, E. E. H., Verhoef, J., Kramer, S. F., Terwee, C. B., & Kwakkel, G. (2012). Self-report fatigue questionnaires in multiple sclerosis, Parkinson's disease and stroke: A systematic review of measurement properties. *Quality of Life Research, 21*(6), 925–944.

Elovic, E. P., Dobrovic, N. M., & Fellus, J. L. (2005). Fatigue after traumatic brain injury. In J. DeLuca (Ed.), *Fatigue as a window to the brain* (pp. 91–105). Cambridge, MA: MIT Press.

Glader, E. L., Stegmayr, B., & Asplund, K. (2002). Post-stroke fatigue: A 2-year follow-up study of stroke patients in Sweden. *Stroke, 33*(5), 1327–1333.

Hoang, C. L. N., Sall, J. Y., Mandigout, S., Hamonet, J., Macian-Montor, F., & Daviet, J.-C. (2012). Physical factors associated with fatigue after stroke: An exploratory study. *Topics in Stroke Rehabilitation, 19*(5), 369–376.

Kluger, B. M., Krupp, L. B., & Enoka, R. M. (2013). Fatigue and fatigability in neurologic illnesses: Proposal for a unified taxonomy. *Neurology, 80*(4), 409–416.

Krupp, L. B., La Rocca, N. G., Muir-Nash, J., & Steinberg, A. D. (1989). The Fatigue Severity Scale: Application to patients with multiple sclerosis and systemic lupus erythematosus. *Archives of Neurology, 46*, 1121–1123.

Kutlubaev, M. A., Mead, G. E., & Lerdal, A. (2015). Fatigue after stroke: Perspectives and future directions. *International Journal of Stroke, 10*(3), 280–281.

Lerdal, A., Bakken, L. N., Kouwenhoven, S. E., Pedersen, G., Kirkevold, M., Finset, A., & Kim, H. S. (2009). Post-stroke fatigue: A review. *Journal of Pain and Symptom Management, 38*(6), 928–949.

Malley, D., Wheatcroft, J., & Gracey, F. (2014). Fatigue after ABI: A model to guide clinical management. *Advances in Clinical Neuroscience and Rehabilitation, 14*(2), 17–19.

Miller, K. K., Combs, S. A., Van Puymbroeck, M., Altenburger, P. A., Kean, J., Dierks, T. A., & Schmid, A. A. (2013). Fatigue and pain: Relationships with physical performance and patient beliefs after stroke. *Topics in Stroke Rehabilitation, 20*(4), 347–355.

Mills, R. J., Pallant, J. F., Koufali, M., Sharma, A., Day, S., Tennant, A., & Young, C. A. (2012). Validation of the Neurological Fatigue Index for Stroke (NFI-Stroke). *Health and Quality of Life Outcomes, 10*, 51.

Pardini, M., Krueger, F., Raymont, V., & Grafman, J. (2010). Ventromedial prefrontal cortex modulates fatigue after penetrating traumatic brain injury. *Neurology, 74*(9), 749–754.

Ponsford, J. L., & Sinclair, K. L. (2014). Sleep and fatigue following traumatic brain injury. *Psychiatric Clinics of North America, 37*(1), 77–89.

Ponsford, J. L., Ziino, C., Parcell, D. L., Shekleton, J. A., Roper, M., Redman, J. R., . . . Rajaratnam, S. M. W. (2012). Fatigue and sleep disturbance following traumatic brain injury: Their nature, causes, and potential treatments. *Journal of Head Trauma Rehabilitation, 27*(3), 224–233.

Radman, N., Staub, F., Aboulafia-Brakha, T., Berney, A., Bogousslavsky, J., & Annoni, J.-M. (2012). Poststroke fatigue following minor infarcts: A prospective study. *Neurology, 79*(14), 1422–1427.

Rollnick, S., Mason, P., & Butler, C. C. (1999). *Health behaviour change: A guide for practitioners*. London: Churchill Livingstone.

Ronnback, L., & Johansson, B. (2012). *Long-lasting mental fatigue after traumatic brain injury or stroke: A new perspective*. Saarbrucken, Germany: Lambert Academic.

Schnieders, J., Willemsen, D., & De Boer, H. (2012). Factors contributing to chronic fatigue after traumatic brain injury. *Journal of Head Trauma Rehabilitation, 27*(6), 404–412.

Sinclair, K. L., Ponsford, J. L., Taffe, J., Lockley, S. W., & Rajaratnam, S. M. (2014). Randomized controlled trial of light therapy for fatigue following traumatic brain injury. *Neurorehabilitation and Neural Repair, 28*(4), 303–313.

Wu, S., Barugh, A. J., Macleod, M., & Mead, G. E. (2014). Psychological associations of poststroke fatigue: A systematic review and meta-analysis. *Stroke, 45*(6), 1778–1783.

Wu, S., Mead, G., Macleod, M., & Chalder, T. (2015). Model of understanding fatigue after stroke. *Stroke, 46*(3), 893–898.

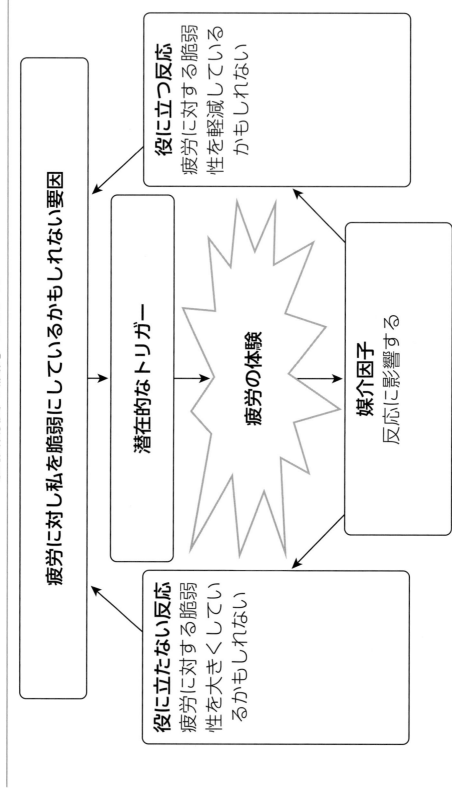

ハンドアウト 7.2
疲労とは？

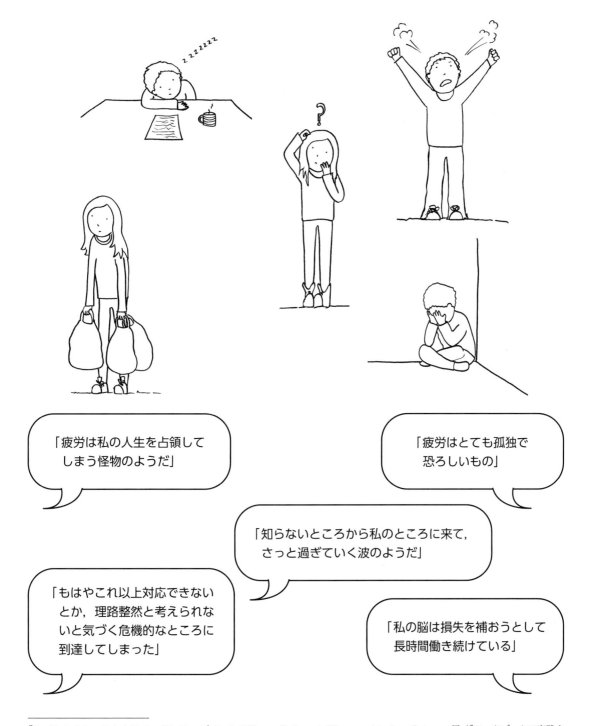

ハンドアウト 7.3

疲労マネージメント質問紙

1～10 までの数字を丸で囲んで、以下の質問にお答えください（1：全くない、10：非常に良くある）。

質問	答え
A. あなたの疲労の原因が何か知っていますか？	1 2 3 4 5 6 7 8 9 10
B. 疲労はどのくらいあなたに悩み／心配／苦しみ／いらだち／フラストレーションを与えていますか？	1 2 3 4 5 6 7 8 9 10
C. 疲労をどの程度上手に管理することができていますか？	1 2 3 4 5 6 7 8 9 10
D. 疲労をどのくらいコントロールできていると感じていますか？	1 2 3 4 5 6 7 8 9 10
E. 疲労は毎日の活動に参加するためのあなたの能力をどのくらい邪魔していますか（ここ 2 週間）？	1 2 3 4 5 6 7 8 9 10
現在、あなたはどのように疲労を管理していますか？	
話し合いたいと思う何か特別な疑問や心配事がありますか？	

『The Brain Injury Rehabilitation Workbook』Rachel Winson, Barbara A. Wilson, and Andrew Bateman 編（『ワークブックで実践する脳損傷リハビリテーション』廣實真弓監訳）．Copyright© 2017 The Guilford Press．本書の購入者は、個人的にあるいは個々のクライアントに使用する目的でこのハンドアウトを使用することが許可されている（詳細は著作権頁を参照）。また、本書の購入者は、ハンドアウトのコピーをダウンロードすることもできる（『ハンドアウトのダウンロードについて』を参照）。

ハンドアウト 7.4
疲労の図式

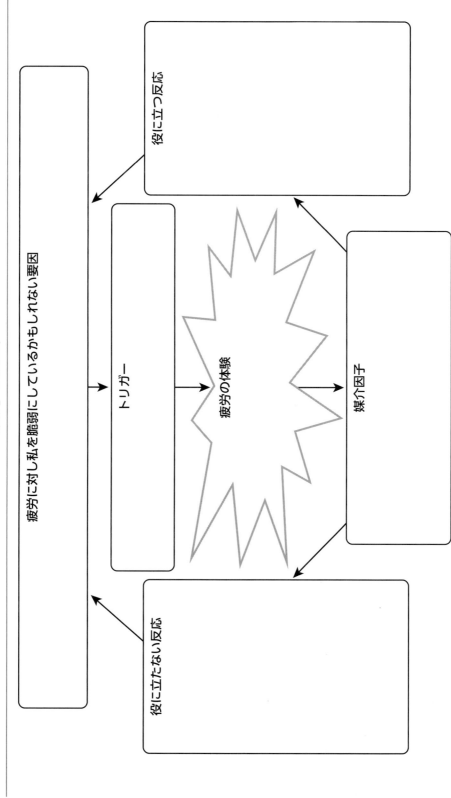

『The Brain Injury Rehabilitation Workbook』Rachel Winson, Barbara A. Wilson, and Andrew Bateman 編（『ワークブックで実践する脳損傷リハビリテーション』廣實真弓監訳）．Copyright©2017 The Guilford Press．本書の購入者は，個人的にあるいは個々のクライアントに使用する目的でハンドアウトを使用することが許可されている（詳細は著作権頁を参照）．また，本書の購入者は，ハンドアウトのコピーをダウンロードすることもできる（「ハンドアウトのダウンロードについて」を参照）．

ハンドアウト 7.5
スクリーニング用紙

疲労

- ☐ 以前の調査や情報について教えてもらえますか？
- ☐ 発症時期とそれからの期間はどのくらいですか？
- ☐ どのようなパターンがありますか？ 午前あるいは午後に悪くなりますか，特にパターンはありませんか？
- ☐ 報告されたトリガーは？
- ☐ 報告された「リフレッシュする」アクティビティは？
- ☐ アクティビティに対する現在の耐久力はどのくらいですか？
- ☐ 疲労のサインの気づきや疲れをモニターする能力はありますか？
- ☐ クライアントの疲労を他の人が理解していますか？

疲労を示すもの

- ☐ 疲労尺度
- ☐ 他の尺度（リスト）：_____
  _____

睡眠

- ☐ 就寝時間と起床時間は規則正しいですか？
- ☐ 平均睡眠時間はどのくらいですか？
- ☐ 早く目覚めすぎる，あるいはなかなか眠りにつけないことはありますか？
- ☐ 目覚めた時にリフレッシュしていると感じますか？
- ☐ 日中，昼寝が必要ですか？
- ☐ 睡眠の質や睡眠時間に影響する他の要因がありますか（例：いびき，夜間の頻尿）？

内分泌機能

- ☐ 関係する大脳領域：_____
- ☐ 睡眠サイクル障害は？
- ☐ 快適に感じる気温が変わりましたか？
- ☐ 食欲の変化はありますか？

(つづく)

『The Brain Injury Rehabilitation Workbook』Rachel Winson, Barbara A. Wilson, and Andrew Bateman 編（『ワークブックで実践する脳損傷リハビリテーション』廣實真弓監訳）．Copyright © 2017 The Guilford Press．本書の購入者は，個人的にあるいは個々のクライアントに使用する目的でハンドアウトを使用することが許可されている（詳細は著作権頁を参照）．また，本書の購入者は，ハンドアウトのコピーをダウンロードすることもできる（「ハンドアウトのダウンロードについて」を参照）．

スクリーニング用紙（2/3 ページ）

- ☐ 空腹やのどの渇きを敏感に感じたり，あるいは鈍くなったりしていますか？
- ☐ 明らかな体重増加や減少がありますか？
- ☐ 肌の状態や性的能力や月経に変化がありますか？
- ☐ 以前に検査したことはありますか？

身体的，医学的要因

- ☐ 薬の副作用はありますか？
- ☐ 睡眠を良くする，あるいは覚醒を良くするような薬物療法を受けたことがありますか？
- ☐ 痛みはありますか？
- ☐ 合併症（例：貧血，糖尿病，慢性疲労症候群）はありますか？
- ☐ 運動機能障害はありますか？
- ☐ 現在の身体的な健康状態はどうですか？

気分と関係する要因

- ☐ 気分障害（例：不安，抑うつ，PTSD）はありますか？
- ☐ 心理学的な動機は何ですか？
- ☐ 気分尺度の点数（どの尺度を使用したか）を教えてください：

認知機能要因

- ☐ 処理速度の低下や注意障害がありますか？
- ☐ 記憶障害はありますか？
- ☐ 遂行機能障害はありますか？

感覚要因

- ☐ 視覚障害はありますか？
- ☐ 聴覚障害はありますか？
- ☐ 味覚や嗅覚の変化はありますか？
- ☐ 触覚が鋭敏になったり，あるいは鈍くなったりしていますか？
- ☐ めまいや地に足がついていない感じがありますか？
- ☐ 感覚プロフィール／好みは？

(つづく)

スクリーニング用紙（3/3 ページ）

環境要因

☐ 身体的（運動と感覚）や認知機能で要求されているものがありますか？
☐ 社会的あるいは文化的要因はありますか？
☐ 生活スタイルの要因はありますか（例：食事制限，健康状態）？

疲労マネージメント質問紙の点数

ハンドアウト 7.3 を参照（1：全くない，10：非常に良くある）

A. 疲労の原因についての知識はありますか？ ＿＿＿
B. 疲労に伴う悩み／心配／苦しみ／フラストレーションの度合いはどのくらいですか？ ＿＿＿
C. 疲労を管理する能力はありますか？ ＿＿＿
D. 疲労をコントロールできているという感覚はありますか？ ＿＿＿
E. 活動に与えている影響の度合いはどのくらいですか？ ＿＿＿

クライアントのゴール

_____
_____
_____
_____
_____
_____
_____
_____

追加の助言

☐ 内分泌障害の検査の必要性はありますか？
☐ 睡眠外来への紹介の必要性はありますか？
☐ 神経リハビリテーションのコンサルタントによる報告の必要性はありますか？
☐ 神経精神医学者による報告は必要ですか？

ハンドアウト 7.6
疲労のトリガー

あなたがそれぞれの活動に使うエネルギーのタイプの欄にチェックを入れてください．

活動	身体的エネルギー	精神的エネルギー	感情的エネルギー
身の回りのこと			
●起きること			
●顔を洗うこと			
●着替えること			
●身繕いすること			
●排泄すること			
●薬を飲むこと			
●食べること／飲むこと			
●屋内での移動			
●屋外での移動			
●乗り移り（移乗）：			
○ベッド			
○椅子			
○トイレ			
○浴槽			
家事			
●温かい飲み物を作る			
●食事の支度：			
○朝食			
○昼食／軽食			
○夕食			

(つづく)

『The Brain Injury Rehabilitation Workbook』Rachel Winson, Barbara A. Wilson, and Andrew Bateman 編（『ワークブックで実践する脳損傷リハビリテーション』廣實真弓監訳）．Copyright © 2017 The Guilford Press．本書の購入者は，個人的にあるいは個々のクライアントに使用する目的でハンドアウトを使用することが許可されている（詳細は著作権頁を参照）．また，本書の購入者は，ハンドアウトのコピーをダウンロードすることもできる（「ハンドアウトのダウンロードについて」を参照）．

疲労のトリガー（2/2 ページ）

活動	身体的エネルギー	精神的エネルギー	感情的エネルギー
● 洗濯			
● アイロンがけ			
● 金銭の管理			
● 掃除			
社会的な課題			
● 買い物			
● 運転			
● 公共交通機関の利用：			
○ タクシー			
○ バス			
○ 電車			
● 周囲の道をみつけること			
● 道路の横断			
その他			
● 手紙を書くこと			
● 用紙に記入すること			
● 緊急時に対応すること			
● 子どもの世話をすること			
● 遠出をすることや休日の計画を立てること			
● 社交的なこと（食事，パーティ）			
● 人との会話			

ハンドアウト7.7

疲労ダイアリー

開始時刻と終了時刻	達成した活動	開始前の疲労レベル (0=疲労なし、10=最悪の疲労)	終了後の疲労レベル	開始前後での違い (得点)	活動中の疲労に影響を与える要因 (例：気分、空腹、眠気)

『The Brain Injury Rehabilitation Workbook』Rachel Winson, Barbara A. Wilson, and Andrew Bateman 編（『ワークブックで実践する脳損傷リハビリテーション』廣實真弓監訳）．Copyright©2017 The Guilford Press．本書の購入者は、個人的にあるいは個々のクライアントに使用する目的でこのハンドアウトを使用することが許可されている（詳細は著作権頁を参照）．また、本書の購入者は、ハンドアウトのコピーをダウンロードすることもできる（「ハンドアウトのダウンロードについて」を参照）．

ハンドアウト 7.8
どのように感じますか？

あなたが疲労をどのように感じるのか下の図に描きこみましょう．
あなたの思考や感覚，動き，気分，コミュニケーション能力に何が起きていますか？

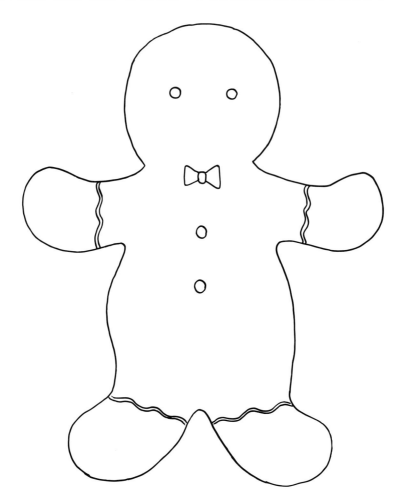

あなたの疲労は，他の人にはどのようにみえているのでしょうか？

『The Brain Injury Rehabilitation Workbook』Rachel Winson, Barbara A. Wilson, and Andrew Bateman 編（『ワークブックで実践する脳損傷リハビリテーション』廣實真弓監訳）．Copyright © 2017 The Guilford Press．本書の購入者は，個人的にあるいは個々のクライアントに使用する目的でハンドアウトを使用することが許可されている（詳細は著作権頁を参照）．また，本書の購入者は，ハンドアウトのコピーをダウンロードすることもできる（「ハンドアウトのダウンロードについて」を参照）．

ハンドアウト 7.9
私の疲労の信号

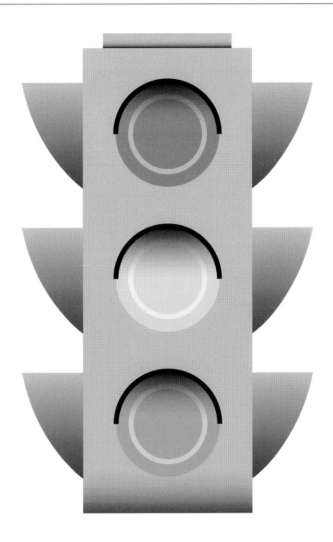

絵に書き入れましょう：

赤信号：　エネルギーが少しも残っていない時，どのように感じますか？　その時に何をしますか？
黄色信号：少し疲れた時，どのように感じますか？　その時に何をしますか？
青信号：　エネルギーが満タンの時，どのように感じますか？　その時に何をしますか？

『The Brain Injury Rehabilitation Workbook』Rachel Winson, Barbara A. Wilson, and Andrew Bateman 編（『ワークブックで実践する脳損傷リハビリテーション』廣實真弓監訳）. Copyright©2017 The Guilford Press. 本書の購入者は，個人的にあるいは個々のクライアントに使用する目的でハンドアウトを使用することが許可されている（詳細は著作権頁を参照）. また，本書の購入者は，ハンドアウトのコピーをダウンロードすることもできる（「ハンドアウトのダウンロードについて」を参照）.

ハンドアウト 7.10
人に任せるための技術

現在、時間とエネルギーを使っているすべての物について考えましょう。それらを以下のどの欄にリストアップするか考えましょう。どこにあなたのエネルギーを使いたいのか、使わなければいけないのか、計画したり、優先順位をつけるために、このハンドアウトを使いましょう。

しなければいけないこと	やりたいこと	他の誰かができること	エネルギーがなくなってしまったら、してもらえるかもしれないこと！

『The Brain Injury Rehabilitation Workbook』Rachel Winson, Barbara A. Wilson, and Andrew Bateman 編（『ワークブックで実践する脳損傷リハビリテーション』廣實真弓監訳）．Copyright © 2017 The Guilford Press．本書の購入者は、個人的にあるいは個々のクライアントに使用する目的でハンドアウトを使用することが許可されている（詳細は著作権頁を参照）．また、本書の購入者は、ハンドアウトのコピーをダウンロードすることもできる（『ハンドアウトのダウンロードについて』を参照）．

ハンドアウト7.11
週間予定表

	月曜日	火曜日	水曜日	木曜日	金曜日	土曜日	日曜日
午前							
午後							
夜							

『The Brain Injury Rehabilitation Workbook』Rachel Winson, Barbara A. Wilson, and Andrew Bateman 編（『ワークブックで実践する脳損傷リハビリテーション』廣實真弓監訳）. Copyright©2017 The Guilford Press. 本書の購入者は、個人的にあるいは個々のクライアントに使用する目的でハンドアウトを使用することが許可されている（詳細は著作権頁を参照）. また、本書の購入者は、ハンドアウトのコピーをダウンロードすることもできる（「ハンドアウトのダウンロードについて」を参照）.

ハンドアウト 7.12
様々なタイプのエネルギーの再充電

身体的エネルギー	精神的／認知機能的エネルギー	感情的エネルギー
何によってエネルギーレベルを補充しますか／努力を減らしますか：	何によってエネルギーレベルを補充しますか／努力を減らしますか：	何によってエネルギーレベルを補充しますか：

『The Brain Injury Rehabilitation Workbook』Rachel Winson, Barbara A. Wilson, and Andrew Bateman 編（『ワークブックで実践する脳損傷リハビリテーション』廣實真弓監訳）．Copyright©2017 The Guilford Press．本書の購入者は，個人的にあるいは個々のクライアントに使用する目的でこのハンドアウトを使用することが許可されている（詳細は著作権頁を参照）．また，本書の購入者は，ハンドアウトのコピーをダウンロードすることもできる（「ハンドアウトのダウンロードについて」を参照）．

第 8 章

気分

Catherine Longworth Ford

　我々はみな，恐怖や怒り，悲しみ，驚き，嫌悪，そして幸せといった様々な基本的な感情をもっている．これらの感情を経験し，特定のトリガーと関連づけ，それらに対する反応をコントロールする時には，ともに機能している非常に多くの脳部位がかかわっている．脳損傷はこうした部位の1つ，あるいは複数に，またはそれらのつながりにダメージを与える可能性がある．こうした損傷は，通常よりも怒りっぽい，無気力，落ち着かない，あるいは興奮した気分になるといった，様々な感情の変化を引き起こすことがある．脳損傷のサーバイバーはまた，自身の感情的な反応を抑制することも困難になる可能性がある．彼らは自分が以前よりも泣いたり笑ったりすることをコントロールできなくなっていることに気づくかもしれない．感情の変化がとても速くなる可能性があるため，考えたり問題を解決したりすることはより難しくなる．サーバイバーの一部は，脳損傷により他者の感情を理解することが困難となり，このことは，彼らの人間関係に影響を及ぼすことがある．その上，サーバイバーが困難な状況や感情に対処するための通常のストラテジー（例えば，友人と話をすることや，問題を解決することなど）は，脳損傷によって生じるその他の問題のために，以前と同じようには機能しないかもしれない．これは，彼らが問題に対処する有効な方法があるという感覚をもてないまま，様々な難しい感情に直面することを意味する．彼らはまた，損傷によって生じた障害を自覚したり，働いたりすることができないこと，そして人間関係の問題といった，脳損傷によって生じる生活上の困難に対処するのが難しいことに気づくかもしれない．

　このようにして，脳損傷者の多くは自分に自信がもてなくなっていく．彼らが自身の状況に対して憂うつになったり，不安になったり，怒ったりすること，あるいは損傷が身近な人に与える影響について罪悪感をもったりすることは，もっともなことである．まとめるならば，感情の変化，統制力の変化，そして状況への対処反応の変化（あるいは，そうした反応の不足）が日々の生活やリハビリテーションに影響し始め，社会からの引きこもりや攻撃性といった問題につながる可能性があるということである．サーバイバーやその周りの人にとって大切なことは，脳損傷後の感情やコーピングの問題には対処可能だと知っておくことである．こうした問題に対する理解を深め，感情がわきあがる際の

初期のサインを認識し，問題を予防するためのストラテジーを用いることは，脳損傷を抱えたクライアントがよりコントロール感をもち，感情的なウェルビーイングを改善する助けとなる．

1. 理論的背景，モデル，エビデンス

後天性脳損傷者（acquired brain injury：ABI）の大部分が，臨床的に重大な気分障害を発症する．脳卒中のサーバイバーのうち少なくとも3分の1が，抑うつまたは不安を患う（Hackett & Pickles, 2014）．外傷性脳損傷（traumatic brain injury：TBI）のサーバイバーの3分の1は，損傷後6か月から1年の間に感情的な問題を呈し（Bowen, Chamberlain, Tennant, Neumann, & Conner, 1999），44％は2つかそれ以上の気分障害を患う．そのうち最も一般的なのは，抑うつと不安であると報告されている（Hibbard, Uysal, Kepler, Bogdany, & Silver, 1998）．気分障害は脳卒中後のより重大な機能障害（Parikh et al., 1990 ; Pohjasvaara, Vataja, Leppävuori, Kaste, & Erkinjuntti, 2001 ; Sinyor et al., 1986）および介護者の負担増加と関連している（Anderson, Linto, & Stewart-Wynne, 1995）．脳卒中後の抑うつは死亡率の上昇とも関連している（House, Knapp, Bamford, & Vail, 2001）．

イギリスでは抑うつや不安といった気分障害を含む，脳卒中後の心理的な問題の規模に対応するため，脳卒中科での"Stepped Care approach"が推奨されてきている（NHS Improvement—Stroke, 2011）．これまで，"Stepped Care approach"はその他のタイプの後天性脳損傷，例えば外傷性脳損傷などを抱える人のリハビリテーションには応用されてこなかった．それに関連した介入がこれらの損傷を抱える人のサポートにも利用できるにもかかわらずである．

"Stepped Care approach"は，クライアントのニーズのレベルに即した心理的支援を提供する．単純な介入から始め，必要に応じてより複雑な介入へと進んでいく．ピアやリハビリテーションスタッフが提供可能な，単純な介入は誰に対しても最初に提供される（レベル1の心理的サポート）．これらの介入は，例えば問題解決やゴール設定の支援といったものであり，脳卒中やそれがもたらした結果に対処することに関する不安や抑うつが臨床的なレベルではない人のサポートには十分かもしれない．より複雑な，例えばマインドフルネス練習などの介入は，軽度から中等度の不安や抑うつの問題を有する人に提供される（レベル2の心理的サポート）．これらは心理士ではない，脳卒中の専門家のスタッフが，専門の臨床心理士や臨床神経心理士によるスーパーバイズを受けながら提供することができる．最も複雑な介入は脳卒中後に続く重度かつ持続性の気分障害を有する人に対し，専門の臨床心理士や臨床神経心理士，あるいは精神神経科医によって提供される．こうした介入には，認知行動療法（cognitive behavioral therapy：CBT）や精神療法的なアプローチが含まれる（レベル3の心理的サポート）．脳卒中後の気分の問題に対する"Stepped Care approach"の採用は，リハビリテーションスタッフが抑うつ，不安症状を軽減させる介入を提供するスキルを磨くと同時に，脳卒中の気分に対する影響についての理解を深める機会を提供してくれる．

脳損傷後の気分の問題を理解するためには，人がなぜ同じ状況に対して異なった反応を示すのかについて理解することが助けになる．つまり，悲しみや不安や怒りといった感情がいかにして問題となるか，そしてこのような状況においていったい何が助けとなるのか，ということである．脳損傷による変化が人のアイデンティティの感覚に対してどのような影響を与えるかということが，脳損傷後の気分の変化について理解するためのもう1つのカギとなる要因である（Gracey, Prince, & Winsonによる第9章を参照）．

同じ状況であっても，人は非常に様々な感情をもつ．このことは，彼らの記憶や状況に対する解釈

が，どのように感じるかを決定する際に重要な役割を果たしていることを示唆している．認知モデル (Beck, Rush, Shaw, & Emery, 1979；Greenberger & Padesky, 2015) は，我々の周囲で起こっている物事に対する我々の解釈が，状況に対する我々の感情的，身体的，行動的反応を促すことを示唆している．例えば，もし我々が夜に物音を聞き，それはペットが立てている物音だと解釈した場合，我々は落ち着いて，眠いままでベッドにいるだろう．しかし，もしその物音が強盗だと考えたならば，我々はおびえるか怒るかして闘争―逃走反応の状態になり，警察に電話するだろう．認知モデルは，人が同じ状況であっても，それに対する考え方次第で異なった反応を示すことを説明している．こうした考え方は，生涯を通して経験から身につけてきた信念や思い込みに影響を受ける．例えば，他者は自分をひどい目に合わせると考える傾向にある人は，他者は自分を大切に扱ってくれると考える傾向にある人に比べて，こうした物音を強盗によるものだと解釈しやすいだろう．

　認知行動療法は，認知モデルに基づくトーキングセラピーであり，そこでは人が抑うつや不安障害といった一般的な問題を克服する手助けをするための様々な技法が用いられる．それは人がこうした障害を維持させているような考え（例えば，「私は何もうまくいかない」「もし対処できなかったらどうしよう」）を同定して検証し，より有用な考え（例えば，「いろいろ難しいことはあったけど，リハビリテーションはうまくいっている」）を身につけ，検証することを援助する．**図 8.1** は認知行動療法における考え，感情，身体感覚，行動のサイクルの図を示している．**ハンドアウト 8.1*** は，この図をクライアントや家族と共有できるようなバージョンになっている．**ハンドアウト 8.2** はこのサイクルの各要素をより詳細に説明している．

　認知行動療法には後天性脳損傷者の抑うつ・不安症状を軽減するのに役立つと期待できるエビデンスがある（Waldron, Casserly, & O'Sullivan, 2013）．数多くのケーススタディ（Gracey, Oldham, & Kritzinger, 2007；Dewar & Gracey, 2007）と無作為化比較試験（randomized controlled trials：RCT）(Ashman, Cantor, Tsaousides, Spielman, & Gordon, 2014；Fann et al., 2015) により，外傷性脳損傷後の抑うつに対する治療としての認知行動療法の有効性が支持されている．しかしながら，後天性脳

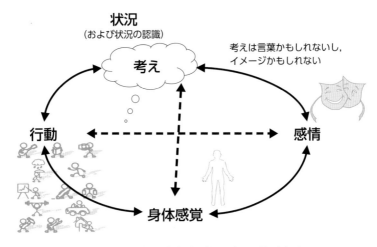

図 8.1　認知行動療法（CBT）のサイクル

---

*ハンドアウトはすべて章末に掲載されている．

損傷者，特に脳卒中のサーバイバーに対する認知行動療法については，さらなる研究が必要である．脳卒中後の抑うつに対する認知行動療法の最初の無作為化比較試験では，認知行動療法の有意な有効性を見出せなかった（Lincoln & Flannaghan, 2003）．これはサンプルサイズが小さかったためか，あるいは脳卒中という文脈において認知行動療法の効果を確かなものにするためには，認知行動療法を増強したり個人に合わせて調整したりしなければならないことを意味しているのかもしれない（Broomfield et al., 2011）．

ストレスとコーピングの理論（例えば，Lazarus & Folkman, 1987）は，人の感情的な反応が異なる理由の1つに，自分が利用可能な資源を前提として，ある状況がその人にとって大切なゴールを達成する能力にどのような影響を与えるかという個人的な解釈が関連していることを示唆している．ゴールに対して対処可能な課題をもたらすと思われる状況は，動機づけ要因を高める可能性がある．ある状況をゴールを脅かすものとして捉えた場合，我々はストレスを感じるかもしれない．ある状況をゴールの喪失につながるものとして捉えた場合，我々は落ち込むかもしれない．ある状況において，我々が採用する対処方略はこうした評価を反映している．例えば，課題に対してはかける労力を2倍にするという反応をするかもしれないし，脅威に対してはその状況に立ち向かう助けとなるような援助を求めるかもしれない．そして喪失に対しては自分自身を慰めるかもしれない．脳損傷後には，こうした状況や対処方略についてのある評価が，その他の評価よりも助けとなるように思われる．例えば，自分自身について，状況にコントロールされているとみなすよりも，自分が状況をコントロールしているとみなす方が，外傷性脳損傷後のより良い感情的ウェルビーイングと関連している（Moore & Stambrook, 1992）．また，回避や希望的観測を用いることが少ないと，より良好な心理社会的機能を予測する（Malia, Powell, & Torode, 1995）．

コンパッションフォーカストセラピー（compassion focused therapy：CFT, Gilbert, 2000. 2010a, 2010b）は，感情的なウェルビーイングを達成するためには，進化により獲得された3つの感情システム間のバランスをとらなければならないと示唆している．これらについて，**ハンドアウト 8.3** に図と説明がある．

1. 「**脅威システム**」：これは我々に無視することが難しい強力なネガティブ感情，例えば，恐怖や怒りや嫌悪感といった感情を喚起する．このおかげで，我々は身の危険をもたらす可能性のある状況から生き残ることができる．
2. 「**動因システム**」：これは我々にやる気や欲求を喚起させ，我々が欲しているものを獲得するように駆り立てる．
3. 「**自己静穏，慈愛システム**」：これは我々に満足感や思いやり，平穏といった感情を喚起する．これにより我々は脅威感を和らげたり，他者との支持的な関係性から恩恵を得たりすることができる．

このバランスがとれなければ，ひと組の感情が他のものを支配してしまうかもしれない．例えば，人生に虐待やトラウマが伴う時，バランスは脅威に対するネガティブな感情反応に傾き，恥や自己非難をもたらし，ウェルビーイングの感覚はあってもごくわずかになる可能性がある．例え脳損傷の前に強いウェルビーイングの感覚をもっていたとしても，前頭葉損傷後は感情の速い経路（後述する）を制御することが難しくなり，こうした困難はよりネガティブで脅威に基づいた感情を増やし，自己受容や満足感，あるいは動機づけ要因に関連するポジティブ感情を減らすような方向へとこのバラン

スを傾けるかもしれない．コンパッションフォーカストセラピーの目的は，脅威感を和らげるために，恥や自己非難に苦しんでいる人が自分への慈愛（自己コンパッション）や他者への慈愛の心を身につけることを援助することにより，脅威感を和らげることである．コンパッションフォーカストセラピーが自信を再び取り戻し，サーバイバーが脳損傷後に苦しむ可能性のある自己非難や抑うつ，不安を軽減するという有望なエビデンスがある（Ashworth, Clarke, Jones, Jennings, & Longworth, 2015）．

　感情がいかにして問題となりうるか，そして何が助けになるかを理解することに加えて，ポジティブ感情を理解することと幸福感やウェルビーイングを高める方法について理解することが役に立つ可能性がある．ポジティブ心理学の提唱者（例えば，Seligman, 2002）は，幸福な人がなぜ幸福であり，どのようにして幸福感を高めているのかを理解しようと試みている．我々は次のことを通して3つの異なる幸せを経験することができると彼らは言っている．すなわち，喜びを経験すること（「楽しい人生」），日々の生活の中で個人のストレングスをフルに活用すること（「没頭した人生」），そしてこれらのストレングスを用いてより高次の目的を追求すること（「意味ある人生」）である．Seligmanらは，幸福感とウェルビーイングを高めるためにデザインされた数多くの介入を開発し，検証してきた．「3つの良いこと」と呼ばれる介入には，毎日3つのうまくいったことを記録し，なぜ彼らがこの1週間うまくできたかについて考えることが含まれている．「自己を特徴づけるストレングスを違った方法で使う」介入では，特徴的で重要なストレングスを1つ同定し，1週間毎日それを使う（Seligman, Steen, Park, & Peterson, 2005）．インターネット上で行われた無作為化比較試験で，Seligmanのグループはこれら2つの介入により，ベースラインと比較して1か月後に幸福感が上昇し，抑うつが減少すること，そしてこれらの効果が最低でも6か月間持続することを見出した（Seligman et al., 2005）．Evans（2011）は，ポジティブ心理学のアプローチが脳損傷のリハビリテーションと関連しており，また矛盾していないと提言した．後天性脳損傷者にとって，ポジティブ心理学的介入（必要に応じて認知機能の障害の支援を組み込むために改変したもの）は効果がみられる可能性があり，性格特性的ストレングスを評価することが後天性脳損傷後に役に立つかどうかを探索することが有益であると彼は提案している．しかし，ポジティブ心理学的介入が後天性脳損傷後の抑うつを軽減させ，幸福感を増加させるかどうかを検証する研究が求められている．

2. 気分の神経解剖学

　感情的な反応とその制御にかかわっている脳の重要な部分を**図8.2**に示している．**ハンドアウト8.4**は，図8.2に簡略化した説明をつけたもので，クライアントに渡すことができるようになっている．大脳辺縁系は古くから存在し，相互に接続された領域で，本能や気分と関係している．大脳辺縁系は時に「古い脳」と呼ばれることがある．大脳辺縁系の一部を挙げると次のようなものがある．

- **海馬**：記憶や学習と関係している．
- **扁桃体**：世の中の物事に対する無意識的な感情反応（例えば，真夜中の物音に対する恐怖や怒りといった反応）と関係している．
- **視床下部**：世の中の物事に対する我々の反応を制御する，ホルモンのコントロール（例えば，強盗が家に押し入ってくるかもしれないという考えに対して闘争―逃走反応の準備をするために，アドレナリンを放出して筋肉への血流量を増加させる）と関係している．
- **島皮質**：感情と関連した身体感覚の認識（例えば，強盗が押し入ってくると考えて恐ろしくな

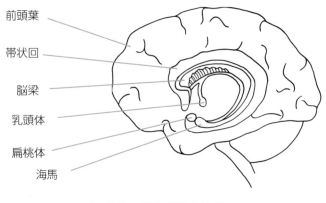

図 8.2 脳解剖学と感情

るにつれて，鼓動が速くなっていることに気づく）と関係している．
- **前頭新皮質**：時に「新しい脳」と呼ばれ，この働きによって，我々は状況間の類似性や違いを比較検討したり，我々がするかもしれない行動がどのような結果になりそうかを認識したりすることができる．また，この働きにより，我々は何が起こっているのか，何をするべきなのかについて，論理的に判断することができる（例えば，夜の物音に対してどのように反応するのが最適なのか）．さらに，必要に応じて感情的な反応を抑制することもできる（例えば，その物音が強盗によるものではないとわかった時に緊張感を軽減させる）．

　脳は感情的な体験に至る2つの経路をもっている．1つ目の経路，すなわち「速い」経路は，感覚の入力から扁桃体へと大脳辺縁系を通して一直線に進み，即時的で強力な感情反応を引き起こす．これは原始的な反応で，直近の危害や脅威から我々を助けてくれる．例えば，ある人が森の中を歩いている時に突然クマが小道から現れ，後ろ足で立ち，うなり声をあげたとすると，その人はおそらく強い恐怖反応を経験し，できる限り早く逃げられるようにアドレナリンが上昇するだろう．そこには推論や論理的な思考をする時間はないだろう．2つ目の経路，すなわち「遅い」経路は，前頭葉や海馬を経由する．これらの能力は我々が危険について検討し，別の反応を考慮し，現在の状況を過去の経験と比較し，そして最適な反応を選択することを可能にする．この経路は感情的な反応をその状況についての論理的な判断と組み合わせることで，いくつかの選びうる反応の中から，我々が選択できるようにしている．
　脳損傷は前頭葉と大脳辺縁系の繊細な回路のつながりを分断する．前頭葉に対する直接的なダメージと連結回路に対するダメージのいずれも，感情や行動のコントロールの問題を引き起こす可能性がある．速い，本能的な「古い脳」の反応は，比較的大したことのないストレッサーに対してさえも即座に作動し，強い感情経験を引き起こす可能性がある．脅威システムは過剰になることもある．脳損傷のサーバイバーは自身の感情をコントロールできないと感じているのではなく，むしろ自身の感情にコントロールされてしまっていると感じるかもしれない．

3. 関連があるとみること

　脳損傷のサーバイバーは，感情的な影響力のありそうな多くの困難な状況に直面する可能性がある．後天的な機能障害は，毎日の活動に影響し，繰り返しの失敗体験（例えば，注意機能の低下により，食べ物をオーブンから取り出すのを忘れて焦がしてしまう）を引き起こしたり，望まない生活の調節（例えば，身体の可動性の変化に適応するために活動や住居を改める）を余儀なくさせたりといった形で，日々の活動に影響を与える可能性がある．状況に対処するには難しい医学的側面，例えば，発作やホルモンの変化，睡眠障害，疲労，性機能障害，薬の副作用といった問題が存在するかもしれない．脳損傷やその結果によって，社会的役割や関係性が悪影響を受けるかもしれない．サーバイバーは長期間にわたって仕事を休んだり，仕事に戻ったりすることがまったくできなくなってしまう可能性がある．脳損傷によるトラウマやその結果として引き起こされる困難によって，親密な関係性に緊張が生じるかもしれない．そして，悲しいことに，一部の関係性はうまくいかなくなってしまう．

　脳損傷のサーバイバーは，こうした状況の困難な側面によって自尊心を失い，定職をもてなくなり，社会から孤立してしまう可能性がある．複数の困難な状況の組み合わせにより，いらだちや無力感が引き起こされ，それが抑うつや不安障害のトリガーとして働く可能性がある．

4. よくみられる問題

脳損傷後にクライアントから報告されることがよくある問題を以下に挙げる．

「私は仕事でミスばかりしていて，物わかりが悪い上司とトラブルになってから，本当に落ち込むようになりました」

「私は日々の生活の中で対処することに困ることが多かったので，けがをする以前のような夫や父親になれないのではないかと恐れていました．私は自分自身をひどく責めるようになりました」

「私は頭痛がまた別の出血の兆候ではないかとひどく恐れるようになり，何も集中できなくなることがありました」

「私は今や本当に短気になってしまい，些細なことで家族への怒りを爆発させてしまうことがあります」

5. 感情と感情の問題についてクライアントと検討する

　後天性脳損傷によって，感情がどのような影響を受ける可能性があるのかについて学ぶ機会を得る場合，単にそれについて聞くだけでも，クライアントに強い感情を喚起することがある．もしあなたがグループで活動しているのであれば，グループをファシリテートする人を2名用意することが重要である．それは，もしクライアントが精神的な苦痛を感じた場合は，サポートのもと，いったんグループから離れ，グループに戻る前に休憩を入れるという選択肢をもっておくためである．もしグループのメンバーが個人心理療法も受けている場合，ファシリテーターと心理療法士はグループセッションが始まる前に，情報を共有することについて，クライアントから同意を得るよう努力することが重要である．これはグループセッション中に生じた問題を心理療法の場でさらに探究するためである．

　あなたの働いている場がグループベースであろうと，1対1ベースであろうと，資料を充実させた

り，クライアントが情報を自分に関連づけられるよう支援したりするために，十分な時間をかけられるようにしておく．教育的資料を説明するための例，例えば，ある状況についての解釈がどのように我々の感情に影響するかを説明するために，暗闇での物音に対する異なった反応といったような例を用意しておくようにする．また，命にかかわる，生命を守るための，急速に起こる感情反応（例えば，森の中でクマに遭遇する危険性に対する脅威反応や，腐った物を食べてしまうことを防ぐ嫌悪反応）と，同様に急速だがより脅威度の低い対象に対する反応（例えば，交通渋滞に巻き込まれること）との違いを説明する必要があるかもしれない．あなた自身の生活における例を挙げるのではなく，また極端でない例にとどめておくのが一番良い．もしクライアントが例を挙げることに消極的な場合は，決して無理強いしてはならない．

　クライアントに自身の感情的な反応について考え始めさせ，比較的脅威でないやり方で，考え—感情—身体感覚—行動という認知行動療法のサイクルを紹介するためには，クライアントに対して次のように質問する．「もしあなたが通りを歩いている時，あなたの知り合いが通り過ぎて，挨拶をしなかったとしたらどのように感じますか？」多くの人は，頭にくるだろうとか，傷つくだろうとか，気を悪くするだろうなどと言う．そうしたらクライアントに対して，こうした感情をとりまく何らかの身体感覚に気づくかどうかを尋ねる（例えば，体が火照るのを感じる，涙もろくなる，心拍数が上がるのを経験する，吐き気がする）．また，どのように行動するだろうかと質問する（例えば，後でその人を避けたり無視したりする，その人に対して怒り出す）．

　次に，その人は目に太陽の光が入ってみえなかったことをクライアントに伝える．それから，この新しい情報を考慮するとどのように感じるかを尋ねる．我々の即時的な感情反応が，その状況についての追加情報の提示によって，いかに変化しうるかについて話し合う．新しい情報が与えられることによって，感情的な反応が変化する可能性があるような，その他の例についてクライアントに考えてもらう．とある店のレジで誰かが列に割り込んでくる，というのが1つの例になるかもしれない．この状況に対する最初の反応を集める．それから，その人には病気の子どもがいて車で待っているということを付け加える．そして，その情報が彼らの感情的な反応を変化させるかどうかを尋ねる．

1）脳と感情

　ひとたびクライアントが自身の気分の問題について考え始めたならば，脳がどのようにして感情をコントロールしているかについて，もう少し教育することが役に立つ可能性がある．**ハンドアウト8.5**は，「古い脳」（闘争—逃走反応に関係している大脳辺縁系）と「新しい脳」（過去の経験に基づいて論理的な反応を生み出すために記憶を利用することができる前頭新皮質）との差異を説明している．このことは，異なる状況に対する「古い脳」対「新しい脳」の反応のメリットとデメリットについて話し合うことによって，より詳しく説明することができる．例えば，歯科治療に直面した時（逃げるか，あるいはとどまってその治療を受けるか）や，暗く狭い道で誰かがあなたの背後から歩み寄ってきているのが聞こえた時（急いで逃げ出すか，あるいはその状況について考えるか）の反応のメリットとデメリットについて話し合う．

　前述したようにハンドアウト8.3は，3つの感情システム（脅威，動因，自己静穏システム）について説明している．これについてさらに探究するために，ロールプレイを活用することができる．カフェでずいぶん長い時間，飲み物が出てくるのを待っている場面を想像するようクライアントに求める．そこはごった返していて，混んでいて，騒々しい．そして誰かが最初に飲み物を受け取ろうとして先頭に割り込んでいる．もし自分が「古い脳」あるいは脅威システムによる反応をしたら，何が起

こるか演じてみるよう求める．

- 「闘争」反応はどのようなものだろうか？
- 「逃走」反応はどのようなものだろうか？
- 「凍結」反応はどのようなものだろうか？

2）脳損傷後にはどのようなことが起こりうるのか？

　ハンドアウト 8.6 は，脳損傷後のよくある感情的な困難に焦点を当てている．このハンドアウトに挙げられている問題（これらはすべて後天性脳損傷者によって述べられたものである）の中で共感できるものがあるか，クライアントに尋ねる．神経学的な損傷の後にこうした問題が生じるいくつかの理由（例えば，前頭葉と大脳辺縁系を結びつけている回路の損傷による感情や行動の制御の変化）について探究するため，ハンドアウト 8.4 を再び参照すると良い．

3）感情や対処スタイルの記録と内省

　ハンドアウト 8.7 で提供されているように，7 日間の気分ダイアリーを完成させてくるようクライアントに求める．彼らはつらい感情（例えば，悲しみ，怒り，あるいは不安）をすべて記録し，もし可能であればその感情が生じた状況も記録しなければならない．気づき（awareness）が低下している一部のクライアントは，このダイアリーを完成させるのに援助が必要かもしれない．クライアントとともにダイアリーを見直し，何か特定の気分の問題が他の問題より頻繁に生じていないか，そしてそれに関連する状況に何らかのパターンが存在しないかどうか見極める．彼らがこうした状況でどのように感じているか，感情的な反応と同様に身体的な反応についても検討することを支援する．

　今度はハンドアウト 8.1 で解説されている認知行動療法サイクルを用いて，考え，感情，行動の関係についてクライアントと話し合う．彼らが自分の気分ダイアリーについて，認知行動療法サイクルの観点から検討し，それに基づいた考えを深められるよう働きかける．彼らが考え，感情，行動を同定できるかどうか話し合い，もしできないようなら何がそれを難しくしているかについて話し合う．一般的な感情や身体感覚についてのブレインストーミングをしたリストによって，それをより簡単にすることができる．関連したグループ活動では，仮想の状況（例えば，パーティに行くこと）について検討するかもしれない．そして，どの感情システムが関与しているかに応じて，そのパーティにいる誰かがもつ考え，感情，身体感覚，そして行動の異なったサイクルを考え出してみるようメンバーに求める．例えば，その人に関するネガティブなうわさ話を耳にしてしまうことで脅威システムが関与してくるかもしれないし，特定の誰かと話したいと思うことで動因システムが関与してくるかもしれない．あるいは良き友人に囲まれていることで自己静穏システムが関与してくるかもしれない．

　ひとたびクライアントが異なったタイプの感情反応について学び，彼ら自身の反応について考え始めたならば，脅威やストレスとなる状況に対する反応としてよく用いられる対処スタイルについて検討することが役に立つ可能性がある．Coping Inventory for Stressful Situations（ストレス状況対処行動尺度）を後天性脳損傷者のために改定したもの（Simblett, Gracey, Ring, & Bateman, 2015）に回答することによって，クライアントは自分が最も自然に用いている対処方略の種類についてさらに学ぶことができる．また，クライアントが脳損傷の前に用いていたストラテジーについて考え，それらがまだ効果的なのかどうか検討することも役に立つ．ハンドアウト 8.8 は，クライアントがこれらすべてのことについて考える助けとなる可能性がある．

次に，脳損傷によって引き起こされた神経的なダメージが，対処反応にどのような影響を与えているかについて，クライアントとともに検討する．脳損傷後にはしばしば対処しなければならない新しくて困難な状況が存在する上，脳損傷自体がコーピングの試みを困難にするため，コーピングから始めるのは難しい場合がある．コミュニケーション上の問題は，ソーシャルサポートを得ることをより困難にするかもしれない．処理速度の低下や，衝動性／脱抑制の増加，あるいは計画立案の障害といった認知機能の障害は，課題焦点型コーピングに影響を与えうる．第5章でWinegardnerによって議論されたストラテジー，例えばその瞬間における気づきを強めること（例：「立ち止まって／考える（Stop/Think）」を用いること），困難を予測することを学ぶこと，あるいは何をするか計画すること［例：ゴールマネージメントフレームワーク（Goal Management Framework：GMF）を用いること］が役に立つかもしれない．

6. リハビリテーションストラテジー

これらのストラテジーを紹介し，実演するための十分な時間（それぞれにつき最低でも20～30分）があることを確認しておくことが重要である．練習を指導し始める前に，懸念があれば話し合うよう勧める．不安を減らすために，練習がうまく行くように思えない場合にどうするかを取り扱っておく（例えば，もしグループ内の一人のクライアントにとって練習がとても困難だという場合，練習を中断し，他の人が終わるまで座って静かに待っていることを，そのクライアントには許可しておく）．すべてのストラテジーが万人向けというわけではないこと，そのため，試すことができる多くの様々な選択肢を紹介しているということを説明する．このストラテジーを厳しい状況で用いる前に，練習しておくことが重要であることを強調する．以下に，あなたがクライアントと共有したいと思うかもしれない，いくつかのアドバイスを挙げる．

- 自分のペースでやろう．
- 自分に優しくあろう．
- あなたが身につけてきた他のスキル，例えば水泳や自転車に乗ることと同じように，ストラテジーを用いるには練習が必要である．
- ストラテジーを感情的な状態にある時に試してみる前に，セラピー中あるいは物事が順調だと思える時に，一人でこうしたストラテジーを練習する方が良い．
- 他の日に比べてストラテジーを練習するのが簡単な日がある．
- 練習するとストラテジーを用いるのが簡単になる．
- 泳ぎ方を学ぶ時には，プールの深い方の端に飛び込む前に浅い方の端で練習する方が簡単だ！

1）コンパッションを用いる

「コンパッション」とは，自分自身や他者の苦しみに敏感であること，そしてこの苦しみを和らげようとする試みに全力を傾けていることを意味する．それは以下のような側面を含んでいる．

- 評価や判断することなく，自分自身や他者に対して思いやりをもつこと．
- アクセプタンス―感情に対して開かれ，それらを許容していること．
- 智慧―我々は非難されるべきでないと知っていること．なぜなら，自らが現在のような事態を

選択したわけではないのだから．
- 状況を良くするために何かをしようとする勇気．

　自分自身に対するコンパッションを育てることは3つの感情システムのバランスをとる助けとなりうる．それゆえ，我々は必要な時に，適切に不安になったり，怒ったり，興奮したり，穏やかになったり，優しくなったりすることができる．我々はコンパッションを育てるために，マインドフルネスや慈愛イメージ法といった練習を用いることができる．

2) マインドフルネス

　「マインドフル」であるということは，(外的な出来事と内的な反応の両者を含む) 我々の現在の体験へ完全につながっていることを意味する．もし我々が自身の考えや感情，そして身体感覚により気づくならば，我々は無意識的でなく，より客観的に反応することができる．マインドフルネスに基づく介入は抑うつ症状の軽減に効果的だということがわかってきた (Strauss, Cavanagh, Oliver, & Pettman, 2014)．またマインドフルネスに基づく介入が脳卒中あるいは脳損傷後の疲労を軽減すること (Johansson, Bjuhr, & Rönnbäck, 2012) や，軽度外傷性脳損傷の状況での外傷後ストレス症状を軽減すること (Cole et al., 2015) が期待できるエビデンスがある．

　ハンドアウト8.9は，マインドフルネスについてのいくつかのアドバイスをクライアントに提供している．「慈愛的な心 (compassionate mind)」の練習についての教示は，Compassionate Mind Foundation のウェブサイト (https://compassionatemind.co.uk) で入手することができる．

3) 心を落ち着かせる呼吸法

　「心を落ち着かせる呼吸法」の練習は，不安やパニックの感覚が出現し始めた時に，それらを止める助けとなる可能性がある．また，素早く深いリラックス状態に至る助けにもなりうる．**ハンドアウト8.10**に用意されているスクリプトをクライアントと利用しても良い．クライアントは家族や友人，あるいは介護者とともに練習を続けるために，それを家へ持ち帰ることもできる．

4) 慈愛イメージ法

　慈愛イメージ法は，自己静穏システムを刺激するようデザインされている．用いられる練習次第で，クライアントは安全な場所にいるイメージや，慈愛深い人と一緒にいるイメージ，あるいは慈愛深い自分でいるイメージを作り上げることができる．例えば，あるクライアントは美しい砂浜を歩きながら安心感を得ているイメージを作り上げた．別のクライアントは家族の慈愛深い人のイメージを作り上げ，それはクライアントが直面している問題に対するその人の反応をよくイメージしたものだった．慈愛深い人の仮面を身につけることをイメージすることで，自分自身が慈愛深くなっているイメージを作り上げることも可能である．その人はどのような姿で，どのような声だろうか？　その人は様々な状況に対してどのように反応するだろうか？　慈愛イメージ技法に関するクライアントのための情報は，**ハンドアウト8.11**に掲載されている．

5) 漸進的筋弛緩法

　漸進的筋弛緩法は，筋緊張への気づきを高め，これらの緊張を開放してリラクセーションを促進する能力を身につける助けとなる．セッション中あるいは自宅の両方で使える，クライアントのための

スクリプトは，**ハンドアウト8.12**に掲載されている．これをいつでも使えるよう，このスクリプトを録音しておくことが役に立つ可能性がある．

6）認知再構成

　認知行動療法のストラテジーの1つである認知再構成を紹介するための良いタイミングは，考えと感情のモニタリングのホームワークを振り返った後かもしれない．我々にネガティブな影響を与える考えは，しばしば事実のいくつかの側面を無視するか，あるいは全か無かとなる可能性がある（例えば，「私は100％役立たずな人間だ」）．それらには最悪の場合を想定する「破局視」としても知られている考えが含まれることもある（例えば，「私の夫は仕事から帰ってくるのが10分遅れている．ということは，彼は恐ろしい事故に巻き込まれているに違いない」）．ネガティブな考えは自動的に浮かび上がり，我々を悪い気分にする．

　我々はこれらの考えに気づき，それらのエビデンスについて検討するよう練習することができる．あなたのクライアントは怒ったり，恐怖を感じたり，悲しんだりする直前にどのようなことを考えていただろうか（例えば，「私は役立たずで，何もできない！」）？　その考えを支持するエビデンス（例えば，「私は今日やろうと計画していたことをやり遂げることができていない」）と，その反証（例えば，「もしかしたら私は脳卒中のせいで疲れていて，それが今日物事をこなすことを難しくしているのかもしれない」）の両方を，クライアントにみつけてもらう．次の段階は，すべてのエビデンスを考慮に入れて，新しいバランスのとれた考えを考え出すことである（例えば，「私は脳損傷のために以前よりも多くの失敗をしているが，大抵はうまくやれているし，自分の助けとなるストラテジーを使っている時は特にそうだ．明日は疲労マネージメントストラテジーを使おう」）．これらの出来事を記録するために**ハンドアウト8.13**のコピーを利用することや，将来似たような状況が起こった時に参照するためにそれらを保存しておくことは，クライアントにとって役に立つ可能性がある．以前の考えがリフレームされたことを書き記したエビデンスは，自己効力感を構築する助けとなりうる．また，クライアントが非常に自己批判的になった時や，過去の成功を思い出すことができなくなってしまった時に，変化する過程を支援してくれる可能性がある．

7）行動実験

　後天的な認知的困難は，クライアントが信念を支持するエビデンスとそれに対する反証を理論的に検討することを難しくする可能性がある．こうした問題が存在する場合，行動実験という認知行動療法技法が現実世界の実例を提供する上で非常に役立ちうる．行動実験は，人が自身のもつ信念を検証するための情報を集め，役に立つ新しい信念を構築する助けとなるよう注意深く計画された実験的活動を用いる（Bennett-Levy et al., 2004）．例えば，脳損傷後に社交的な会話を続けることができないのではないかと怖れているクライアントに対し，そのエビデンスがネガティブな予測を支持するか，それとも他の人と話すことができるという別の予測を支持するかを知るための行動実験を行うよう援助することができる．もしかするとその際に関連したストラテジー（例えば，不安に対処するためのストラテジー，あるいはコミュニケーション上の困難に対処するためのストラテジー）の助けを借りることがあるかもしれない．実験的活動を行うことは，一緒に話し合ったり検討したりするための具体的な例を提供するだけでなく，それに関与した個人的な経験が，学習を促進しやすい（Bennett-Levy et al., 2004）．あるケーススタディに由来する例が本章の最後に提示されている．Davidは行動実験として，地域の会合で新聞記事のプレゼンテーションをする機会を利用するための支援を受けた．彼

はあらかじめ，新聞記事をプレゼンテーションをする自身の能力について予測しておくよう指導された（「単語を思い出すことが困難なので，当惑して固まってしまうだろう」あるいは「緊張してその状況に対処するストラテジーを使う必要があるかもしれない．だけどおそらくうまくやれるだろう」という考え）．それから，彼はその課題を実行し，その経験について検討する支援を受け，他の人から彼の記事のプレゼンテーションについてフィードバックを受けた．このことは，プレッシャーのかかる状況下でもストラテジーを用いることで，何とかグループに向かってコミュニケーションをとれる能力があるという強力な実例を提供した．行動実験を計画する際のテンプレートが，本書のハンドアウト5.12に掲載されている（Winegardnerによる第5章を参照）．

8）行動活性化を含む，動因を強化するためのストラテジー

クライアントが抑うつ的になったり，孤立したりしている時には，彼らはどんどん何もしなくなりがちである．このことは彼らが活動を通して十分な報酬を得ることができないため，よりいっそう抑うつ的になることを意味している．クライアントがより活動的になり，最も楽しめる活動，あるいは最も満足感を得られる活動に気づき，それらを日々の生活のスケジュールに組み込むのを支援することは，動因システムを賦活することで気分を改善させる助けとなる可能性がある．このテクニックは，Behavioral Activation（行動活性化）あるいはActivity Scheduling（活動スケジューリング）と呼ばれる．

クライアントが動因システムを賦活するのを助けるもう1つの方法は，彼らがうまくやり遂げた，あるいはポジティブな事柄をすべて覚えておくために，「成功記録」を取り続けるよう促すことである．抑うつ的になったり，不安や怒りで頭がいっぱいになったりしている時には，我々はうまくいっている物事を忘れてしまうことがある．

Winegardnerによる第5章の「感情と行動の自己調整」のセクションを参照してほしい．

7．まとめ

最後のアクティビティとして，あなたはクライアントが勇気をもって立ち向かっている課題に取り組む助けとなるような何かを共有するよう，クライアントに求めることができる．彼らはこれをセラピスト，グループのファシリテーター，メンバー，あるいは友人や家族と共有することができる．これは価値のある活動や役割と関連したもの（例えば，彼らが行っているボランティアや所属しているクラブから得られる何か）であるかもしれないし，彼らを支援してくれる人と関連したものかもしれない（例えば，彼らの子どもが描いた絵や，家族またはペットの写真）．一部のクライアントは，彼らが感動を覚えたり，元気づけられるような文章や格言，あるいは音楽などを含めたいと思うかもしれない．

8．気分プロフィールを完成させる

ポートフォリオとして，**ハンドアウト8.14**を完成させることは，脳損傷後の感情的な反応について学んだり，彼らにとって最もうまく働く対処方略についてクライアントとともに描き出すことを援助するだろう．

9. ケーススタディ

　気分の問題は，脳損傷を抱えたクライアントにおいて，非常に様々な形で現れる可能性があることに留意することは重要である．Jeff（これまで，いくつかの章で言及した）は，非常に重篤な損傷を受け，明らかにフラストレーションや孤独感を経験しているにもかかわらず，気づきが制限されていることにより，苦痛という重要な感覚を経験していないようにみえた．表8.1には，Jeff が損傷後の感情を扱う際に直面していた問題と，こうした問題に対処する際のゴールやストラテジーの一部が記述されている．

　これとは対照的に，別のクライアントである David は，軽度の外傷性脳損傷後に直面した変化を極めてよく認識しており，またその変化によって極度に苦しめられていた．David は 52 歳の時にバイクに乗っていて跳ね飛ばされた．彼は地元の救急処置室で「問題なしという判断」を受けた．しかしながら，彼はひどい頭痛や疲労感，気分障害，そして認知的な問題を含む持続的な症状を経験していた．最終的に，David は重度の脳震盪後症候群と診断された．表8.2には，David が損傷後の気分の問題に対処する際に直面した問題と，これらに対処する際のゴールやストラテジーの一部が記述されている．

表8.1　Jeff の気分の問題への対応

問題	ゴールとストラテジー	リハビリテーションの状況
気分の落ち込み，自信の喪失，孤独感，怒りっぽさ，フラストレーション，攻撃的な暴言 Jeff は時折，自分の感情に対処するために，飲みすぎてしまうことがあった．このことは彼の怒りっぽさをさらに悪化させ，家族との関係に影響を及ぼし，孤独感や孤立感を強めることにつながっていた． **計画していた未来を失うこと** 前章で述べたように，Jeff は 10 代の頃は将来を期待されるゴルファーであり，損傷前はアメリカでスポーツ奨学金を受ける予定だった．事故の後，彼は友人やきょうだいが彼を置き去りにして先へ進み，キャリアや人間関係を築いていくのをみていた．脳損傷後に彼に起こった変化は，彼が社会的な関係を維持することをさらに難しくした．	**ゴール**：家族関係や友人関係を改善するために自信を高め，怒りっぽさや気分の落ち込みを減らすこと． **ストラテジー**： ● 自己意識やアイデンティティを強めるためのポジティブ心理学的アプローチ． ● 自信や試行するストラテジーを構築するための，様々な活動や状況での行動実験． ● その瞬間のフラストレーションや怒りをうまくコントロールするための「落ち着かせる呼吸法」の練習．	Jeff のプロジェクトベースのアクティビティにはすべて，気分のワークが組み込まれていた．再び意義のある活動に取り組むことは，喜びや統制感を高め，他者とつながる機会を提供し，孤独感を軽減することで，彼の自尊感情を強化した．

表 8.2 David の気分の問題への対応

問題	ゴールとストラテジー	リハビリテーションの状況
不安，怒り，悪夢 David は常に，仕事においても家庭においても，自身に対し高い基準をもっていた．軽度の外傷性脳損傷の後，彼は自分が日々の課題を何とかやり遂げるのに苦労しており，自分に対して非常に批判的になっていることに気づいた．不安や気分の落ち込み，怒り，そして悪夢といった問題が生じており，職場のプレッシャーに対処するのが難しくなっていることに気づいた． **気分の落ち込み，反すう，自己批判** David は脳損傷が比較的軽度であった時，以前であれば単純だった課題に苦労していることについて，しばしば自分を厳しく非難した． **高い期待，ささいな失敗にさえ敏感であること** David は自分が悪循環にはまっていたことに気づいた．つまり，気分の落ち込みは彼がストラテジーを使うことに苦慮していること意味し，それはよりいっそう些細な失敗を生んだ．そして失敗の増加は自己批判を強め，参加を取りやめることにつながり，さらに気分を悪化させていた． **子どもに対する怒りっぽさと短気** David の娘は「私のパパはいつ戻ってくるの？」と質問した． **受動的な自殺念慮** David は強盗に襲われて殺されることを期待して，飼い犬を暗い裏道へ散歩に連れて行ったことを報告した．	**ゴール**：自身の脳損傷について理解し，様々な状況で困難を何とか乗り越えるためのストラテジーを用いること（例えば，妻や子どもと家にいる時や，仕事の時）．同様に，悪夢の頻度を減らすこと． **ストラテジー：** - David はトラウマフォーカスト認知行動療法とコンパッションフォーカストセラピーを提案された． - 悪夢をみる可能性についての不安を減らすため，ベッドに入る前に呼吸法の練習を用い，安全な場所を思い浮かべながら過ごした． - 自己批判を弱めるため，慈愛深い人を思い浮かべ，その人が様々な状況で彼に何と言うかイメージした．	David は復職を支援するための様々な活動に取り組んだ．それらはすべて，気分をマネージメントするストラテジーを含んでいた． David は新聞記事について調べ，計画を立て，地域の会合でプレゼンテーションをした．彼は意図的に議論を呼ぶような話題を選んだ．なぜなら，彼は職場の会議では異議を申し立てられるだろうということを知っており，安全な環境で自信をつける必要があったためである．不安を減らすストラテジーを導入し，自身に対するコンパッションアプローチを身につけることで，彼は軽度の外傷性脳損傷後には困難だった課題を，うまく乗り越えることができるようになっていることに気づいた． David はネガティブな考えの侵入や自己批判的な反すうを最小化し，目の前の問題に対してすべての注意を向ける能力を強めるため，問題解決に取り組む前に気分のマネージメントストラテジーを用いた．

REFERENCES

Anderson, C. S., Linto, J., & Stewart-Wynne, E. G. (1995). A population-based assessment of the impact and burden of caregiving for long-term stroke survivors. *Stroke, 26*(5), 843–849.

Ashman, T., Cantor, J. B., Tsaousides, T., Spielman, L., & Gordon, W. (2014). Comparison of cognitive behavioral therapy and supportive psychotherapy for the treatment of depression following traumatic brain injury: A randomized controlled trial. *Journal of Head Trauma Rehabilitation, 29*(6), 467–478.

Ashworth, F., Clarke, A., Jones, L., Jennings, C., & Longworth, C. (2015). An exploration of compassion focused therapy following acquired brain injury. *Psychology and Psychotherapy, 88*(2), 143–162.

Beck, A. T., Rush, A. J., Shaw, B. F., & Emery, G. (1979). *Cognitive therapy of depression*. New York: Guilford Press.

Bennett-Levy, J., Westbrook, D., Fennell, M., Cooper, M., Rouf, K., & Hackmann, A. (2004). Behavioural experiments: Historical and conceptual underpinnings. In J. Bennett-Levy, D. Westbrook, M. Fennell, M. Cooper, K. Rouf, & A. Hackmann (Eds.), *Oxford guide to behavioural experiments in cognitive therapy* (pp. 1–20). Oxford, UK: Oxford University Press.

Bowen, A., Chamberlain, M. A., Tennant, A., Neumann, V., & Conner, M. (1999). The persistence of mood disorders following traumatic brain injury: A 1-year follow-up. *Brain Injury, 13*(7), 547–553.

Broomfield, N. M., Laidlaw, K., Hickabottom, E., Murray, M. F., Pendrey, R., Whittick, J. E., & Gillespie, D. C. (2011). Post-stroke depression: The case for augmented, individually tailored cognitive behavioural therapy. *Clinical Psychology and Psychotherapy, 18*(3), 202–217.

Cole, M. A., Muir, J. J., Gans, J. J., Shin, L. M., D'Esposito, M., Harel, B. T., & Schembri, A. (2015). Simultaneous treatment of neurocognitive and psychiatric symptoms in veterans with post-traumatic stress disorder and history of mild traumatic brain injury: A pilot study of mindfulness-based stress reduction. *Military Medicine, 180*(9), 956–963.

Dewar, B. K., & Gracey, F. (2007). 'Am not was': Cognitive-behavioural therapy for adjustment and identity change following herpes simplex encephalitis. *Neuropsychological Rehabilitation, 17*(4–5), 602–620.

Evans, J. J. (2011). Positive psychology and brain injury rehabilitation. *Brain Impairment, 12*(2), 117–127.

Fann, J. R., Bombardier, C. H., Vannoy, S., Dyer, J., Ludman, E., Dikmen, S., ... Temkin, N. (2015). Telephone and in-person cognitive behavioral therapy for major depression after traumatic brain injury: A randomized controlled trial. *Journal of Neurotrauma, 32*(1), 45–57.

Gilbert, P. (2000). Social mentalities: Internal 'social' conflicts and the role of inner warmth and compassion in cognitive therapy. In P. Gilbert & K. G. Bailey (Eds.), *Genes on the couch: Explorations in evolutionary psychotherapy* (pp. 118–150). Hove, UK: Brunner–Routledge.

Gilbert, P. (2010a). *Compassion focused therapy: Distinctive features*. Hove, UK: Routledge.

Gilbert, P. (Ed.). (2010b). Compassion focused therapy [Special issue]. *International Journal of Cognitive Therapy, 3*, 95–210.

Gracey, F., Oldham, P., & Kritzinger, R. (2007). Finding out if 'The "me" will shut down': Successful cognitive-behavioural therapy of seizure-related panic symptoms following subarachnoid haemorrhage. A single case report. *Neuropsychological Rehabilitation, 17*(1), 106–119.

Greenberger, D., & Padesky, C. A. (2015). *Mind over mood: Change how you feel by changing the way you think* (2nd ed.). New York: Guilford Press.

Hackett, M. L., & Pickles, K. (2014). Part I: Frequency of depression after stroke: An updated systematic review and meta-analysis of observational studies. *International Journal of Stroke, 9*(8), 1017–1025.

Hibbard, M. R., Uysal, S., Kepler, K., Bogdany, J., & Silver, J. (1998). Axis II psychopathology in individuals with traumatic brain injury. *Journal of Head Trauma Rehabilitation, 13*, 24–39.

House, A., Knapp, P., Bamford, J., & Vail, A. (2001). Mortality at 12 and 24 months after stroke may be associated with depressive symptoms at 1 month. *Stroke, 32*(3), 696–701.

Johansson, B., Bjuhr, H., & Rönnbäck, L. (2012). Mindfulness-based stress reduction (MBSR) improves long-term mental fatigue after stroke or traumatic brain injury. *Brain Injury, 26*, 1–8.

Lazarus, R. R. S., & Folkman, S. (1987). Transactional theory and research on emotions and coping. *European Journal of Personality*, 1, 141–169.

Lincoln, N. B., & Flannaghan, T. (2003). Cognitive behavioral psychotherapy for depression following stroke: A randomized controlled trial. *Stroke, 34*(1), 111–115.

Malia, K., Powell, G., & Torode, S. (1995). Coping and psychosocial function after brain injury. Brain *Injury, 9*(6), 607–618.

Moore, A. D., & Stambrook, M. (1992). Coping strategies and locus of control following traumatic brain injury: Relationship to long-term outcome. *Brain Injury, 6*(1), 89–94.

NHS Improvement—Stroke. (2011). *Psychological care after stroke: Improving stroke services for people with cognitive and mood disorders*. Leicester, UK: NHS Improvement. Retrieved from *www.nice.org.uk/media/default/sharedlearning/531_strokepsychologicalsupportfinal.pdf*.

Parikh, R. M., Robinson, R. G., Lipsey, J. R., Starkstein, S. E., Fedoroff, J. P., & Price, T. R. (1990). The impact of poststroke depression on recovery in activities of daily living over a 2-year follow- up. *Archives of Neurology*, 47(7), 785–789.

Pohjasvaara, T., Vataja, R., Leppävuori, A., Kaste, M., & Erkinjuntti, T. (2001). Depression is an independent predictor of poor long-term functional outcome post-stroke. *European Journal of Neurology, 8*(4), 315–319.

Seligman, M. E. P. (2002). *Authentic happiness: Using the new positive psychology to realize your potential for lasting fulfillment*. New York: Free Press.

Seligman, M. E. P., Steen, T. A., Park, N., & Peterson, C. (2005). Positive psychology progress: Empirical validation of interventions. *American Psychologist*, 60(5), 410–421.

Simblett, S. K., Gracey, F., Ring, H., & Bateman, A. (2015). Measuring coping style following acquired brain injury: A modification of the Coping Inventory for Stressful Situations using Rasch analysis. *British Journal of Clinical Psychology, 54*(3), 249–265.

Sinyor, D., Amato, P., Kaloupek, D. G., Becker, R., Goldenberg, M., & Coopersmith, H. (1986). Poststroke depression: Relationships to functional impairment, coping strategies, and rehabilitation outcome. *Stroke, 17*(6), 1102–1107.

Strauss, C., Cavanagh, K., Oliver, A., & Pettman, D. (2014). Mindfulness-based interventions for people diagnosed with a current episode of an anxiety or depressive disorder: A meta-analysis of randomised controlled trials. *PLoS ONE, 9*(4), 1–13.

Waldron, B., Casserly, L. M., & O'Sullivan, C. (2013). Cognitive behavioural therapy for depression and anxiety in adults with acquired brain injury: What works for whom? *Neuropsychological Rehabilitation, 23*(1), 64–101.

ハンドアウト 8.1
認知行動療法（CBT）のサイクル

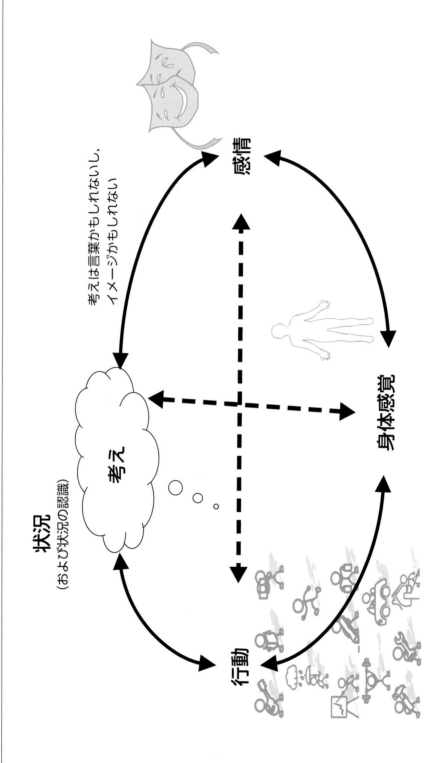

『The Brain Injury Rehabilitation Workbook』Rachel Winson, Barbara A. Wilson, and Andrew Bateman 編（『ワークブックで実践する脳損傷リハビリテーション』廣實真弓監訳）。Copyright © 2017 The Guilford Press. 本書の購入者は、個人的にあるいは個々のクライアントに使用する目的でハンドアウトを使用することが許可されている（詳細は著作権頁を参照）。また、本書の購入者は、ハンドアウトのコピーをダウンロードすることもできる（「ハンドアウトのダウンロードについて」を参照）。

ハンドアウト 8.2
考えること，感じること，行動すること

身体感覚
- 身体感覚は脅威システムが活性化されたことを警告している可能性があります．我々はそれに気づくことを学ぶことができます．
- 注意すべきことの一部は以下のようなものです：
  - 心臓の鼓動
  - ほてり，顔が赤くなること
  - 握りこぶし，筋緊張

行動
- 活性化された脅威システムは，我々の行動に影響を与える可能性があります．
- 注意すべきことの一部は以下のようなものです：
  - 「闘争」反応─他者に対して怒りを示す．
  - 「逃走」反応─状況を避けたり，そこから去ったりする．
  - 「凍結」反応─シャットダウンする．

考えと感情
- 我々の考えと感情は，しばしば脅威システムを活性化します

  (例：「もし落ちたらどうなってしまうのだろう？」「よくもまあ，彼らは私をまるでバカみたいに扱ってくれるものだ」「一体なぜ私は同じ間違いを繰り返してしまうのだろう？」)．

『The Brain Injury Rehabilitation Workbook』Rachel Winson, Barbara A. Wilson, and Andrew Bateman 編（『ワークブックで実践する脳損傷リハビリテーション』廣實真弓監訳）．Copyright © 2017 The Guilford Press．本書の購入者は，個人的にあるいは個々のクライアントに使用する目的でハンドアウトを使用することが許可されている（詳細は著作権頁を参照）．また，本書の購入者は，ハンドアウトのコピーをダウンロードすることもできる（「ハンドアウトのダウンロードについて」を参照）．

ハンドアウト 8.3

3つの感情システム

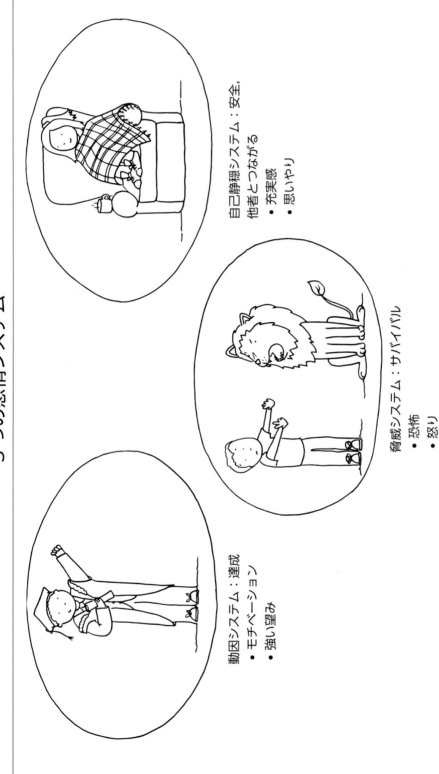

動因システム：達成
- モチベーション
- 強い望み

脅威システム：サバイバル
- 恐怖
- 怒り
- 嫌悪感

自己静穏システム：安全、他者とつながる
- 充実感
- 思いやり

『The Brain Injury Rehabilitation Workbook』Rachel Winson, Barbara A. Wilson, and Andrew Bateman 編（『ワークブックで実践する脳損傷リハビリテーション』廣實真弓監訳）．Copyright©2017 The Guilford Press．本書の購入者は、個人的にあるいは個々のクライアントに使用する目的でこのハンドアウトを使用することが許可されている（詳細は著作権頁を参照）．また、本書の購入者は、ハンドアウトのコピーをダウンロードすることもできる（「ハンドアウトのダウンロードについて」を参照）．

ハンドアウト 8.4

脳解剖学と感情

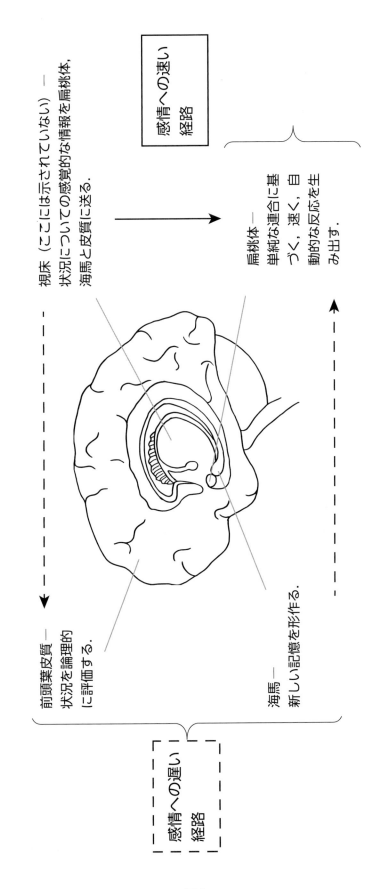

ハンドアウト 8.5

感情を理解する：新しい脳と古い脳

- 我々の脳の奥深くには原始的な部分が存在しており，それは他の動物とも共通のものです．我々はこれらの部位を「古い脳」と呼びます．
- 「古い脳」は我々が脅威に遭遇した際，怒りや恐怖，あるいは不快感といった自動的な感情反応を生み出します．
- それはまた，性的な欲求も生み出します．
- これらの反応は自然なものであり，我々が生き延びるため，そして繁殖するための助けとなります．

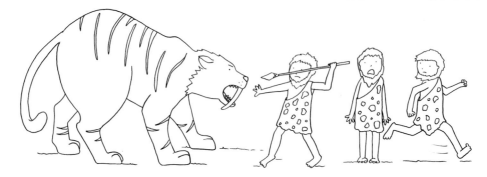

- 「新しい脳」はより洗練されています．それは我々が次のようなことをするのを助けてくれます：
  - 論理的に考えること．
  - 想像すること．
  - 意思決定や計画を立てること．
  - 自分自身について知ること．
- それはまた，「古い脳」の反応を我々の制御下においておく助けとなるのです！

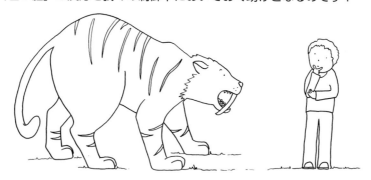

- 脳損傷は以下のことを引き起こす可能性があります：
  - 「新しい脳」の部分にダメージを与える．
  - 「新しい脳」と「古い脳」との結合を分断する．

『The Brain Injury Rehabilitation Workbook』Rachel Winson, Barbara A. Wilson, and Andrew Bateman 編（『ワークブックで実践する脳損傷リハビリテーション』廣實真弓監訳）．Copyright © 2017 The Guilford Press．本書の購入者は，個人的にあるいは個々のクライアントに使用する目的でハンドアウトを使用することが許可されている（詳細は著作権頁を参照）．また，本書の購入者は，ハンドアウトのコピーをダウンロードすることもできる（「ハンドアウトのダウンロードについて」を参照）．

ハンドアウト 8.6
これまでに…？

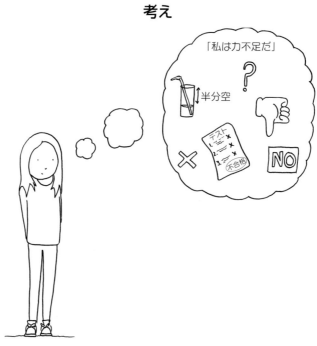

考え

- 今,望んでもいない考えを止めることが難しくなっていますか（つまり,反すうしてしまいますか）？
- ある考えが正しいかどうか検討することに問題を抱えていますか？

感情

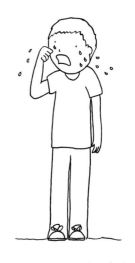

- 以前よりイライラしやすくなっていますか？
- 訳もなく泣くことがありますか？
- 笑うべきではない時に笑ってしまいますか？
- 感情がより表に出やすくなっていると感じますか？ 自分が感情をコントロールしているというより,感情があなたをコントロールしているようですか？

（つづく）

『The Brain Injury Rehabilitation Workbook』Rachel Winson, Barbara A. Wilson, and Andrew Bateman 編（『ワークブックで実践する脳損傷リハビリテーション』廣實真弓監訳）．Copyright© 2017 The Guilford Press．本書の購入者は，個人的にあるいは個々のクライアントに使用する目的でハンドアウトを使用することが許可されている（詳細は著作権頁を参照）．また，本書の購入者は，ハンドアウトのコピーをダウンロードすることもできる（「ハンドアウトのダウンロードについて」を参照）．

これまでに…？（2/2 ページ）

言葉と行動

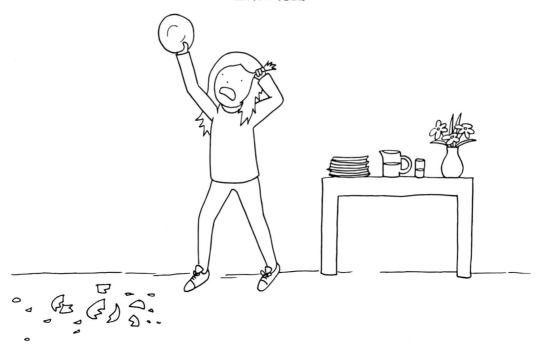

- 決して言おうと思っていなかったようなことを言ってしまうことがありますか？
- 自分が望んでいなかったようなことをしてしまうことがありますか？
- まるでブレーカーが急に落ちてしまったかのように，以前よりも早く物事に反応してしまいますか？
- 決してそんなことをしようと望んでいないのに，叫んだり物を投げたりしてしまうことがありますか？

ハンドアウト 8.7

気分ダイアリー

日付と時間	状況：何が起こりましたか？	どのように感じましたか？	その時、何を考えましたか？	その時、身体はどのように感じましたか？	何をしましたか？

『The Brain Injury Rehabilitation Workbook』Rachel Winson, Barbara A. Wilson, and Andrew Bateman 編（『ワークブックで実践する脳損傷リハビリテーション』廣實真弓監訳）. Copyright©2017 The Guilford Press. 本書の購入者は、個人的にあるいは個々のクライアントに使用する目的でハンドアウトを使用することが許可されている（詳細は著作権ページを参照）. また、本書の購入者は、ハンドアウトのコピーをダウンロードすることもできる（「ハンドアウトのダウンロードについて」を参照）.

ハンドアウト8.8

どのように対処しますか？

- 脳損傷の前には，日々の困難に対してどのように対処する傾向があったでしょうか（例えば，問題解決法を使う，他者の助けを得る，その問題から気をそらす）？

- 脳損傷以降，困難に対してあなたはどのように対処してきましたか？

- 脳損傷に対してうまく対処できた時の例を考えてみることはできますか？

- あなたが効果的に対処できるようにするために必要なスキルはどのようなものだと思いますか？

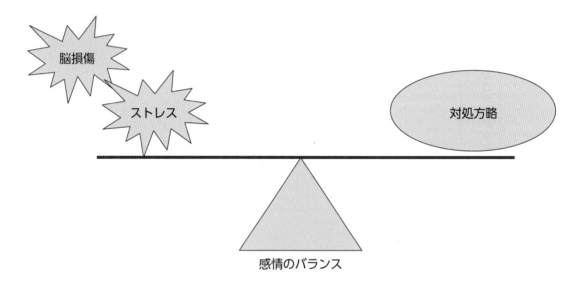

『The Brain Injury Rehabilitation Workbook』Rachel Winson, Barbara A. Wilson, and Andrew Bateman 編（『ワークブックで実践する脳損傷リハビリテーション』廣實真弓監訳）．Copyright©2017 The Guilford Press．本書の購入者は，個人的にあるいは個々のクライアントに使用する目的でハンドアウトを使用することが許可されている（詳細は著作権頁を参照）．また，本書の購入者は，ハンドアウトのコピーをダウンロードすることもできる（「ハンドアウトのダウンロードについて」を参照）．

ハンドアウト 8.9
マインドフルネス

- マインドフルネスとは，判断することなく，今この瞬間に注意を払うことです．

- マインドフルネスには，我々の考えや感情をそれらが浮かんでくるままに観察し，それらを受け入れ，それらとともに取り組んでいくことが含まれます．

- マインドフルネスのスキルは，我々の心がいつ，そしてどこで横道へそれ始めたのか，それがどこへ向かおうとしているのかに気づき，それらをそっと我々の焦点へと戻してあげることです．それは「正しく行動する」ことではありません！

- マインドフルネスは我々が気づき，距離をおく助けになります．それは我々が怒りやイライラ，不安あるいは苦悩といった特定の感情に従って行動しないようにすることで生じる不快感に耐える助けになります．

- 息を吸ったり吐いたりすることにそっと集中し，もし注意がそれるようならそれに気づき，判断することなく注意を呼吸へ戻すようにしてみてください．

- あるいはチョコレートを食べることに集中してみてください―まずはそれがどのような見た目をしていて，どんな匂いがするかに注意を向け，それから食べるとどんな感じがするか，そしてどんな味がするかに，ゆっくりと注意を向けます．

『The Brain Injury Rehabilitation Workbook』Rachel Winson, Barbara A. Wilson, and Andrew Bateman 編（『ワークブックで実践する脳損傷リハビリテーション』廣實真弓監訳）．Copyright © 2017 The Guilford Press. 本書の購入者は，個人的にあるいは個々のクライアントに使用する目的でハンドアウトを使用することが許可されている（詳細は著作権頁を参照）．また，本書の購入者は，ハンドアウトのコピーをダウンロードすることもできる（「ハンドアウトのダウンロードについて」を参照）．

ハンドアウト 8.10
落ち着かせる呼吸法

- 腹式呼吸をして，5まで数えながらゆっくりと息を吸います．

- 息を止め，5つ数えます．

- 5つ数えながら，ゆっくりと鼻または口から息を吐きます．完全に息を吐ききるようにしましょう．

- 今度は，2回普通の呼吸をします．

- 上記のステップを大体10回くらい行いながら，この練習を5分ほど続けましょう．どの段階でも，もし頭がクラクラするように感じたら30秒はやめておくようにして，その後再び試してみましょう．

- この練習の間は，スムーズに，規則的に呼吸しましょう．そして，呼吸を穏やかで規則的なものにしましょう．一度に息を吸いこんだり，急に息を吐き出したりすることはしないようにしましょう．

- あなたは，息を吐くたびにいつも心を落ち着かせるような言葉を言ってみたいと思うかもしれません．例えば，「落ち着いて」とか，「解放して」とか，「リラックスして」など．

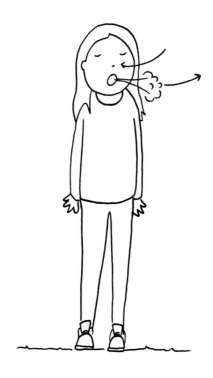

『The Brain Injury Rehabilitation Workbook』Rachel Winson, Barbara A. Wilson, and Andrew Bateman 編（『ワークブックで実践する脳損傷リハビリテーション』廣實真弓監訳）．Copyright © 2017 The Guilford Press．本書の購入者は，個人的にあるいは個々のクライアントに使用する目的でハンドアウトを使用することが許可されている（詳細は著作権頁を参照）．また，本書の購入者は，ハンドアウトのコピーをダウンロードすることもできる（「ハンドアウトのダウンロードについて」を参照）．

ハンドアウト 8.11

慈愛イメージ法

慈愛とは：

- 評価や判断することなく，自分自身や他者に対して**思いやり**をもつこと．
- **アクセプタンス**：感情に対して開かれ，それらを許容していること．
- **智慧**：我々は非難されるべきでないと知っていること．なぜなら，自らが現在のような事態を選択したわけではないのだから．
- 状況を良くするために何かをしようとする**勇気**．

ここに，あなたが挑戦する3種類の慈愛イメージ法があります．これらのテクニックはCompassionate Mind Foundationによるものであり，さらなる詳細はウェブサイト（https://compassionatemind.co.uk）でみることができます．

1. **安全な場所のイメージ**．どこか，あなたが安全で受け入れられると感じることができるイメージを思い浮かべましょう（例えば，美しい砂浜，陽がふりそそぐ森の中の空地，あるいは暖炉のそばの心地良い椅子）．それはどのようにみえるか，どんな音がするか，匂いはどうか，そしてどのように感じるかということに注意を向けましょう．こうした場所に歓迎され，受け入れられているところをイメージしてみましょう．

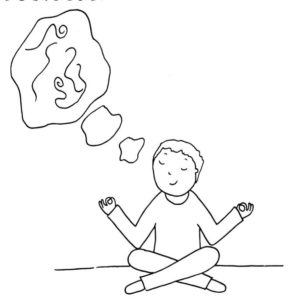

2. **慈愛的な他者**．あなたに対して完全に慈愛的な誰かの心的なイメージを作り上げましょう（その人は現実の人の場合もあれば，想像上の人物の場合もありえます）．この人はどのようにみえるでしょうか？　どのような姿で，どのような声をしているでしょうか？　その人はあなたに何と言うでしょうか？　彼または彼女とともに過ごすとどのような感じがするでしょうか？

3. **より慈愛的になること**．あなたが心から慈愛的な人になっているというイメージを作り上げましょう．あなたはどのようにみえるでしょうか？　あなたは何をし，何を言うでしょうか？

『The Brain Injury Rehabilitation Workbook』Rachel Winson, Barbara A. Wilson, and Andrew Bateman 編（『ワークブックで実践する脳損傷リハビリテーション』廣實真弓監訳）．Copyright © 2017 The Guilford Press. 本書の購入者は，個人的にあるいは個々のクライアントに使用する目的でハンドアウトを使用することが許可されている（詳細は著作権頁を参照）．また，本書の購入者は，ハンドアウトのコピーをダウンロードすることもできる（「ハンドアウトのダウンロードについて」を参照）．

ハンドアウト 8.12
漸進的筋弛緩法

静かで心地良い環境を選びましょう．楽に座るか横になり，目を閉じましょう．このエクササイズの間はゆっくりと規則的な呼吸をすることを忘れないでください．もしこれらの動きの中にできないものや不快なもの，あるいは行うのがつらいものがあった場合は，それらの動きは除外してください．

- 足から始めましょう．つま先を後方へ引き，足の筋肉を 5 秒間緊張させてください．それから緊張を緩めてください．そしてもう一度つま先を後方へ引き，足の筋肉を 5 秒間緊張させてください．次に緊張を緩めてください．リラックスした時，足はどのような感じがするかに集中してみましょう．

- 脚を伸ばして緊張させ，つま先を伸ばします．そしてこの姿勢を 5 秒間維持し，それからすぐに力を抜き，脚をリラックスさせて，だらんとさせてください．そしてもう一度，脚を伸ばして緊張させ，つま先を伸ばします．そしてこの姿勢を維持します．再び力を抜き，脚をリラックスさせて，だらんとさせてください．あなたの筋肉がさらに，さらに深くリラックスしているのを感じてください．リラックスした感覚を楽しみましょう．

- 次に，お腹の筋肉を引っ込めて持ち上げるようにして緊張させ，まるで誰かのパンチを受け止めるような状態にしましょう．この状態を 5 秒間維持し，それから緊張を緩めます．そしてもう一度お腹の筋肉を緊張させ，それから緊張を緩めます．

- 背中を反らして，緊張させた状態を 5 秒間維持します．そして緩めます．もう一度背中を反らせ，それから緩めます．

- 胸の方へ頭を垂れます．そして首の後ろ側が緊張するのを感じます．そうしたら肩を耳元へ持ち上げ，緊張を維持します．2 ～ 3 回肩を回したら，さらに下に肩を落としましょう．あなたの筋肉がさらに，さらに深くリラックスする感覚を楽しみましょう．

- それでは手や腕に取りかかっていきましょう．腕を広げ，両手を固く握りしめましょう．緊張を維持したら，今度は握っていた手を緩め，手と腕をリラックスさせましょう．そうしたらもう一度腕を広げ，手を固く握りしめましょう．そのまま維持して，それから緩めます．

- あなたの顔に集中してください．額と顎を緊張させましょう．眉を下げ，強く噛み締め，緊張を維持し，それから緩めます．もう一度緊張させ，緊張を維持し，それから緩めます．

- 最後に，あなたの全身に注意を向けます．全身を緊張させます．足先，脚，腹部，背中，肩や首，腕，そして顔です．数秒間，緊張を維持し，それから緩めます．そしてもう一度全身を緊張させ，数秒間緊張を維持し，それから緩めます．

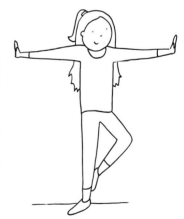

あなたの筋肉がさらに，さらに深くリラックスしているのを感じましょう．あなたの身体は今や完全にリラックスしています．その感覚を楽しんでください．リラックスした感覚があなたの心の目に何をみせてくれるか考えてみましょう．そして，何かイメージや記憶が浮かぶかどうか注意してみましょう．このリラックスした感覚のすべてを楽しみ，心に焼きつけておきましょう．そうすることで，あなたは別の時にもこの感覚を心に浮かべることができます．

　一度完全にリラックスした感覚を味わったなら，4 から 1 まで逆に数を数えてください．4 の時には，より意識がはっきりとし始めます．3 の時には，再び動き出す準備ができます．2 の時には，あなたの周囲の物事に気づき始めます．1 の時には，目を開け，リフレッシュしてリラックスした気持ちになります．準備ができたら，ゆっくりと立ち上がり，優しくストレッチをしましょう．

『The Brain Injury Rehabilitation Workbook』Rachel Winson, Barbara A. Wilson, and Andrew Bateman 編（『ワークブックで実践する脳損傷リハビリテーション』廣實真弓監訳）．Copyright © 2017 The Guilford Press. 本書の購入者は，個人的にあるいは個々のクライアントに使用する目的でハンドアウトを使用することが許可されている（詳細は著作権頁を参照）．また，本書の購入者は，ハンドアウトのコピーをダウンロードすることもできる（「ハンドアウトのダウンロードについて」を参照）．

ハンドアウト 8.13
エビデンスは？

- あなたが怒ったり，恐怖を感じたり，悲しくなったりする直前に考えていたことは何ですか？（例えば，「私は役立たずだ！ 私は何もできない！」）

- その考えを支持するエビデンスは何ですか？（例えば，「私は今日やろうと計画していたことをやり遂げることができていない」）

- その考えを支持しないエビデンスは何ですか？ 他に何か起こっていそうなことはありますか？（例えば，「もしかしたら私は脳卒中のせいで疲れていて，それが今日物事をこなすことを難しくしているのかもしれない」）

- すべてのエビデンスをバランスのとれたやり方でまとめると，考えはどのようになりますか？（例えば，「私は疲れているので，今日は大変な日だった．だから疲労のマネージメントストラテジーは明日使うことにしよう」）

『The Brain Injury Rehabilitation Workbook』Rachel Winson, Barbara A. Wilson, and Andrew Bateman 編（『ワークブックで実践する脳損傷リハビリテーション』廣實真弓監訳）. Copyright © 2017 The Guilford Press. 本書の購入者は，個人的にあるいは個々のクライアントに使用する目的でハンドアウトを使用することが許可されている（詳細は著作権頁を参照）. また，本書の購入者は，ハンドアウトのコピーをダウンロードすることもできる（「ハンドアウトのダウンロードについて」を参照）.

ハンドアウト 8.14
私の気分プロフィール

感情調整にかかわる脳部位で，私が脳損傷によって影響を受けたのは _____
_____
_____
_____
_____

損傷によって，私は時々自分が _____
_____
_____
_____ということに気づきます．

困難に対処するための私の能力も同じように _____
_____
_____
_____によって影響を受けています．

こうした困難に対処するために，最も役に立つと思うストラテジーは次のようなものです．_____
_____
_____
_____
_____
_____
_____
_____
_____

『The Brain Injury Rehabilitation Workbook』Rachel Winson, Barbara A. Wilson, and Andrew Bateman 編（『ワークブックで実践する脳損傷リハビリテーション』廣實真弓監訳）．Copyright © 2017 The Guilford Press．本書の購入者は，個人的にあるいは個々のクライアントに使用する目的でハンドアウトを使用することが許可されている（詳細は著作権頁を参照）．また，本書の購入者は，ハンドアウトのコピーをダウンロードすることもできる（「ハンドアウトのダウンロードについて」を参照）．

第 9 章

脳損傷後に生じたアイデンティティの変容をみる

Fergus Gracey

Leyla Prince

Rachel Winson

　アイデンティティとは，今この瞬間における「私自身である」という感情を，過去に積み重ねてきた人生の諸経験に結びつけ，また，未来の私という自己感覚にも結びつける一種の接着剤である．リハビリテーションの全人的モデルにおいては―そして実際，人の経験全体を考慮したリハビリテーション法のいずれにおいても―アイデンティティとは，独立した問題ではなく，あらゆる相で考察の対象となるべき問題である．本章は，本書の終盤に向けた位置におかれており，本章の以前に考察してきたすべての領域から学んだことを踏まえる形にしてある．アイデンティティが現実のものとなり，経験するのは，日常生活の課題を管理するために，我々のストレングスとストラテジーのすべてを結集した時である．

1. アイデンティティとは何か？

　「アイデンティティ」という概念は，心理学分野の中心的概念であり，当然のことながら，学者や研究者の多大な注意を集めてきた．心理学の多くの問題と同様，アイデンティティとは「何か」を正確に言うことは難しい．それは物差しで測ったり，顕微鏡でみたり，大型ハドロン衝突型加速器内の亜原子粒子のように一瞬だけ現れるものでもない．しかし，人である我々すべてがそうと感じる，何かである．我々はアイデンティティを，感じられ経験された物事で，それは心の目でだけ観察できるものだと考えている．それにもかかわらず，他者と話し合ったり，その本質を共有したりできるものなのである．

1）脳システムとアイデンティティ

　近年，神経科学者たちは，我々が「自己」意識として経験していることが脳システムにどのように支えられているかについて，考えを展開している．Antonio Damasio（2000, 2005）と Joseph LeDoux（1998）は，社会情緒神経科学と呼ばれる，成長が著しい分野の2大先駆者である．彼らによ

れば，自己あるいはアイデンティティと関連する脳領域には，我々の人生を通して得た，多くの経験を記憶する能力を支える諸機能が備わっているが，それだけでなく，我々の感覚と内的経験を担う諸システム（例えば，ある事象の記憶とともに，その時に感じたかもしれない感情を再体験する）も含まれている．こうした領域には前頭葉と海馬があるが，どちらも脳損傷によって影響を受けやすい領域である．

2) 認知システムとアイデンティティ

　パーソナリティあるいはアイデンティティは，たった1つのというよりは，多様な自己あるいはアイデンティティをもっていると，今日一般に考えられている（Yeates, Gracey, & McGrath, 2008 を参照）．通常，どんな時でもこのうちのどれか1つだけが作動する．例えば，我々の誰もが，職業上のアイデンティティと，家庭や社会的場面で我々の活動を導くそれ以外のアイデンティティをもつ．それぞれのアイデンティティは，一連の経験の蓄積の中に根差している．そのため，職歴や人間関係や興味などを含む，1つの物語につなぎ合わせることができるのだろう．

　同時に，これらの経験を，「心の時間旅行」におもむいて，これらの相においてどのような未来が起こりうるか，想像するのに使ったりもできる．Martin Conway（2005）は，「自己システム」には2つの側面があるというアイデンティティの認知モデルを提唱している．

1. **貯蔵側面**：すべての経験を蓄積する段階，これらを範疇化する段階，そして，その時々で「そうある」ように多様な自己を作り上げてくれる，意味と感情と文脈のパターンを抽出する段階からなる．
2. **実行的・目標管理側面**：Conway はこれを「作動的自己」と呼ぶ．ある時には1つの自己が賦活し，実行システムの上部に位置する．その特定の自己に最も関連するゴールや価値に向けて，モチベーションを探して1つに絞るのを助ける段階である．

　つまり，Conway のモデルでは，我々のアイデンティティは日々の生活をより効率的に営ませるものであり，我々の脳は重要事項を予測して，優先順位を決めるとともに，所定の行動や解釈のパターンをオンライン（訳注：中枢と入出力装置を直結）でつなげて，関連場面で賦活するようにさせる．我々は特定の自己というレンズを通して未来や過去について考えをめぐらすが，これにより，瞬間ごとの経験に一貫性と連続性があるという感覚がもたらされる．我々が経験を思い出す時に，事実や状況の側面が除外されたり修正されたりすることがあるが，そうすることで，それぞれの自己の世界観に合致させるのである．Conway（2005）は，記憶が一貫していること（我々自身の経験という点において）と，記憶と現実が対応していることの間の緊張関係について，優れた説明をしている．我々は誰もが，自分自身と世界を正確にみていると思っているが，実際はこの一貫しているという感覚は創出されたものであり，我々の誰もが多かれ少なかれ，瞬間ごとに1つの世界を作っている，としている．これは重要な考え方である．脳損傷後に，様々な問題を「自分が抱えている」というクライアントの苦労というものは，一貫性を維持するために自己システムが懸命に機能していることの表れであると，根底から再解釈することができるからである．脳にとっては，予測不能で自己矛盾をもたらすような問題を，一貫した自己感覚に合致させることは非常に難しいのである．

3) 感情システムとアイデンティティ

　より高次の「自己システム」は，より下位の「古い脳」（Fordによる第8章を参照）の上部にあり，それと統合されている．基本的に，古い脳すなわち大脳辺縁系は，脅威や危険，報酬を知覚した時には，自己システムよりも優先される．しかし，自己システムもまた，我々の経験を検索し，嫌な出来事あるいは脅威であるという方向にバイアスをかける可能性がある．否定的な人生経験を多くした人は，特定のアイデンティティを形成してきた信念や感情，行動から抽出された一連の個人的な記憶を形成していくだろう．つまり，その人の自己システムは，実際には必要ない時でさえ，脅威システムが起動しやすいように発達しているはずである．例えば，その自己システムは，あいまいな社会的状況では規定値通りに機能して脅威が存在すると仮定する．そのため，こうした人物の現在の経験やリアクションは，過去の経験が影響しているから，理解できるものとしてみなすことが重要である．

4) 社会システムとアイデンティティ

　社会心理学者は，アイデンティティを社会的文脈に根差したものとみなしている．我々のアイデンティティは，我々が果たす役割という観点で考察することができる．例えば，家族，友人関係，所属する活動グループ，およびこれらが我々に意味することなどである．社会アイデンティティ理論が提唱するのは，我々はこうした社会アイデンティティを（おそらく経験の記憶を通して）内在化して，個人アイデンティティに組み入れているというものである．我々の社会アイデンティティは，我々に役立つ支援や資源を提供する．例えば，我々が問題やストレスに直面した時に，共感や実際的な助言，援助，あるいは気晴らしを与えてくれるような友人を頼るかもしれない．友人とある課題について話し合うことは，新しい展望や解決法をみつけるのにも役立つ．

　まとめると，アイデンティティはつかみにくいものではあるものの，脳システム，思考と感情の過程，社会的要素という点から考えることができる．しかし実際のところは，我々の経験を理解しようとするのを助けてくれる考え方なのである．アイデンティティとは，我々自身についての信念と，ある状況下でどのように我々が反応するかについての予測の組み合わせである．こうした予測は，我々の人生経験の中で反復されるパターンによって可能である．多様な自己は，日々の生活の瞬間にも，過去の記憶や将来の計画に思いをはせる場合にも，個人的に経験されている．我々はアイデンティティのレンズを通して世界をみているが，このレンズは我々に一貫した感覚を与えるために，時として無意識のうちに物事を捻じ曲げることがある．これらの要因が絡み合うがゆえに，「自己」概念は脳損傷後の経験を理解するのに役立つ．事実，不安や抑うつ障害などと医学的に診断することを重視したり，攻撃性あるいは「問題があること」についての洞察の欠如を解決したりするのではなく，脳損傷後にクライアントが直面している課題は，社会アイデンティティおよび個人アイデンティティに対する多くの脅威に耐え切れず苦闘している自己システムの無理もない側面であると認識することの方がより役立つだろう．これはまた，脳損傷のリハビリテーションにおいて新しい考え方を検討するためのエビデンスを提供している．すなわち，ポジティブ心理学で「フロー（体験）」として知られる，成長や喜びの感覚，つながり，安心，自由といった肯定的な経験やアイデンティティに関係したアイディアである（Ownsworth, 2014）．

2. アイデンティティは脳損傷によってどのような影響を受けるのか？

　今まで検討してきたように，アイデンティティは過去，現在，未来に個人的に経験されるものである．それは脳システムと心理学的過程，社会的集団と活動などの混合により出現し，その一部あるいは全部が脳損傷によって崩壊する可能性がある．そのため，脳損傷を受けるとその人の自己システムが様々な課題に対して奮闘するので，なぜ脳損傷を受けた人が一定の比率でアイデンティティが脅かされるという感覚を経験するのか，極めて容易に理解できる．社会的，個人的役割は，脳損傷後に変わりうる．自己システムもまた，それ自体の更新の助けとなる認知資源が低下している可能性がある．そのため，クライアントは新しいアイデンティティあるいは更新されたアイデンティティに貢献する，脳損傷前あるいは脳損傷後の経験を思い出せないかもしれない．脳損傷は，古い脳／大脳辺縁系を抑制し，感情や行動を調整する特別な「作動自己」を駆動するシステムにも影響を及ぼすことがある．脳の自己システムが様々な手段を通して「その瞬間の」脅威を減らそうとするので，アイデンティティに対する脅威は，怒りや恥，困惑，不安あるいは困難の否認として表わされる可能性がある．

　これらの要因はどれも，多くのクライアントにとって課題となりうるが，受傷前でもあまり自信をもてずにいた人や，自己価値が特定領域の高い能力にだけ強く結びついた人にとっては，特にそうである．さらに，アイデンティティは記憶システム内の大量の経験に基づいているため，若年者のアイデンティティは流動的で十分には発達していない．アイデンティティは思春期に出現すると言われており，カギとなる自己を定義する自伝的記憶は，典型的には思春期後期や青年期早期に生じる．このタイミングは，若年期に脳損傷を負った人に特有の課題を引き起こす可能性がある．ある若い男性が言ったように，「自分が誰であるかを自分でわからないとしたら，僕はどのようにゴールを設定することができるだろうか？」．したがって，若者とともに，また家族や友人と協働することは特に重要である．ここでのリハビリテーションの課題は，若い人がこの発達段階をうまく通りぬけられるよう援助することである（Ylvisaker & Feeney, 2000）．多くの若者にとって，脳損傷後に友人を失うことは，アイデンティティの発達の基礎となる社会経験を得る機会を彼らから奪い取ってしまうことでもある．その結果，彼らはアイデンティティの発達の最中で「立ち往生」することになる．

　アイデンティティは，日々の諸経験のフェルトセンス（感じる意味）で始まる．そのため，脳損傷後の人生の特定の経験によって，アイデンティティがどのように影響されうるかについて考えることが，おそらく最も良い出発点となる．あなたが国際的な会社で多くの契約取得に責任をもつ上級役員だと仮定しよう．あなたは大きなチームを管理し，多忙な会合のスケジュールをこなし，長時間働く．あなたは自分のことを仕事中毒，野心家，有能，やる気のある人間だと考えていただろう．脳損傷後は，あなたは最も簡単な日課をこなすのにも，外部からの援助を必要とする．あなたは家族や友人に自分のことを説明するのが難しく，ましてや複雑な議題に関する会議の運営はなおのこと難しいことに気づく．その上，あなたが感じる疲労はあまりにひどいので，朝の着替えの後は1時間も休憩をとらなければならない．あるいは，あなたが幼い子どもの親という場合を考えてみよう．あなたは家族と一緒の時間を過ごすのが好きで，忍耐もエネルギーもある．そのため，毎日手作りの健康的な食事を作ったり，週末に思いつきで出かける計画を立てたり，子どもと遊ぶ約束をしたりする．脳損傷後は四六時中，子どもを怒鳴り散らしたり，止まない騒音に我慢できなかったり，行楽地へ行く旅行の計画を立てるのに1週間必要となる．

　あなた自身についてどのような結論を出し始めるのだろうか？　自分の将来についてどのように考えるのだろうか？　新しい物事を試したり，新しいことであまりなじみのないことをしようと考えた

りする際に，どのくらい自信をもてると思うだろうか？　これらの経験はあなたの自己システムにどのように組み入れられるのだろうか？　これらの経験がアイデンティティを活性化するのは，あなたのことを肯定的な観点で描写した経験の蓄積だろうか，それともあなたのことを否定的な観点で描写した経験の蓄積だろうか？　あなたは，自分の行動やリアクションが自己概念に合致するものと認識するだろうか，それとも対立すると認識するだろうか？　これらすべての疑問はリハビリテーション中に，心に留めておくべきである．

　脳損傷後には，認知面，身体面，感情面の変化に直面するのと同様に，多くの人には駆動システムの器質的損傷，あるいは気分の変化，遂行機能障害の結果として，モチベーションにも変化が生じる（Tyerman & King, 2009）．モチベーションに影響する要素を理解すること，これらが脳損傷後にどのように変化するかについて理解することにより，アイデンティティ変容に関する取り組みを支援することもできる．Kielhofner（2008）は，モチベーションは個人の基本的価値感や関心，能力についての感覚に影響されると示唆している．一連の質問は，脳損傷前後のクライアントのモチベーションを探るのに用いられる．その一部は変容しているかもしれないが，変わらない部分もみつかるかもしれない．クライアントの意欲を高めるのは，どのような重要な役割，価値観，興味なのか，脳損傷前と現在ではどうか？　脳損傷によって日常生活を営む力やそれらの価値を表現する能力は，どの程度影響をこうむっているのか？　クライアントの仕事の普段の習慣やパターンは何か？　身体面と認知面の両者からみたクライアントのストレングスと課題は何か？

　介護者の役割に引きこまれるので，クライアントの家族，友人，配偶者／パートナーもまた，著明なアイデンティティの変化を経験するということに注意を払うことが重要である．その役割はアイデンティティのある側面と一致しているものとして経験されるかもしれないが，クライアントとの関係においては，彼らのアイデンティティと対立するものである可能性もある．この不一致は，日々の生活の仕方や経済問題，子どもの世話，セックス／親密さなどを含む，人生の多くの側面に明らかな課題を生じさせかねないのである．

3. リハビリテーション：そのエビデンス

　アイデンティティワークを脳損傷のリハビリテーションに組み入れる重要性と，様々な自己概念への様々なリハビリテーションアプローチがもつ潜在的な効果に関して，エビデンスが集積されている．ただし，こうした結果は玉石混交であり，今までの研究法上の質はあまり良好でない（Ownsworth & Haslam, 2014）．OwnsworthとHaslam（2014）の報告によれば，アクティビティベースリハビリテーション（activity-based rehabilitation），認知リハビリテーション，家族支援アプローチ，心理療法的アプローチは，すべて自己概念に変化をもたらす可能性があることが示唆される．しかし，これは彼らが論評した研究すべてに当てはまったわけではない．全人的で包括的な神経心理学的リハビリテーションで，アイデンティティ変容への対処を明確に指向した高い質の研究が1つあった（Cicerone et al., 2011）．この検討では，測定範囲すべてにおいて良好な結果を例証できたものの，アイデンティティ変容自体の結果については測定されていない．

4. アイデンティティのモデル

　Y型モデル（Gracey, Evans, & Malley, 2009）は，脳損傷後の苦闘を「自己に対する脅威」という観

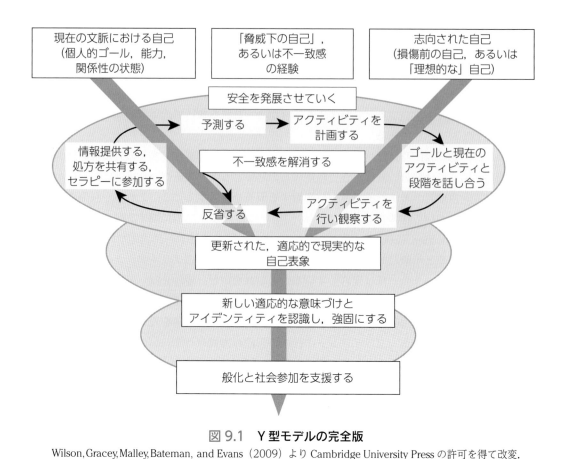

図 9.1　Y 型モデルの完全版
Wilson, Gracey, Malley, Bateman, and Evans（2009）より Cambridge University Press の許可を得て改変．

点で最もよく理解できる（こうした苦闘は，うつ，怒り，洞察欠如などと特徴づけられる）．「自己に対する脅威」，つまり人の「あるべき」姿から根本的に異なるものとして自己を経験するような，否定的な経験（**図 9.1** を参照）である．この経験は，「昔の」あるいは「理想的な」自己と，「今の」自己の間の不一致という観点で表現されることが多い．人々は，自己喪失感；（あるクライアントの言葉によると）「かつてそうであった」が「今は違う」という感覚（Dewar & Gracey, 2007），あるいはクライアントたちの機能的な活動と人間関係に受傷が影響したことによる分離された感覚について述べている．**ハンドアウト 9.1**＊のモデル図は，アイデンティティの不一致をクライアントと検討する際に，具体的な導入として利用できる．

　Ownsworth（2014）モデルは，脳損傷後の日常生活における変化と，自己不一致感や自己に対する脅威感とが結びつくということを説明している．特に，対処法に乏しい場合や自己効力感が低い場合には，最終的に友人を失ったり，ひきこもったりといった日常生活における孤立無援状態をもたらしかねない．

　「ライフスレッドモデル（life thread model）」（Ellis-Hill, Payne, & Ward, 2008）も同様の説明をしており，我々の人生は一本の縄のより糸のように，多様な「物語のより糸」からできているとみている．後天性脳損傷（acquired brain injury：ABI）はこうしたより糸を切断することがあり，ウェルビー

＊ハンドアウトはすべて章末に掲載されている．

イングや自信に影響しかねない喪失感や断絶感を経験する可能性がある．

5. アイデンティティとアイデンティティの崩壊状態をクライアントと検討する

　リハビリテーションとは，脳損傷者とその周囲の人が，脳損傷後の状態がアイデンティティに統合されて，価値のある有意味な人生だと感じられるように援助することを目的とするものである．行動し，そして振り返るという循環に参加することは，不一致感を減らして，脳損傷後の「新しい自分」を再建する助けとなる．それは脳損傷後の変容に対処し，同時に，価値や信念といったアイデンティティの恒久的な側面との結びつきを支援する．
　リハビリテーションの場でアイデンティティに取り組むためには，3つの段階がある．

1. **過去を理解する**：生活史の文脈でその人を知ること．
2. **現在を理解する**：脳損傷後の「状況」を評価すること．
3. **将来をマッピングする**：望ましい将来の自己に向かう手段として，その人が有意味なアクティビティに再参加するのを支援すること．

　これらの段階と以下に記したアクティビティの例は，他のリハビリテーションのアクティビティと並行して実行されるのが理想的である．例えば，当座のゴールが話し合われる前に，その人の今の生活をじっくり検討するよう援助するのも良い．ゴール達成のための計画には，その人の感情面や意欲面の状況を考慮する必要がある．

1) それぞれの人生の物語という文脈でその人を理解すること

　リハビリテーションの専門家として，我々がはじめにすべきことは，脳損傷前と脳損傷後の個々人の人生を理解することである．我々はみんな，過去の経験，個人的な価値観や希望，恐れといったもので形作られた世界に生きている．クライアントの現実の人生（関係性，資源，活動，制約など）だけでなく，この現実をどう認識しているか（「不一致である感じ」対「つながっている感じ」，あるいは，「混乱している感じ」対「一貫性がある感じ」など）についても理解を進める必要がある．そうすることで，クライアントが経験している自己に対する脅威というものをより良く理解できるのである．

(1) 年表

　クライアントの人生の様々な側面（例えば，学校，仕事，家族，友人）を表す年表を作ることは，クライアントが自分の損傷前の人生を構造的に説明するための方法を提供できる．どの人間関係スレッド（訳注：アプリ内の最少処理単位）が損傷後も継続しているのか，どの人間関係が壊れたり傷ついたりしているのか，現在の課題を評価し，ゴールを定めようとする場合に，考えを深めていくことができるだろう．年表は単純な線形に限る必要はない．①馬が大好きなある女性クライアントは，3次元の跳馬コースを作り出し，人生のステージにまとめた．②蛇の形を選び，身体の各部分に自分の過去に伴うカギとなるイメージや言葉を描いた男性クライアントもいる．③大きな木の立方体を作り，各面に人生の重要な出来事を表現したクライアントもいる．このような物語性のある「人生の木」アプローチは，年表を作る際によりダイナミックで，あまり線形でない方法を提供できる．ここでカギとなるのは，各クライアントを励まして，個人的に意味のある方法で年表を作り上げることである．

この作業の間，未知のことに対する興味と尊敬の念を持ち続けること，そして，どこでも可能なかぎり，自由に答えてもらえる質問をするよう努めることが重要である．例えば，「事故にあう前のあなたの人生について話してください」「あなたの人生における重要な出来事を3つ説明してください」「あなたの人生が劇だったら，重要な出来事や主役はどのようになりますか？」などである．記憶障害をもつクライアントが過去の出来事を思い出すために，過去に撮った写真や使っていた品物を利用するのも良い．家族と協働し，記憶の想起の助けとなる材料を集めることが，ここではすこぶる有益である．どのようなアプローチを選んでも，単に起こったことだけでなく，その経験をどのように感じたかに焦点を当てるよう，クライアントたちを励ますことが重要である．

2）外傷後の状況を理解する

年表を作成することで，現在の生活「状況」にいやおうなく大きな影響を与えていると思われる，クライアントのバックグラウンドが理解できるようになる．脳損傷によってもたらされた変化は，この状況を決定的に変えてしまうかもしれない．ちょうど道路工事や迂回路や交通渋滞によって通行が妨げられるように，身体的，認知的能力の低下や感情的な反応の変容は，有意味な参加に対してバリアとして働く可能性がある．このワークブックを通したアクティビティは，クライアントがこの領域の課題を探るのに役立つ．

（1）感情を探る

ハンドアウト9.2は，クライアントとその家族が，脳損傷後の自己に対する脅威がもたらす様々な感情的な反応を，理解可能なものとするために使うことができる．脳損傷後の自己に対する脅威は，より長期にわたるさらなる困難（我々がデイジー型の孤立無援な脅威の悪循環と呼ぶことへ至る）をどのように作り出さずにすむかを知るための助けとなる．このハンドアウトは，ゴールをもって前進するために必要な修正をすることについて，アンビバレントなクライアントに対して，特に有用である．大脳脅威システムの賦活によって，感情的な結果や行動が引き起こされることを理解し，その人の受傷前のアイデンティティの（少なくとも）1つに焦点を当てた協働関係を進展するよう，努めることが重要である．これは安全性と理解，親密感と連続性の感じを持ち続けることの助けとなる．特定の「怒った」状況やトリガーに関する情報を集めることや，ある状況下で否定的なことが予測されるようなアクティブテストとして行動実験をクライアントが利用するよう援助することも必要だろう（行動実験についてさらにガイダンスが必要な場合は，Winegardnerによる第5章とFordによる第8章を参照）．一方，クライアントが生活する上でのキーパーソンによる受容や，代償ストラテジーを使ってうまくやれたというその都度の経験には，回復への旅程を円滑にしてくれる支持的要素も存在するかもしれない．脳損傷後の状況において障害と支援の両方を理解することは，クライアントが脳損傷後の人生を前進させ，アイデンティティを再構築する際の支援となるだろう．

（2）モチベーションを探る

脳損傷後のクライアントのモチベーションを理解していくためには，「Model of Human Occupation」（人間作業モデル）（Kielhofner, 2008）に基づく様々な評価質問紙が役に立つ．これはオンラインでも利用可能である（www.cade.uic.edu/moho）．Modified Interest Checklist（改訂版興味関心チェックリスト），Roles Questionnaire（役割質問紙），Occupational Questionnaire（作業質問紙）は無料で利用可能であるが，Volitional Questionnaire（意志質問紙），Occupational Performance

History Interview2（作業遂行歴面接　第2版）は購入する必要がある．

　ハンドアウト9.3で提供されているカード分類のアクティビティを使い，クライアントの人生にとって重要な価値のありかを探ることができる．クライアントにとって非常に重要なものから全く不必要なものまでカードを分類してもらう．それから現在の日課においてどのようなアクティビティや職業が自分にとって価値があるかを考えてもらう．

　ハンドアウト9.4は，家族単位で役割交代を話し合う際の出発点として有用である．クライアントと家族が一緒にこのハンドアウトを完成させ，話し合うために心の準備をすると良い．

　ハンドアウト9.5は，クライアントが職業に従事する際のモチベーションを探る助けとなる．楽しめるアクティビティを1つ，楽しめないアクティビティを1つ，それぞれ選んでもらい，以下の質問に答えてもらう．

- **環境**：私はそれをどこで，誰と行うか？　道具や装置を使うか？
- **馴れ**：私はそれをいつ，どの程度の回数を行うか？
- **価値**：私はこれをする義務がどのくらいあると感じるか？　どのくらい重要か？　私自身はその課題の基準を満たしているか？
- **個人的因果関係**：私は自分の能力にどの程度自信があるか？　成功することにどの程度自信があるか？
- **結果，考え，感情**：私はそれをどの程度好き／嫌いか？　それが楽しいか？　それにどの程度満足しているか？

　Kielhofner（2008, p37）によれば，能力への否定的な感覚は，その元となっている障害自体よりもさらに障害を増す可能性がある．したがって，クライアントが自分の能力をどのように認識しているかを我々が理解することは極めて重要である．クライアントと個別にあるいはグループと協働し，異なる3種のアクティビティを行えるようにする（一例を挙げると，携帯電話の簡単なゲーム，描画，ポケットビリヤード，卓球）．あなたは，クライアントの能力に合ったアクティビティを考案し，各クライアントに変化に富んだ課題を確実に提供できるようにする必要がある．その上で，**ハンドアウト9.6**を用いれば，それぞれのアクティビティを完了した時の彼らの能力や自信，喜びがどの程度のものか，予測値と実際値をクライアントに提供してもらうことができる．

(3) アイデンティティマッピング

　Mark Ylvisaker（2008）は，クライアントと彼らが現在おかれている状況を理解する取り組みを始めるために役立つ実践的な練習として，「アイデンティティマッピング」を提案している．アイデンティティマッピングは，我々はみんな，我々が得られる材料から意味を作り出しているという信念に基づいている．しかし，我々はそれぞれが異なる意味感覚をもっており，ある人にとって意味があるものでも，他の人にとっては無意味な場合もある．Ylvisakerは，アイデンティティとは，価値や文化的信念，その他の特性に加えて，個人が参加する個人的に意味のあるアクティビティによって定義されるとしている．個人的に意味のあるゴールを追求することで，個々人は建設的な意味を作り出す．それゆえ，リハビリテーションの専門家は，クライアントが説得力のあるかつ満足のいく自己感覚を作り上げていく過程において，積極的な協力者なのである．

　アイデンティティマップは，アクティビティの目的に応じて，リハビリテーションのどの段階で作っ

ても構わない．

- **不一致をマッピングする**：不一致があると認識されている事柄を詳細にマッピングすることは，リハビリテーションの初期に有用である．それにより，個々人はリハビリテーションの間，いつでも振り返ることができ，したがってその不一致が減少した時にそれがわかる．損傷前後のクライアント自身を描く蜘蛛の巣に似たダイアグラムは，感じられた不一致を可視化するための手軽な方法といえる．

- **新しいアイデンティティを彫り出す**：自分の将来のアイデンティティがどのようにみえるのか，感覚的になかなか掴めない人もいる．この場合，リハビリテーションのゴールを見出すことが困難になりがちである．本章の前段で述べたように，成人としてのアイデンティティを形成する途中の青年期に受傷したクライアントにとって，この過程は特に難しい．この状況では，アイデンティティマップはゴール設定を支援する有力な方法となりうる．例えば，図9.2は「私がなりたい男」と題されたアイデンティティマップであるが，このクライアントは，自分が好きな美術形式である落書きを選んだ．彼はリハビリテーションでは重点をおくゴールをみつけるのが難しかったにもかかわらず，略図を描くことができた．

- **役割を開発する**：アイデンティティマップは，クライアントのアイデンティの一部である様々な役割間の関係を整理し，理解する手助けともなりうる．図9.3に示した例では，そのクライアントの職業リハビリテーションのゴールとして新しい専門分野（個人トレーナー）の開拓が含まれていた．時間とともに，新しく受け入れられた職業人／専門職としてのアイデンティティがクライアントの自己感覚の一部となった．

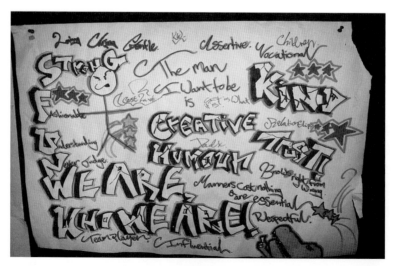

図9.2 「私がなりたい男」：落書き（技法）を用いてアイデンティティマップを作り上げている
（訳注：図9.2には，以下のようなことが書かれている．強い，かっこいい，呑み込みが早い，肯定的，親切，優しい，信用される，創造的，ユーモアがある，チームプレイヤー，影響力がある，こういう男に私はなりたい，我々はこのままの我々でいいのだ）

第9章　脳損傷後に生じたアイデンティティの変容をみる　242

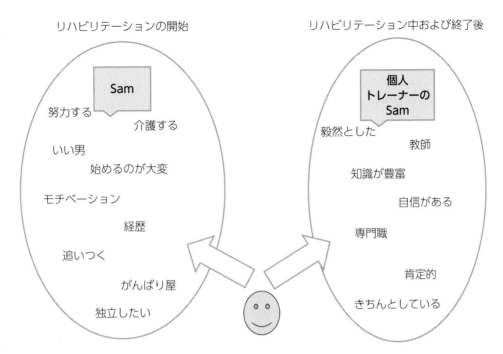

図 9.3 「個人トレーナーの Sam」：職業リハビリテーションで新しいアイデンティティを探す

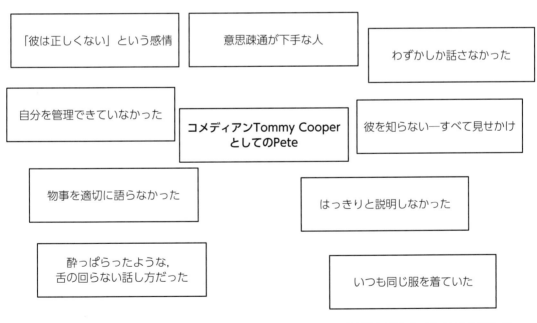

図 9.4 「Tommy Cooper になる」：アイデンティティの再構築を図るために比喩を用いる

- **比喩**：Ylvisaker（2008）によれば，アイデンティティマッピングには，クライアントが比喩を通して自分のアイデンティティを描写する部分が含まれる可能性がある（例えば，母親／専業主婦になりたいと願うクライアントは，自分自身を「家庭の女神 Susan」と考えることもありうる）．比喩はクライアントがなりたい誰か，あるいは見習いたいと希望する誰か（例えば，ヒーロー，ヒロイン）かもしれないし，クライアントが個人的に知っている誰かや架空の人物，著名人，公的な人物かもしれない．クライアントがなりたくないキャラクターを体現する誰かでも構わない．後者のタイプの比喩の一例を図9.4に示す．Tommy Cooper は，1970年代のイギリスの著名なコメディアンだったが，Tommy Cooper として自身のアイデンティティマップを描くことで，ゴールをはっきりさせることができた．

- **ゴールをみつける**：前述した例から示唆されるように，比喩の部分を加えることで，クライアントの肯定的な個人的特性とともに，開発すべきゴールをみつける手助けとなる．パブで友人と付き合う時に別の名前を使ったクライアントの例を挙げよう．アイデンティティマッピングを通して，クライアントは，このもう一人の自分が対処方略の重要な部分として役立つ方法を模索することができ，対処スキルをさらに伸ばすというゴールを設定することができた．

3）根本的な価値や意味と結びついているアクティビティに参加する

我々人間はたいてい，自分がすることによって自分自身を定義する．昔の友人とおしゃべりをする時も，パーティで新しい人と出会ったりする時も，あるいはソーシャルメディアを使う時も，我々の会話は，仕事は何をしているのか，余暇に何をして楽しんでいるのか，最近何をしているかということに焦点を合わせることが多い．この逸話的な観察は，作業療法学と作業療法の文献によって支持されており，前述した Conway（2005）の記憶自己システムモデルと一致している．Christiansen（1999）は，職業を「個人アイデンティティを発達させ，表現する最も重要な手段」とみている．Kielhofner（2008）は，「人が働き，遊び，（日常生活のアクティビティを）遂行する時に，人は自分の能力や行動パターン，自己認知，我々の世界についての理解を形成する…自分がすることを通して，人は自分自身の発達を著述する」と述べている．病気やけがによって職業参加が影響を受けると，人のアイデンティティも必然的に影響を受ける．特に重要な役割やアクティビティを失った人の中には，外傷性脳損傷（traumatic brain injury：TBI）によって，もう運転ができなくなってしまった若者の例のように，アイデンティティを全く喪失してしまったと感じる人もいる．脳損傷リハビリテーションの目的の1つは，職業的適応を支援することであり，言い換えれば，Kielhofner が述べるように，「一人ひとりの環境という文脈で時間をかけて職業能力を培い，肯定的な職業アイデンティティを作り上げること」である．これを別の見方でいうと，リハビリテーションはあるアクティビティがその人にとって意味するものと結びつけることで，後天性脳損傷者が彼らの基本的価値感を表したり，ひいては受傷後に残るかもしれない喪失感を埋めるためにするべき他のことをみつけるのを支援できる．これはY型モデルの「行動する」段階と「反省する」段階で表されている．

（1）職業の試行

職業の試行，すなわち（作業遂行に影響する要素のすべてを考慮して）仕事を試してみて，振り返ることは，職業アイデンティティを修正するための手段となる（Kielhofner, 2008）．**ハンドアウト 9.7** は，ある標準化された行動実験検査紙をもとにして作られた職業の試行用ツールである．**ハンド**

アウト9.8には，職業的観点から試行時の反省点を導き出す質問を掲載している（Martin-Saez, Winson, Malley, Brentnall, & Runcie, 2012）．実際に起こったこととともに，その経験をどのように感じたかについて，客観的な視点を考えるための支援が必要なクライアントもいる．そこで，この2つのハンドアウトは，クライアントと臨床家が協働する際に役立つよう書かれている．

(2) ゴールのはしご

クライアントには，適切なアクティビティを探して選択する際に，段階的なアプローチが必要な場合がある．あるアクティビティは，その時点では脅威的すぎることもある．ハンドアウト9.9に掲載された「快適ゾーン」練習は，どのアクティビティなら多少とも近づきやすいかを表示するために利用できる．例えば，詩を書いていたクライアントは「自由参加のステージ」で詩を朗読する夢をもっていた．練習プログラムを開始する時点で快適ゾーン練習を終えた時，その夢はクライアントには不可能だと感じられた．セラピストに向かって詩を読むことはそれほど怖いことではなく，リハビリテーショングループメンバーの前で自分の作品を朗読することは，両者の中間だと感じた．改善するにつれて，時折この練習に立ち戻った．この過程は，クライアントが自信をつけるにつれて感情も変化することに，自身で気づくのに役立った．最終的に，クライアントは公衆の面前で詩を朗読するというゴールを達成した．

(3) プロジェクト

Ylvisaker（2003）は，プロジェクトはアイデンティティの再構築を支援するための有効な手段となりうると述べている．個人的に意味のあるゴールに基づき，具体的な結果を志向したプロジェクトは，ストラテジーを実行し強化するとともに，肯定的なアイデンティティを構築する機会を提供することができる．理想的なプロジェクトは，その内容と過程を通して他者に貢献するという感覚を育てる．そのプロジェクトの内容は新たに学習したり，病前の知識を利用したりする機会となる．同時に，プロジェクトを開始し，ある期間にわたってそれを続ける過程で，様々な認知技能（記憶，計画立案，時間管理，整理，開始，問題解決，ゴール管理）を反復して練習する機会となり，実生活という文脈の中で，これらのスキルを強化する機会となる．プロジェクトに成功することは，自己評価と自信に肯定的な影響を与える．それはモチベーションを促進し，その効果は個人生活の他の領域にも般化しうる．クライアントが取り組んだプロジェクトの例を以下に挙げる．

- **ゴール**：フィットネスインストラクターの役割をしたいという希望を達成するためのスキルを開拓すること．
- **計画**：
  - フィットネスアセスメントインタビューを行う．
  - 個別的フィットネスプログラムを指導する．
  - ボランティアと一緒にフィットネスのクラスを運営する．
  - メンター（専門的な個人トレーナー）と毎週会合をもつ．

このプロジェクトにはこれらの計画を達成するための多方面のストラテジーを開拓することが含まれていた．したがって，コミュニケーション（面談すること，上手に教示を与えること）や，認知（開始，計画／時間管理），気分の領域を活用した．ビデオによるフィードバックと行動評価法は，

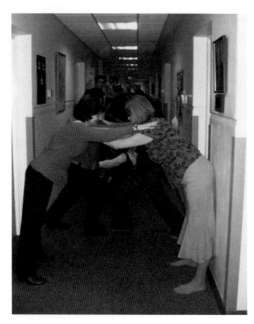

図 9.5　リハビリテーションチームのためのエクササイズクラス：アクティビティを通して，クライアントが希望する個人トレーナー役を実行する

クライアントの経時的な成長を助けた．このプロジェクトは本人の元々のアイデンティティに新しい役割（個人トレーナー）を付け加える助けとなった．実践的なアクティビティ（例えば，図 9.5 を参照）により，個人トレーナーみたいな「感じ」を経験することができた．それにより，このプロジェクト全体がより意味のあるものになった．

プロジェクトワークはグループでも行うことができる．これは現職復帰を望むクライアントには特に有用である．3人のグループで，各クライアントは3か月にわたる特定のプロジェクトを率いる機会を与えられた．

- **ゴール**：現職復帰の目的のために，プロジェクトでリーダーシップをとるスキルを発展させること．
- **計画**：
  - クリスマスパーティを計画する．
  - ニュースレターを作る．
  - 資金集めのイベントを組織する．

それぞれのプロジェクトは4週間にわたって運営され，毎回，異なる人がプロジェクトリーダーの役を担った．各プロジェクトに期待された成果を達成するため，クライアントはチームとして動き，意見の不一致を調整し，フィードバックを提供することを促進するための様々なコミュニケーションストラテジーを使う必要があった．必要とされた認知的ストラテジーや遂行機能のストラテジーには，計画，立ち止まって／考える（Stop/Think），ゴールマネジメントフレームワーク

(Goal Management Framework：GMF)，タイムプレッシャーマネージメント（Time Pressure Management：TPM）など（Winegardnerによる第5章を参照）が含まれた．これらの計画は多くの課題をもたらしたが，クライアントが現実の職業復帰状況に戻る前に，行動パターンが確認され，問題点に対応できた．

- **ゴール**：新しい意味のあるアクティビティを探す．
- **計画**：
  - 「安全」なグループで，宝飾品作成クラスに参加する．
  - 病院内で宝飾品の販売を計画する．
  - 友人や家族のために家庭で宝飾品の販売を行う．

このクライアントは，脳損傷のために保健師に戻ることができなかった．しかし，自宅で行えて，収入も生み出せるような，意味のあるアクティビティを見出したいと望んでいた．彼女は宝石デザインに大変興味をもっていたが，この技術を習得できるかどうか，まして収入が得られるようになるか，自信がなかった．このプロジェクトは，スタッフとクライアントが一緒に宝石デザインコースに参加するという，共有された安全な学習環境で開始された．この安心感により，彼女の技術は秀でることとなり，さらに上を目指すきっかけとなった．次の段階は病院内で宝飾品セールを行うことであった（図9.6を参照）．支援された形ではあるが，計画立案を進め，ストラテジーを整理

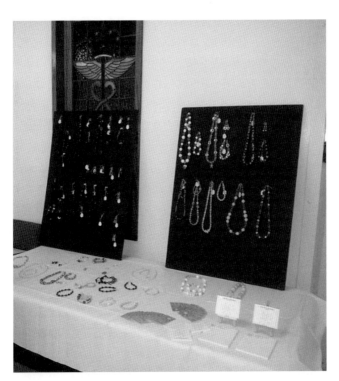

図9.6　実現する：意味のあるプロジェクトを通してスキルとストラテジーを強化し，自信をつける（病院での宝飾品販売）

する手段が彼女とそのチームに与えられ，そのセールに成功をもたらした．すべてが計画通りに行われたわけではないが，この計画に則ることで，何かがうまくいかなかった時にさえ学ぶことができた．このような学習は，クライアントにとって個人的に意味のあるプロジェクトという状況において，非常に強力なものであった．この過程は，損傷前と同じ役割を満たすことはできなかったものの，自分はやればできる人間であるという肯定的なアイデンティティを彼女がもつ手助けとなった．

- ゴール：意味のある現実的な職業的機会を探すこと．
- 計画：
  - 仕事に関連する価値を探す．
  - 美術のクラス（美術教室）を運営する．
  - ペットの写真を撮影する．

　管理職についていたあるクライアントは，くも膜下出血後に復職できずに苦闘していた．彼女は求められる水準で仕事を遂行することができず，同僚たちとしばしば衝突して，否定的な自己評価をもたらす結果となった．「私は何もうまくできないし，"話を聞いてもらえた"感じがしない」．評価の結果，このクライアントの認知技能の多くは優れたものだったが，モチベーションと責任感に難があり，それとともに，職業上の弱点と自身の技能についての不正確な評価が明らかになった．さらに，立場上も職場の環境においても，彼女の基本的価値観である正義，自由，創造性といったことを表現することが許されなかった．個人セラピーにおいて，彼女はこのことに関する自分のフラストレーションをはっきりと認識した．

　介入は，クライアントのニーズにより合致する可能性のある職場環境を探すことに集中した．彼女は熱心なアーティストであり，最初のプロジェクトはスタッフとクライアントのための絵画教室を運営することとした．最初のセッションは，「先生」の指示やプログラム構成が欠けていたが，セッション後の「生徒」からのフィードバックのおかげで，彼女自身が単に絵画を楽しむのとは対照的に，他者の支援に焦点を当てたレッスンの計画や方法が必要なことを明確にすることができた．彼女の指導下で生徒たちが信頼を深めていくのをみるうちに，彼女は満足感が得られるようになった．結果として，介入の最後には，彼女はこのセッションにますます責任感をもつようになった．その後のプロジェクトでは，ペットの肖像画を描く可能性を探ることになった．彼女は，「顧客」になるかもしれない人のニーズとペットのパーソナリティを把握するために，彼らと面談を行い，次には締め切りまでに肖像画を描き終えるために，スケジューリングや自己管理技術を使うための支援を受けた．

　こうしたプロジェクトから学んだことで，彼女は既存の職業を辞め，現在の価値観と能力に，より合致する領域で次の仕事を探す自信がついた．

(4) 自己コーチングとメンタリング

　Ylvisaker（2008）は，行動をガイドするのに役立つツールとして「自己コーチング」にも言及している．これに関連して，独り言（self-talk）は調整機能をもっており，個人に関連した環境内の出来事によって引き起こされるものである．独り言の一般的なゴールは，衝動的な行動や反射行動を減らすことで，行動を改善することにある．励まされて行動を制御することは，社会的かつ職業的参加と並行して起こるが，自己についてのポジティブな感覚を促進する．

他の人を受け入れるために，コーチングという考えを拡大することができる．メンターと認められた人は，ある特定のプロジェクトやアクティビティを通して，ある一人のクライアントを支援する．メンターたちはそれぞれの専門知識によってメンターと認められるので，ボランティアの場合もあれば，職業紹介やボランティア紹介でメンターとなった人もいる．

6. 認知的障壁やその他のバリアに対処すること

　本書の先行章の焦点は，クライアントを援助して彼らのもつストレングスと課題について共通の理解を得ること，そして困難を克服するストラテジーを探すことにあった．認知機能の障害の中には，クライアントにとってアイデンティティの更新をより困難にさせるものもある．しかし，日記や社会的足場，着用「ライフログ」カメラ（例えば，Autographer や Narrative Clip）のようなテクノロジーを使うことで，自分自身に生じた変化をモニターして，他者と共有することができる．セラピーの際に自分自身について学んだことを記録するために，**ハンドアウト 9.10** を利用することもできる．

　今まで述べたプロジェクトで明らかになったように，意味のある状況の中で，アイデンティティワークを行うことは非常に有効である．そのような状況では，クライアントが脳損傷後もいかに楽しめる役割や価値観をもって生活し続けられるかを探せるのである．能力に関する明確で共有された理解とは，個々の違いに対応し，さらにはストレングスを活かして代償法を探ることにも適合したアクティビティを行うということである．例えば，良好な意味記憶を保持しながらも重篤な展望記憶障害をもつクライアントのために，意味のあるプロジェクトを立ち上げることによって，展望記憶ストラテジーを練習する機会が豊富に得られることになる．そしてそのクライアントは意味記憶が損なわれていないことを示すことができ（おそらく，記事やニュースレターを書くことによって），自信をつけると同時に，対処スキルを身につけることができるのである．

　アイデンティティの再構築を促進するプロジェクトやゴールのはしご，職業の試行を利用するだけでは不十分である．こうした方法もまた，クライアントたちの経験が意味のある豊かなものとなるために，関心やストレングス，課題にそって個別化される必要がある．

REFERENCES

Christiansen, C. (1999). Defining lives: Occupation as identity. An essay on competence, coherence, and the creation of meaning. *American Journal of Occupational Therapy, 53*, 547–558.

Cicerone, K. D., Langenbahn, D. M., Braden, C., Malec, J. F., Kalmar, K., Fraas, M., . . . Ashman, T. (2011). Evidence-based cognitive rehabilitation: Updated review of the literature from 2003 through 2008. *Archives of Physical Medicine and Rehabilitation, 92*(4), 519–530.

Conway, M. (2005). Memory and the self. *Journal of Memory and Language, 53*(4), 594–628.

Damasio, A. (2000). *The feeling of what happens: Body and emotion in the making of consciousness*. New York: Mariner Books.

Damasio, A. (2005). *Descartes' error: Emotion, reason, and the human brain*. New York: Penguin.

Dewar, B.-K., & Gracey, F. (2007). 'Am not was': Cognitive-behavioural therapy for adjustment and identity change following herpes simplex encephalitis. *Neuropsychological Rehabilitation, 17*(4–5), 602–

620.

Ellis-Hill, C., Payne, S., & Ward, C. (2008). Using stroke to explore the life thread model: An alternative approach to understanding rehabilitation following an acquired disability. *Disability and Rehabilitation, 30*(2), 150–159.

Gracey, F., Evans, J. J., & Malley, D. (2009). Capturing process and outcome in complex rehabilitation interventions: A 'Y-shaped' model. *Neuropsychological Rehabilitation, 19*(6), 867–890.

Gracey, F., Longworth, C. E., & Psaila, K. (2015). A provisional transdiagnostic cognitive behavioural model of post brain injury emotional adjustment. *Neuro-Disability and Psychotherapy, 3*(2), 154–185.

Kielhofner, G. (2008). *Model of human occupation: Theory and application*. Baltimore: Lippincott Williams & Wilkins.

LeDoux, J. (1998). *The emotional brain: The mysterious underpinnings of emotional life*. New York: Simon & Schuster.

Martin-Saez, M., Winson, R. W. H., Malley, D., Brentnall, S., & Runcie, R. (2012). *Reconstructing identity through occupational participation*. Poster presented at the International Brain Injury Association 9th World Congress, Edinburgh, UK.

Ownsworth, T. (2014). *Self-identity after brain injury*. Hove, UK: Psychology Press.

Ownsworth, T., & Haslam, C. (2014). Impact of rehabilitation on self-concept following traumatic brain injury: An exploratory systematic review of intervention methodology and efficacy. *Neuropsychological Rehabilitation, 26*(1), 1–35.

Tyerman, A., & King, N. S. (Eds.). (2009). *Psychological approaches to rehabilitation after traumatic brain injury*. Oxford, UK: Blackwell.

Wilson, B. A., Gracey, F., Malley, D., Bateman, A., & Evans, J. J. (2009). The Oliver Zangwill Centre approach to neuropsychological rehabilitation. In B. A. Wilson, F. Gracey, J. J. Evans, & A. Bateman, *Neuropsychological rehabilitation: Theory, models, therapy and outcome*. Cambridge, UK: Cambridge University Press.

Yeates, G. N., Gracey, F., & McGrath, J. C. (2008). A biopsychosocial deconstruction of 'personality change' following acquired brain injury. *Neuropsychological Rehabilitation, 18*(5–6), 566–589.

Ylvisaker, M. (2003). Context-sensitive cognitive rehabilitation after brain injury: Theory and practice. *Brain Impairment, 4*(1), 1–16.

Ylvisaker, M. (2008). Metaphoric identity mapping: Facilitating goal setting and engagement in rehabilitation after traumatic brain injury. *Neuropsychological Rehabilitation, 18*(5–6), 713–741.

Ylvisaker, M., & Feeney, T. (2000). Reconstruction of identity after brain injury. *Brain Impairment, 1*(1), 2–28.

FURTHER READING

Jetten, J., Haslam, C., & Haslam, S. A. (Eds.). (2012). *The social cure: Identity, health and wellbeing*. Hove, UK: Psychology Press.

ハンドアウト 9.1

リハビリテーションにおけるアイデンティティ変容の Y 型モデル

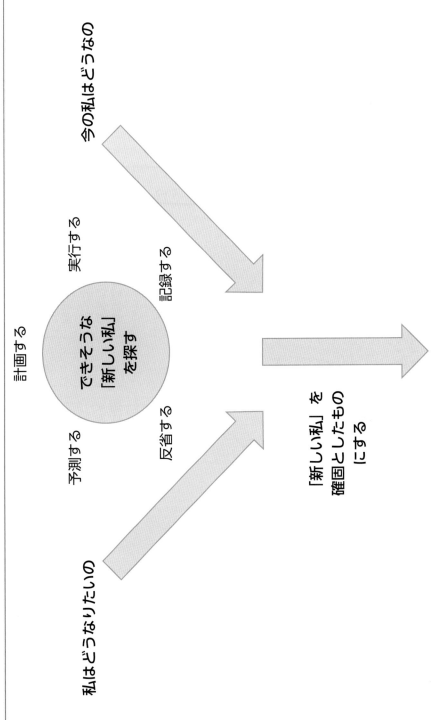

Wilson, Gracey, Malley, Bateman, and Evans (2009) より Cambridge University Press の許諾を得て改変.

『The Brain Injury Rehabilitation Workbook』Rachel Winson, Barbara A. Wilson, and Andrew Bateman 編（『[ワークブックで実践する脳損傷リハビリテーション]』廣實真弓監訳）．Copyright©2017 The Guilford Press．本書の購入者は，個人的にあるいは個々のクライアントに使用する目的でハンドアウトを使用することが許可されている（詳細は著作権頁を参照）．また，本書の購入者は，ハンドアウトのコピーをダウンロードすることもできる（[ハンドアウトのダウンロードについて]を参照）．

ハンドアウト 9.2
「デイジー型」の悪循環

```
        長期的適応                          その場のリアクション

  ┌──────────────┐          ┌──────────────┐
  │ 損傷によって私の人生は │          │ こうした変化を私は   │
  │ どう変わってしまったの │          │ どのように経験する？  │
  │ か？          │          │ 私の周囲の人は     │
  └──────────────┘          │ どのように感じる？   │
           ↘          ↙   └──────────────┘
              ┌─────────┐            ↘
              │ 自己に対する │          ┌──────────────┐
              │  脅威    │          │ 私はこれに対してどんな │
              └─────────┘          │ 感情的な反応をただちに │
           ↙          ↖         │ すべきなのだろうか？  │
  ┌──────────────┐          │ 他者のリアクションはど │
  │ 克服の仕方は私が    │          │ うか？         │
  │ 目指している将来    │          └──────────────┘
  │ と私の周囲の人に    │                ↙
  │ どのように影響す    │          ┌──────────────┐
  │ る？          │          │ この感情を私はどう克服 │
  └──────────────┘          │ する？ 私はそれを考え │
                              │ ないようにすべき？   │
                              │ 引きこもる？ できない │
                              │ ことを否定する？    │
                              └──────────────┘
```

Gracey, Longworth, and Psaila (2015) より Karnac books の許諾を得て転載.

『The Brain Injury Rehabilitation Workbook』Rachel Winson, Barbara A. Wilson, and Andrew Bateman 編（『ワークブックで実践する脳損傷リハビリテーション』廣實真弓監訳）. Copyright©2017 The Guilford Press. 本書の購入者は, 個人的にあるいは個々のクライアントに使用する目的でハンドアウトを使用することが許可されている (詳細は著作権頁を参照). また, 本書の購入者は, ハンドアウトのコピーをダウンロードすることもできる (「ハンドアウトのダウンロードについて」を参照).

ハンドアウト 9.3
個人的価値

点線に沿ってカットし，それぞれの単語カードを作ってください．次にあなたにとって重要か重要でないかに従って，カードを分類してください．

受容	正確	達成	冒険	魅力
権威	自律	美しさ	気遣い	課題
変化	快適	関与	慈愛	貢献
協力	礼儀	創造	信頼	義務
生態学	興奮	忠誠	名声	家族
適切	柔軟性	許容	友情	楽しさ
寛容	純正	神の意志	成長	健康
有用性	正直	希望	謙虚	ユーモア
独立	心の平安	産業	親密	正義
知識	余暇	愛情	習熟	思いやり
中庸	一夫一婦	非同調	育成	開放
秩序	情熱	喜び	人気	力
目的	合理性	現実性	責任	リスク
ロマンス	安全	自己受容	自己制御	自尊心
自己認識	性別	無邪気	孤独	精神性
安定	忍耐	伝統	美徳	富
世界平和				

W.R.Miller, J.C'de Baca, D.B.Matthews, and P.L.Wilbourne, University of New Mexico（2001）より改変．

『The Brain Injury Rehabilitation Workbook』Rachel Winson, Barbara A. Wilson, and Andrew Bateman 編（『ワークブックで実践する脳損傷リハビリテーション』廣實真弓監訳）．Copyright©2017 The Guilford Press．本書の購入者は，個人的にあるいは個々のクライアントに使用する目的でハンドアウトを使用することが許可されている（詳細は著作権頁を参照）．また，本書の購入者は，ハンドアウトのコピーをダウンロードすることもできる（「ハンドアウトのダウンロードについて」を参照）．

ハンドアウト 9.4
家族の役割

過去（脳損傷前）において，この仕事を担っていたのは誰ですか？　今は誰がしていますか？　将来は誰が行う予定ですか？

アクティビティ	過去	現在	将来
子どもの世話			
家族の行事を計画する			
昼食の準備			
夕食の準備			
掃除			
洗濯			
修繕			
予算立て			
予約をする			
買い物（大きな店で）			
買い物（小さな店で）			
通信			
車のメインテナンス			
請求書の支払い			
ガーデニング／庭仕事			
ゴミ処理とリサイクル			
ペットの世話			

『The Brain Injury Rehabilitation Workbook』Rachel Winson, Barbara A. Wilson, and Andrew Bateman 編（『ワークブックで実践する脳損傷リハビリテーション』廣實真弓監訳）．Copyright © 2017 The Guilford Press．本書の購入者は，個人的にあるいは個々のクライアントに使用する目的でハンドアウトを使用することが許可されている（詳細は著作権頁を参照）．また，本書の購入者は，ハンドアウトのコピーをダウンロードすることもできる（「ハンドアウトのダウンロードについて」を参照）．

ハンドアウト 9.5

私のモチベーション：私がすることをなぜ私はするの？

どこでしますか？	私にとってどれほど重要ですか？
誰としますか？	
道具は使いますか？	自分の能力にどの程度の自信があります か？
いつ／どの程度しますか？	
	アクティビティ
自分がすべきだとどの程度感じていま すか？	それを（どのくらい）好き／嫌いです か？
	うまくやれる／楽しめる自信はどの 程度ありますか？（0〜10）
自分自身の基準に合わせられますか？ （0〜10）	楽しいですか？（0〜10）
	どの程度満足していますか？（0〜10）

Maria Martin-Saez との共同研究で開発された。

『The Brain Injury Rehabilitation Workbook』Rachel Winson, Barbara A. Wilson, and Andrew Bateman 編（『ワークブックで実践する脳損傷リハビリテーション』廣實真弓監訳）。Copyright©2017 The Guilford Press. 本書の購入者は、個人的にあるいは個々のクライアントに使用する目的でハンドアウトを使用することが許可されている（詳細は著作権頁を参照。また、本書の購入者は、ハンドアウトのコピーをダウンロードすることもできる（「ハンドアウトのダウンロードについて」を参照）。

ハンドアウト 9.6
予測

あなたが各アクティビティを行うとしたらどの程度うまくできると思いますか（能力），アクティビティを行っている間にどの程度自信があると思いますか（自信），どの程度楽しめると思いますか（楽しさ）．1～10段階（1＝ひどい，5＝悪くはない，10＝良い）で評定してください．これらはあなたの予測値です．次に，各アクティビティを行った後で，あなたの実際の能力，自信，楽しさについて同じ尺度で評定してください．

アクティビティ1：			
	能力	自信	楽しさ
予測値			
実際			

アクティビティ2：			
	能力	自信	楽しさ
予測値			
実際			

アクティビティ3：			
	能力	自信	楽しさ
予測値			
実際			

Maria Martin-Saez との共同研究で開発された．

『The Brain Injury Rehabilitation Workbook』Rachel Winson, Barbara A. Wilson, and Andrew Bateman 編（『ワークブックで実践する脳損傷リハビリテーション』廣實真弓監訳）．Copyright © 2017 The Guilford Press. 本書の購入者は，個人的にあるいは個々のクライアントに使用する目的でハンドアウトを使用することが許可されている（詳細は著作権頁を参照）．また，本書の購入者は，ハンドアウトのコピーをダウンロードすることもできる（「ハンドアウトのダウンロードについて」を参照）．

ハンドアウト 9.7
職業の試行

アクティビティの記述	アクティビティを行う前の気持ちと思考	実際に起こったことは何ですか（あなたと周囲の人の両方の視点で）？	経験についてのあなたの解釈

Maria Martin-Saez との共同研究で開発された。

『The Brain Injury Rehabilitation Workbook』Rachel Winson, Barbara A. Wilson, and Andrew Bateman 編（『ワークブックで実践する脳損傷リハビリテーション』廣實真弓監訳）．Copyright© 2017 The Guilford Press. 本書の購入者は、個人的にあるいは個々のクライアントに使用する目的でのハンドアウトを使用することが許可されている（詳細は著作権頁を参照）．また、本書の購入者は、ハンドアウトのコピーをダウンロードすることもできる（『ハンドアウトのダウンロードについて』を参照）．

ハンドアウト 9.8

職業の試行のための質問と観察事項

質問	観察事項
意思（個人的な因果関係）：あなたにはこの仕事をする能力があると思いますか？ 努力すればゴールを達成できると思いますか？	
意思（価値）：この仕事はあなたにとって重要ですか？	
意思（関心）：このアクティビティは楽しみですか？ それはどうして楽しみなのですか、あるいはどうして楽しみではないのですか？	
習慣（日課）：このアクティビティを完了させることで、あなたの日課にどんな影響が生じますか？	
習慣（役割）：この課題はあなたの（　　　　）としての役割の一部として、あなたに責任がある／あるかもしれないと思いますか？	
環境：あなたの行動を促進あるいは制限するのは、この環境（物、人、空間）のどの側面ですか？	

Maria Martin-Saez との共同研究で開発された。

『The Brain Injury Rehabilitation Workbook』Rachel Winson, Barbara A. Wilson, and Andrew Bateman 編（『ワークブックで実践する脳損傷リハビリテーション』廣實真弓監訳）．Copyright © 2017 The Guilford Press. 本書の購入者は、個人的にあるいは個々のクライアントに使用する目的でハンドアウトを使用することが許可されている（詳細は著作権頁を参照）．また、本書の購入者は、ハンドアウトのコピーをダウンロードすることもできる（「ハンドアウトのダウンロードについて」を参照）．

ハンドアウト 9.9
快適ゾーン

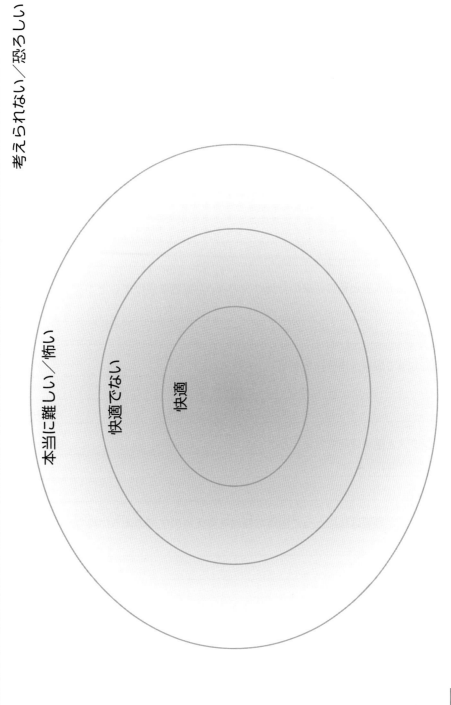

考えられない／恐ろしい

本当に難しい／怖い

快適でない

快適

『The Brain Injury Rehabilitation Workbook』Rachel Winson, Barbara A. Wilson, and Andrew Bateman 編（『ワークブックで実践する脳損傷リハビリテーション』廣實真弓監訳）．Copyright © 2017 The Guilford Press. 本書の購入者は、個人的にあるいは個々のクライアントに使用する目的でハンドアウトを使用することが許可されている（詳細は著作権頁を参照）．また、本書の購入者は、ハンドアウトのコピーをダウンロードすることもできる（「ハンドアウトのダウンロードについて」を参照）．

ハンドアウト 9.10
私は自分自身をどうみているの？

我々は誰でも自分の人生において，自分自身に，また，そうありたいと願うことや場所について，計画や願望をもっています．脳損傷は，計画や願望を様々に妨害することがあります（関係性や仕事，余暇，付き合いの変化など）．

　あなたは，脳損傷前の自分がどうだったか考えるのをやめたり，「なぜ昔のような自分でいられないのか？　なぜ自分がそうであるべき姿に今なっていないのか？」などと自問して，現在のあなたと比べたりするかもしれません．下記の項目に回答することで，脳損傷前後のあなたの人生について考えたり，あなたが依然としてもっているストレングスや価値，あなたを支援してくれる資源を評価したりする助けとなるでしょう．

脳損傷前に，私は自分のことを：＿＿＿＿＿＿＿＿＿＿＿＿＿＿＿＿＿＿＿＿＿＿＿＿＿＿
＿＿＿
＿＿＿＿＿＿＿＿＿＿＿＿＿＿＿＿＿＿＿＿＿＿＿＿＿＿＿＿＿＿＿＿とみていました．

脳損傷によって私の人生と私の将来の計画は次のような影響を受けました：＿＿＿＿＿＿＿
＿＿＿
＿＿＿

私は脳損傷になって以来，自分自身を：＿＿＿＿＿＿＿＿＿＿＿＿＿＿＿＿＿＿＿＿＿＿＿
＿＿＿
＿＿＿＿＿＿＿＿＿＿＿＿＿＿＿＿＿＿＿＿＿＿＿＿＿＿＿＿＿＿＿＿とみなしています．

私のストレングスと価値は何でしょうか？＿＿＿＿＿＿＿＿＿＿＿＿＿＿＿＿＿＿＿＿＿＿
＿＿＿
＿＿＿

私のストレングスと価値は私にとって困難な領域を支えるのにどのように役立つでしょうか？＿＿
＿＿＿
＿＿＿

私の良さを支えてくれる物や人は：＿＿＿＿＿＿＿＿＿＿＿＿＿＿＿＿＿＿＿＿＿＿＿＿＿
＿＿＿
＿＿＿＿＿＿＿＿＿＿＿＿＿＿＿＿＿＿＿＿＿＿＿＿＿＿＿＿＿＿＿＿＿＿＿＿＿です．

私を元気づけ，私の価値を私に思い出させてくれる物や人は：＿＿＿＿＿＿＿＿＿＿＿＿
＿＿＿
＿＿＿＿＿＿＿＿＿＿＿＿＿＿＿＿＿＿＿＿＿＿＿＿＿＿＿＿＿＿＿＿＿＿＿＿＿です．

『The Brain Injury Rehabilitation Workbook』Rachel Winson, Barbara A. Wilson, and Andrew Bateman 編（『ワークブックで実践する脳損傷リハビリテーション』廣實真弓監訳）．Copyright © 2017 The Guilford Press．本書の購入者は，個人的にあるいは個々のクライアントに使用する目的でハンドアウトを使用することが許可されている（詳細は著作権頁を参照）．また，本書の購入者は，ハンドアウトのコピーをダウンロードすることもできる（「ハンドアウトのダウンロードについて」を参照）．

第 10 章

脳損傷後の家族の問題を考える

Leyla Prince

1. 背景

　なぜ，脳損傷リハビリテーションの専門家は，家族と協働すべきなのだろうか？　あるクライアントの父親はかつて，脳損傷の家族への影響を「巻き添え被害（collateral damage）」と説明した．これはもともと軍事用語で，ターゲットの近くに居合わせた人に意図しないダメージを与えることを指して使われていた．どんな状況でも副次的被害は，残念ながら共起する不運な出来事として無視されることが度々あり，注目が集まることはめったにない．この父親の用語の使い方は，愛する人が後天性脳損傷（acquired brain injury：ABI）を負った時，多くの家族が自分自身の中にありありと見出す状況そのものである．

　脳損傷は，負傷したその人だけでなく，家族と友人にも重大な影響を与えることは周知の事実である．脳損傷が家族に与える影響は，ここ数十年間，文献によって十分に裏づけられており（Brooks, 1991；Hall et al., 1994；Langlois, Rutland-Brown, & Wald, 2006），家族は心的トラウマをクライアントと共有し，リハビリテーション過程の欠かせない構成要素になることは，広く受け入れられている（Knight, Deveraux, & Godfrey, 1998；Oddy & Herbert, 2003；Bowen, 2007）．脳損傷後に生じる認知的，感情的，身体的な障害，およびコミュニケーション障害は，クライアントが何をすることができ，どのように考え，感じ，コミュニケーションをとるのかに影響を及ぼす．これらの作用は，彼らの役割や人間関係を維持する能力に大きな影響を与える（Bowen, Yeates, & Palmer, 2010）．

　臨床家として，我々には個別リハビリテーションで果たすべき重要な役割がある．だが Lezak（1988）が指摘するように，脳損傷は，最終的に家族の問題になる．リハビリテーションの後，クライアントは家族のもとに帰り，家族は脳損傷とともに生きるクライアントの経験を共有する存在となる．Yeates（2009）は，気分の落ち込み，介護者の疲労／負担，そして一般的な心理的苦悩などといった，後天性脳損傷者の身内に対する多様かつ重大な影響を明確にしている．この他の共通するアウトカムには，心理的調整，性的および関係性困難，夫婦／カップル間のひずみと破綻に対する重要

な問題が含まれる．最近の研究でも，介護者の負担感が増加すると脳損傷のサーバイバーの機能に悪影響を及ぼすこと（Hsu, Kreutzer, & Menzel, 2009）や，リハビリテーションに家族が関与するように支援することが，リハビリテーション効果を最大限に引き出すということ（Lehan, Arango-Lasprilla, de los Reyes, & Quijano, 2012）が示されている．

このように，脳損傷が本人と家族の双方に大きな影響をもたらすという証拠は多数存在する．しかし家族への介入は，ニューロリハビリテーションの多くの場面で，未だルーティンとして組み込まれてはいない．本章では，ニューロリハビリテーションの効果を高めるために，多くの施設で実施可能な実践的なアイディアとともに，家族と協働するアプローチのアイディアを，新旧交えて紹介する．ここで紹介される実践的アイディアはそのすべてではないが，家族と協働することになった時に，臨床家がより幅広く考えるきっかけとなれば理想的である．

2. 「家族」を定義する

すべてが地獄に落ちる時，しりごみすることなくあなたのそばにいる人々
―彼らはあなたの家族である．
―BUTCHER（2006）

「家族」という用語の意味は，過去数十年の間に著しく変化しており，以前は核家族とみなされていたものの構造でさえバリエーションが増している．「家族」として，未婚のパートナー，同性のパートナーシップ，片親の家族，そして非親族が含まれることは，今や珍しくない．また人々が，家族内の様々な役割に対し抱く期待には，さらに大きな多様性がある．

臨床家として我々は，家族を構成する人に関する考えが，自分自身の「家族の一員である」という経験と，その時代の社会固有の考えによって大きく左右されていることを認識する必要がある（Dallos & Draper, 2010）．自分自身の考えの傾向性を認識した上で，各クライアントの家族の構成メンバーが誰なのか判断するという重要なステップを踏むことが大切である．クライアントが誰を「家族」と捉えるか考える際に，血縁者かどうかということよりもむしろ，クライアントの日常生活を支援している人が誰かという基準での選択が増えるかもしれない．例えば，両親から独立してかなりの時間をすごしてきたクライアントは，支援を受けるために両親より親友に電話をするかもしれない．大部分の人が，直接の支援ネットワークに親族を含めそうだが，常にそうだと思い込まないことが重要である．我々が協働する「家族」は誰なのか，家族についての評価を始める前にクライアントに確認するべきで，血縁者と同様に友人または大切な誰かが含まれるかもしれない．これは，脳損傷者が，家族に対する自身の考えを明らかにする能力を損なう認知機能障害やコミュニケーション障害を有する状況下では，さらに重要である．クライアントが誰を「家族」とみなすかを確認することに加え，クライアントの子どもや親せきの中の子どものニーズをできる限り満たそうと考えることが不可欠である．

3. ニューロリハビリテーションにおける体系的アプローチ

OddyとHerbert（2003）によると，脳損傷者の家族のための理論的で，エビデンスに基づいた家族支援は不足している．しかしYeates（2009）は，神経心理学的リハビリテーションにおける家族と協働する体系的家族療法（systemic family therapy）アプローチについて述べている．「体系的」という用語が示すように，このアプローチの支持者は，家族をシステムとして捉え，外的作用がそのシ

ステムに影響を与えると認識している．LeberとJenkins（1996）は，以前に機能していた家族システムの反応パターンは，後天性脳損傷のような外傷事故が発生した時に活発化されることを示唆している．臨床家と家族は，リハビリテーション中にこれらの反応についての理解を共有することが重要である．体系的アプローチは，関心をもって家族の働きにアプローチすることを必要とする．家族のことをすぐに理解できると思わないことが重要である．しかし脳損傷を経験した人の家族は，「自分が臨床家に理解されたと感じることが，臨床家から得られる最も価値のあるものだ」とよく述べている．したがって，家族が理解されていると感じられるように彼らの助けとなることと，家族というものの「専門家」になろうとしないようにすることの間でバランスをとることが，臨床家としては重要である．体系的アプローチは，異なる見解が出てくることを許容するように家族との会話を進め，それにより家族が感じている問題を自ら解決する方法を生み出すことを容認していくことを含んでいる．

　家族のライフサイクルの理論家は，独立，出生，死亡，離婚のような移行やライフサイクルの変化を経験する時に，家族はしばしば困難を経験すると主張している（Burnham, 1986）．DePompeiとWilliams（1994）は，誰かが脳損傷になった時，それによりライフサイクルのある段階が長期化したり，ライフサイクルの前の段階へ戻るという逆転さえも生じさせたりすることを示唆している．例えば，独立し一人暮らしをしていた人が，あるいはパートナーと一緒に生活していた人が，受傷後に両親と一緒に暮らすために家に戻る必要があるかもしれない．この引っ越しは財政的あるいは実用的な理由によって引き起こされるかもしれないが，親の役割が再び始まる一方で，パートナーは除外されることになるかもしれない（DePompei & Williams, 1994）．他の場合では，危機の間は，家族の中に以前確立されていた家族のパターンが働くかもしれないが，これらは必ずしも役に立つとは限らず，むしろ家族の安定性をおびやかす可能性がある．例えば，離婚したある夫婦は，一方が脳損傷を負った後，介護が必要となったために再会した．この場合，ライフサイクルの変化（離別／離婚）は逆戻りしたことになるが，それはこれまでの関係性の問題が解決したことによるものではない．それゆえ，後天性脳損傷受傷時点の家族のライフサイクルの段階と，それが受傷によってどのような影響を受けている可能性があるかについて，考慮することが重要である．

　Rolland（1999）は，家族システム―疾病モデルを提案した．これは，慢性的な障害の展開を3本の糸が絡み合い，変化していくという発展的な文脈として観察していくモデルである．3本の糸とは，病気，病気である個人，家族の3つのライフサイクルをさす．Rollandはまた，病気の発症からの3つの異なる時期に，それぞれ異なる課題と問題が，家族に突きつけられることを示している．彼はこれらの時期を「危機期」「慢性期」「終末期」と記している．脳損傷［Rollandの表現を用いれば，「病気の糸（illness threads）」］では，危機期には急性発症の時期が含まれ，感情的，行動面の変化が短期間に起こる．「家族」は非常に緊迫した感情状態下で非常に強いプレッシャーにおかれながらも，しばしば役割を交代し，柔軟に問題を解決し，外的資源を活用する．

　しかしこのモデルによれば，ぶり返したり，一過性であるという脳損傷の特質は，慢性期に明らかになる．「家族」は，危機期と非危機期の間を頻繁に行ったり来たりすることや，脳損傷の症状が不確実であること，すなわちどの程度の機能が回復し，どの程度の機能が永久に失われるのかということによっても，緊張した状態でいることになる．脳損傷はまた，長期間に及ぶ障害（例えば，認知機能の障害）をもたらすこともある．障害がどのぐらい長期になるかは，家族のストレスの程度に影響を及ぼす．Rollandは，病気の異なる時相における家族への影響を考慮し，3つのライフサイクル（病気・本人・家族）の視点から家族のニーズを考慮することによって，受傷後の異なる段階で家族のニーズをより良く予測できると提案している．

脳損傷には，アイデンティティの損失と個人を変えるその他の損失が伴う．これらの損失は，誰かが死亡した時に経験するかもしれない損失に匹敵する．しかし根本的な違いは，受傷者が引き続き身体的に存在していることであり，これは家族が損失に適応することを難しくする（Hall et al., 1994）．家族システム─疾病モデルの枠組みでこの経験について考えると，家族は慢性段階にとどまっているが，喪失感は病気のあらゆる段階で，異なる形で体験しうるということになる．

　Wilson, Gracey, Malley, Evans と Bateman（2009）によって開発された Y 型プロセスモデルは，受傷前のアイデンティティと受傷後の現実との間に相違があり，受傷後の変化への脅威に呼応して悲惨な感情反応が引き起こされるという考えに基づいている（Ben-Yishay, 2000）．このモデルは，似たような形で家族にも当てはまるかもしれない．受傷前の家族のアイデンティティと，脳損傷とともに生きる家族システムという受傷後の現実には相違が生じている．リハビリテーションの目的は，クライアントが脳損傷後の生活の新たな現実を，受傷前の自分自身や，他者，世の中と統合することである．クライアントの家族は，後天性脳損傷とその結果もたらされたものという状況の中で，将来的に生きていく方法をみつけながらこの過程を繰り返す．Y 型モデルに関する詳細な情報は，本書の第 9 章に，Gracey, Prince と Winson によって示されている（特にハンドアウト 9.1 を参照）．

　Johnson と McCown（1997）は，家族は脳損傷者を家族システムに受け入れる準備ができていないことを体系的な見地から示し，再統合の過程は体系的混乱をもたらし，脳損傷者と家族両者に対し，双方向の影響を及ぼすことを示唆している．現代の体系的家族療法では，家族に対する状況的影響を大いに考慮している．またそこには，臨床家がどのように家族システムを方向づけたり，影響を与えるかという視点も含まれている．外的状況は，家族システムに影響を及ぼし，その状況の本質によっては，いかなる時でもリハビリテーションより多くの恩恵を得られる場合がある．外的状況を認識し，「より大きなイメージ」の一部として考えることが重要である．例えば，進行中の訴訟は，脳損傷者やその家族がコントロールできる範囲を超えているが，本人や家族の生活管理意識に（財政的および将来設計の面で）影響を及ぼす可能性がある．同様に職業的地位の変化は，役割の再配分をもたらし，時には脳損傷者と家族の両方にとって望ましくないアイデンティティの変化をもたらす．脳損傷者のこれらの副次的結果は，家族システムに非常に大きな影響を及ぼし，このような変化がたびたび必要になることを家族はわかっているものの，それを受け入れるのが困難なことがある．だからこそ臨床家として，クライアントとその家族を支援するために，我々の見解を広げることが不可欠なのである．

4. 家族自体について知ること，家族のニーズを知ること

　特定の家族介入が提供される前に，家族の評価面接を通じてクライアントの家族について知る時間をとることは賢明かもしれない．これは，状況に応じてクライアントと一緒に，あるいはクライアント抜きで行うことができる．家族評価面接には，2 つの目的がある．まずは脳損傷者の家族を構成する人が誰かを知ること，次に家族が担うことができるかもしれない支援ニーズを調査することである．場合によっては，クライアントには支援してくれる家族がいないかもしれない．そこでリハビリテーションを受けていない時に，誰がクライアントをサポートしているのかを知っておくことが重要である．

　「家族」とみなされる人を知る 1 つの方法は，クライアントと家族とジェノグラムを描くことである．可能な場合は 3 世代を含むようにし，同様にクライアントの社会的および職業上のネットワークから，近しい友人や人々を含めるようにする．ジェノグラムまたは家系図を描く過程によって，家族の慣習

や関係性に関する他の情報はフィルターにかけられる．単に家族について話す時間をもつだけでも非常に役立つ．リハビリテーション中の会話のほとんどは脳損傷者に焦点を当てているため，家族への面接は，彼らが自分の意見を表出するはじめての機会になるかもしれない．この意見交換は，家族の特定のストレスポイントを調べるための出発点となり，家族が現在必要としている支援の種類や，その後必要とするだろう支援が何かを示唆することになるかもしれない．このような家族の問題を，脳損傷者自身に焦点を当てた合同セッションで確認するのは難しいかもしれない．そのため，当事者以外の家族の経験を話す機会は，最も貴重である．

家族のニーズを決定する他の有用な方法としては，公式アンケートの使用がある．Kreutzer, Marwitz, Godwin, Arango-Lasprilla（2010）は，後天性脳損傷後に共通して遭遇する家族の問題のリストについて報告している．最初の面接の際にこのリストを手元においておくことは役立つかもしれない．共通して経験する問題点は，損傷について理解することの困難さや支援のニーズに関連した感情の問題を軸として展開される傾向がある．この訓練により，家族が異なる問題領域の重要性を評価できるようになり，リハビリテーションチームが最初に介入を必要とする領域を特定するのに役立つ．例えば，「損傷の結果について混乱していると感じる」の点数が高いと評価された場合，これは脳損傷およびその結果についての教育から始めることが適切であることを示唆している．また，関係調整の自己報告尺度である Dyadic Adjustment Scale（Spanier, 1976, 1989）を使用すると役立つことがある．これは主にカップル関係で使われるが，他の関係性でも使用されている．

5. 家族の仕事は誰の役割？：家族療法と家族介入

The Oliver Zangwill Centre では，家族と協働する責任は，脳損傷のあるクライアントと一緒に働くすべての人にあるという見解である．家族療法（家族療法士という少数の有資格者の領域）と「家族介入」〔Oddy と Herbert（2003）は，家族とリハビリテーション専門家間の交流として記載した〕を区別しておくことは重要である．さらにこの介入は，治療的関係，直面している問題の種類，ゴールおよびストラテジーに影響される．したがって介入を提供するのが誰なのかは，チームとクライアントによって決定される．図 10.1 は，家族介入の様々なレベルを説明する連続体を示す．

介入をこのように捉えた場合，家族療法や（より専門的なアプローチとされる）体系的な心理療法は連続した介入の一端を担うが，家族との情報共有や家族教育に基づくシンプルなアプローチはもう一端を担う．地域において直面する限られた資源，時間的制約，多数の取り扱い件数といった問題はあるが，我々は，この連続体に沿ってある程度のレベルで家族介入を提供することはまだ可能であり，必要だと主張したい．理想的なサービスモデルでは，脳損傷についての理解を家族あるいはカップルセラピーに発展させながら，連続体全体にわたる介入を可能にする．地域社会の中で働くセラピストは，家族のニーズに対応するために自分やチームが現実的にどのレベルの介入をするかを，判断しなければならない．家族のニーズがチームの許容量や能力を超えている場合，外部サービスの紹介が必要とされるかもしれない．

Kreutzer ら（2010）は，脳損傷後の効果的な家族介入の実践的アプローチに関する論文で，クライアントや家族と治療的関係を確立し，評価することが重要な側面であると論じた．この関係性は，介入の結果を有意に決定づける．良好な治療関係は，すべての人に安心感を育む，介入の成功にとって不可欠なものである．当事者や家族を知ることに時間を費やし，介入の選択に際し彼らの情報を尊重していくことは，効果的な治療関係の構築に貢献するだろう．

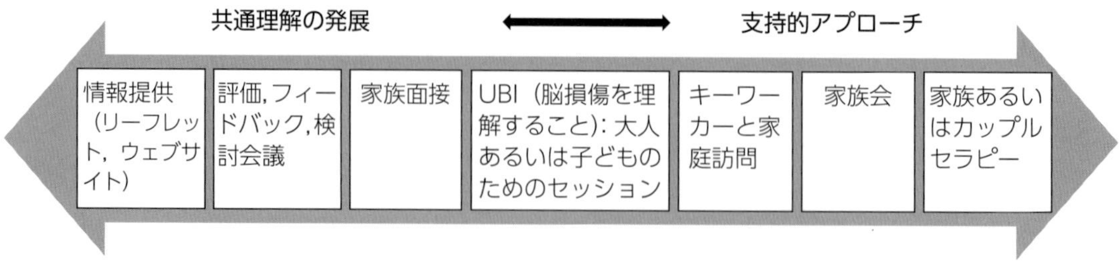

| 共通理解の発展 ←→ 支持的アプローチ |

| 情報提供（リーフレット，ウェブサイト） | 評価，フィードバック，検討会議 | 家族面接 | UBI（脳損傷を理解すること）：大人あるいは子どものためのセッション | キーワーカーと家庭訪問 | 家族会 | 家族あるいはカップルセラピー |

図 10.1　家族介入の様々なレベルを説明する連続体

6. 家族介入：共通理解を発展させること

　脳損傷者の家族は，クライアントの状態や可能な治療について相談されない，または知らされていない，とよく言う．Rolland（1999）は，慢性的な障害の後に直面する課題を克服するため，家族は最初にその状態そのものと，その後の家族への影響に対する心理社会的理解を必要としていると述べている．この理解を得るために家族を支援することは，家族介入の最も基本的なレベルの1つである．この支援には，損傷のメカニズムとその身体的な結果についての単純な説明を超え，本人と家族の両方にとって脳損傷とともに生きる経験を理解することを含むのが理想的である．この種の共通理解は，リハビリテーション過程に力を与えるだけでなく，家族全員に感情面の支援を提供することを可能にするような治療関係を促進する．

　図 10.1 の連続体は，最も基本的なレベルで情報を提供することにより共通理解を育むことができることを示しているが，この情報は恒常的に家族とコミュニケーションをとり，家族のニーズに合った方法をみつけるための協働により，裏づけられねばならない．

1）広報用リーフレットとウェブサイトの情報を提供すること

　リーフレットは，情報を提供する簡単でアクセスしやすい方法である．より明確な介入のためには，情報を提供するタイミングがあまり適切でないことが多いが，家族はリーフレットを保管し，自分の好きな時間に自分のペースで読むことができる．これはすぐには行われないかもしれないが，各家族が準備できていると感じる時に，どこで情報を入手できるか，要請があれば公開するような方針をもっておくことが臨床家としては重要である．多くのリーフレットなどの情報書類は，Brain Injury Association of America（www.biausa.org），Headway（www.headway.org.uk），the Encephalitis Society（www.encephalitis.info）または the Stroke Association（www.stroke.org.uk）のような組織から入手可能である．ここに挙げたウェブサイト（例えば，http://encephalitisglobal.org，www.strokeassociation.org と www.brainline.org）は，家族が自分の家で安心してアクセスできる優れた情報源である．これらは，脳損傷者とその家族のために外傷性脳損傷（traumatic brain injury：TBI）関連の記事を提供している．家族をさらなる支援に導くリーフレットおよびウェブサイトは，別の貴重なサービスを提供する．本書のハンドアウトの一部は，情報のリーフレットとして，または必要に応じた目的のために使用することもできる．

2）評価，フィードバック，そして検討会議

　家族と定期的に会うことは，リハビリテーションチームまたは臨床家にとって，クライアントのリ

ハビリテーションの進捗状況を常に最新の状態に保つだけでなく，リハビリテーション以外のクライアントや家族の生活に関する情報を適時更新できるため，非常に役立つ．家族がリハビリテーション過程に組み込まれ，クライアントの「ホームチーム」の一員であることは重要である．直接会うことに問題がある場合，電話で話したり，電子メールを使ったり，Skype または類似のコンピュータアプリケーションを使用したりすることで，家族はリハビリテーションで日々起こる出来事について知ることができる．結局のところ，会議の最も重要な側面は，各クライアントと家族にとって何が効果的であるかを見極め，チームがどのようにすれば家族をリハビリテーション過程に迎え入れることができるのか，かつ最新の情報に更新された状態にできるのかを定めることである．

3) 脳損傷を理解すること：成人の家族向けワークショップ

脳損傷者の家族のための１対１またはグループの教育セッションやワークショップは，家族が損傷の複雑さや愛する者への影響を理解し，役に立つストラテジーについて考え始める貴重な手段である．グループ形式は，似たような立場の他者と会うことや，支援のための機会を与えるという利点をもたらす．個々の家族と協働することで，クライアントの処方（第１章を参照）を用いることができる．それにより，家族の特定の質問に対応できるような個別化されたセッションを作り上げる出発点とすることができる．

そのようなセッションの目的は，障害そのものを理解するだけでなく，損傷と観察された結果とを結びつけることによって，何が起こったのかを家族が理解するための助けとなることである．脳損傷を理解することを目的としたグループのために提案された内容は，本書の第２章で Grader と Bateman によって説明されている．１対１のセッションでは，特定の個人や家族のために特定の結果に対処するよう情報を提供することができ，そしてセッションは一度きりではなく，一定の期間にわたって実施することができる．

4) 脳損傷を理解すること：子どものためのセッション

脳損傷の理解に関するセッションを脳損傷の家族をもつ子どもに適応する時には，通常，より実用的で遊び心のあるアプローチを伴う．以下にいくつか提案する．

(1) 脳の解剖

- 3D Brain Interactive（www.brainline.org/multimedia/interactive_brain/the_human_brain.html）など，様々なオンライン・インタラクティブツールとモバイル機器で使用する神経解剖アプリが利用できる．このアプリケーションは，www.brainline.org のウェブサイトで自由に入手できる．このウェブサイトは，外傷性脳損傷に関する話題に特化したサイトである．

- ゼラチンで脳を作ることは，多くの子どもにとって興味をそそられる活動である．脳型ゼラチンの型はオンラインで入手可能である．イチゴ味のヒモ状グミや甘草でできた赤いヒモは血管として用いられ，３つの髄膜は粘着フィルム，バブルラップ，メッシュ生地から作ることができる．活動は非常に実用的で，子どもはセッション後にゼラチンとお菓子を食べて楽しむ．

- 脳の帽子（図 10.2 を参照）を作ることは，子どもが脳の様々な部分の機能を覚えるのに役立つ．Ellen McHenry は，無料のオンラインテンプレート（http://ellenjmchenry.com/brain-hemisphere-hat/）

を提供している．

(2) 認知技能
- **遂行機能**：迷路は前頭葉の機能を説明する簡単な方法であり，子どももそれを楽しむことができる．様々な年齢層のために，印刷可能な迷路のオンライン資源がある（1つは，http://krazydad.com/mazes）．他には，サンドイッチの作成，パズルの作成，外出の計画など，計画と整理を含む実践的な訓練が含まれる．

- **視覚性記憶**：The Oliver Zangwill Centre で「Kim's game」と呼ばれるメモリートレイゲームでは，子どもに10個から12個の物品が入ったトレイをみせる（図10.3を参照）．子どもが対象の全物品をみるのに一定の時間を与える．そしてその後，カバーをかける．目的は，子どもがどれくらい多くの物品を思い出すことができるかをみることである．これは視覚記憶課題の例だが，ストラテジーの使用方法を示すためにも使用できる．

- **言語性記憶**：「Trolley Dash」と呼ばれるゲーム（アメリカでは，「Shopping Cart Dash」と同等）は，グループでできる楽しい言葉の記憶ゲームである．最初の人は「私は買い物に行きました．私のトロリー（またはカート）には，…」というフレーズで始める．その後，各プレーヤーは前の人のフレーズを繰り返し，別のアイテムを1つ追加する．

- **注意**：Simons と Chabris（1999）による選択性注意テストは YouTube で利用でき，注意技能を発揮する楽しい方法である．ビデオには，バスケットボールをパスしている人々がいる．何人かは白いTシャツを着用し，他の人は黒いシャツを着ている．白いシャツを着たプレーヤーの間でバスケットボールの受け渡しが何回行われるかをグループの人に数えてもらう．彼らは，クリップ中のある時点でゴリラの衣装を着た人がプレーヤーの間を通過することに気づかないかもしれない！

(3) 視覚的過程
数対の防護ゴーグルを用いる簡単な練習がある．ゴーグルのレンズの4分の1の部分が様々なバリエーションで覆われていて，そこがみえないようにしてあり，子どもにその状態で物をみてもらう．この練習の目的は，視覚的な知覚困難（例えば，半盲や1/4盲）を伴う世界がどんなものかを，子どもにデモンストレーションすることである．

(4) 言語とコミュニケーション
- **語想起**：Scrabble（スクラブル）のような単語ゲームは，語想起のスキルをデモンストレーションする便利な方法である．文章作成ゲームは多くがインターネット上で自由に入手でき，言語処理を探求する楽しい方法である．

- **話し言葉の抑制／推理**：Yes/No ゲームは言葉の抑制と推理をデモンストレーションする賢い方法である．これらのゲームには，「はい」または「いいえ」と言わないで，他人からの質問に答える課題が含まれている．したがって，子どもはコミュニケーションの代替方法について考える必要がある．

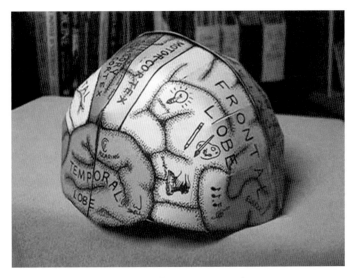

図 10.2　**脳帽子アクティビティ**
http://ellenjmchenry.com/brain-hemisphere-hat/ からの検索と，Ellen McHenry からの許諾により使用．
（訳注：脳の部位を示した帽子で，FRONTAL LOBE は前頭葉，TEMPORAL LOBE は側頭葉，MOTOR CORTEX は運動皮質を示している．）

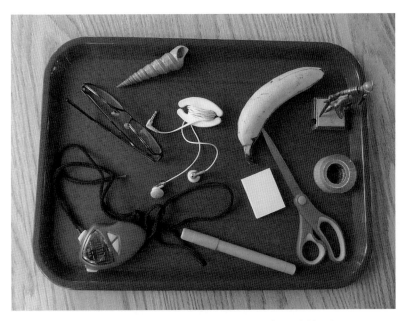

図 10.3　「Kim's game」：メモリートレイゲーム

- **表情を読む**：表情による感情認識の困難さは，脳損傷後の共通の問題である．このスキルを説明する簡単な方法には，グループに一連の顔写真を示し，子どもにどの感情（例えば，幸せ，悲しい，怒っている，驚いた，気になる，またはうんざりする）が表現されているかを識別してもらうというものがある．

(5) 身体的能力

- **運動皮質**：運動皮質の機能を実証する楽しい活動は，踊りのルーティンや一連の活動を行うことである．活動を行っている時に左右いずれの運動皮質がかかわっているかを考えたり，粗大運動と微細運動を行ったりすることは，脳がどのように身体の動きを制御するかを理解するのに役立つ．

- **感覚皮質**：大きな布製バッグや枕カバーに様々な質感の物品をいれる．それぞれの子どもに1つの物品を触ってもらい，それが何であるかを推測してもらう．あるいは，志願者に目隠しをし，次にその志願者に何か特定の風味（甘味，塩味，酸味）を味わせ，その後その風味が何であるかを当ててもらう．

- **小脳**：けんけん遊びまたは他のバランスゲームを準備してみよう．バランスボードを入手できるなら，子どもは交替でボード上でバランスをとってみることができる．

後天性脳損傷の親をもつ子どものための書籍，ゲーム，記事を含む幅広い資源リストは，the International Network for Social Workers in Acquired Brain Injury から入手できる．www.biswg.co.uk/files/1514/4785/4829/Children_Resource_List_Sept_2012_docx.pdf.

5) 支援を提供すること：キーワーカーと家庭訪問

リハビリテーションセンターでは，リハビリテーション期間を通じて家族と定期的に連絡をとる「キーワーカー」と呼ばれる人を配置し，その人が随時支援のレベル調整をすることは，各クライアントの家族にとって有益なことである．この役割は，地域での支援でも簡単に組み込むことができる．キーワーカーとして特別に指定された人をおくことにより，チームと家族の間のコミュニケーションが容易になる．キーワーカーの役割は状況により異なるが，個々のチーム内の境界と責任について明確にすることが重要である．あるチームでは，その役割は，実践的な問題に焦点を当てることかもしれないが，他のチームではより支援的であり，家族と話すことができる人を提供するということもありうる．

時間をかけた家族面接と同様に，家庭訪問は，在宅サービスによってリハビリテーションが提供されていない時に特に有用で，リハビリテーション過程の早い段階で，家族の状況と文化を知ることができる方法である．キーワーカーが家庭という状況の中で，家族に「合流する」という行為は，家族が直面する課題をより深く理解できるだけでなく，クライアントの家庭環境でリハビリテーションに役立つものを特定することも可能にする．キーワーカーが家庭訪問する時でさえ，家族の状況を完全に理解することは決してできないが，リハビリテーションで行ったことをどのように家庭生活に適応できるかを家族と常に確認することが重要である．

6）グループ支援：家族の日と家族会

　本章の前半で述べたように（そして第9章でGraceyらによってさらに詳しく議論されているように），脳損傷が個人のアイデンティティに及ぼす影響は，受傷前と受傷後の間で感じられた相違を表すY型モデルで説明されている．家族にも受傷前後のアイデンティティの相違が生じるため，家族も損傷後のアイデンティティの不一致を経験し，そして家族は新たな道をみつけるために奮闘する．

　家族をより積極的に援助できる方法の1つは，家族の支援グループを作ることである．そのようなグループは，リハビリテーションセンターと同様に，地域社会の場で容易に作ることができる．決められた期間（例えば，6週間のプログラム）であっても良いし，期間を設定しなくても良い．グループの目的は，変化する状況を受け入れ，これに応じて調整できるように家族を支援することである．グループは家族療法の専門家と臨床心理士によって手助けされるのが理想的だろう．地域では，この特定のスキルをもつ専門家がいるかもしれないし，いないかもしれない．しかし他の専門家や専門職助手の手助けを受け，脳損傷の結果とこれに対処するためのより実践的なストラテジーに焦点を当てている似たようなグループでは，ピアサポートの機会を提供することができるかもしれない．

　クライアントの家族が経験しているストレスから「解放」される機会こそが最も価値があるかもしれない．家族として経験している困難について，他人から評価されることなく，正当なものであり，口にしても良いと感じることは，家族の前進を支援することができる．同時に，臨床家やその他のファシリテーターは，グループ内の各家族の経験（脳損傷者に焦点が当てられるため，リハビリテーション過程ではしばしば見逃されるが）をよりよく理解することができる．

　支援グループは，特定のアプローチに集中することもできる．例えば，脳卒中に対するコミュニケーション研究に端を発し，後天性脳損傷に適合させた会話パートナー研究（Pound, 2004）は，主に脳損傷者と家族とのコミュニケーションに焦点を当て，人間関係に役立つコミュニケーションの方法を模索している．この他には，介護者の負担を最小限に抑える方法，家族に対する実践的または感情面の支援についての情報，有用なストラテジーの共有などというテーマがあるだろう．

　ナラティブセラピーの「アウトサイダーウィットネッシング（outsider witnessing）*」という考えは，リハビリテーションセンターの場合と同様に，地域で使用することができる．このアプローチの応用として，かつてのクライアントと家族，あるいはいずれかを招待して，彼らの経験についてグループに話してもらうこともある．似たような状況におかれていた人と出会うことは，特にリハビリテーションという旅を続ける時には非常に貴重である．

　家族やクライアントを守り，グループで抱える課題についてオープンに意見を交わし，この過程を定期的に繰り返すために，グループの規則や守秘義務，境界を考慮することが重要であることは言うまでもない．

7）より集中的なサービスへの委託

　最後に，支援の結果，家族のニーズはリハビリテーションサービスが提供可能な範囲を超えたところにあると判断することもある．これには，家族あるいはカップルセラピーのサービス，カウンセリングサービスまたは介護者支援機関への紹介が含まれる．クライアントの家族と定期的にコンタクトをとることにより，介護者または家族がより多くの支援を必要とすることに臨床家は気づくことがで

---

*訳注：outsider witnessは，ナラティブセラピーにおいて用いられ，日本語では「外部の証人」や「外からの立会人」とされる．当事者が語る物語や主張を聞き，それを承認してくれる第三者のことであり，ナラティブセラピーに招待された聞き手のことを指す．

きる．発展した治療関係は，他の専門サービスへの円滑な引渡しを容易にする．

REFERENCES

Ben-Yishay, Y. (2000). Post acute neuropsychological rehabilitation: A holistic perspective. In A. L. Christensen & B. P. Uzzell (Eds.), *International handbook of neuropsychological rehabilitation* (pp. 127–135). New York: Kluwer Academic/Plenum.

Bowen, C. (2007). Family therapy and neurorehabilitation: Forging a link. *International Journal of Therapy and Rehabilitation, 14*(8), 344–349.

Bowen, C., Yeates, G., & Palmer, S. (2010). *A relational approach to rehabilitation: Thinking about relationships after brain injury*. London: Karnac.

Brooks, D. N. (1991). The head-injured family. *Journal of Clinical and Experimental Neuropsychology, 13*, 155–188.

Burnham, J. (1986). Transitions. In J. B. Burnham, *Family therapy: First steps towards a systemic approach* (pp. 25–44). London: Routledge.

Butcher, J. (2006). *Proven guilty*. New York: Penguin.

Dallos, R., & Draper, R. (2010). *An introduction to family therapy: Systemic theory and practice*. Maidenhead, UK: Open University Press.

DePompei, R., & Williams, J. (1994). Working with families after TBI: A family-centred approach. *Topics in Language Disorders, 15*(1), 68–81.

Hall, K. M., Karzmak, P., Stevens, M., Englander, J., O'Hare, P., & Wright, J. (1994). Family stressors in traumatic brain injury: A two-year follow-up. *Archives of Physical Medicine and Rehabilitation, 75*, 876–884.

Hsu, N., Kreutzer, J., & Menzel, J. (2009, June). Family change after brain injury. Retrieved from http://brainline.org/content/2009/06/family-change-after-brain-injury.html

Johnson, J. L., & McCown, W. G. (1997). *Family therapy of neurobehavioral disorders: Integrating neuropsychology and family therapy*. New York: Haworth Press.

Knight, R. G., Deveraux, R., & Godfrey, H. P. (1998). Caring for a family member with a traumatic brain injury. *Brain Injury, 12*(6), 467–481.

Kreutzer, J. S., Marwitz, J. H., Godwin, E. E., & Arango-Lasprilla, J. C. (2010). Practical approaches to effective family intervention after brain injury. *Journal of Head Trauma Rehabilitation, 25*(2), 113–120.

Langlois, J. A., Rutland-Brown, W., & Wald, M. M. (2006). The epidemiology and impact of traumatic brain injury: A brief overview. *Journal of Head Trauma Rehabilitation, 21*, 375–378.

Leber, W. R., & Jenkins, M. R. (1996). Psychotherapy with clients who have brain injuries and their families. In L. Russell (Ed.), *Neuropsychology for clinical practice: Etiology, assessment and treatment* (pp. 489–505). Washington, DC: American Psychological Association.

Lehan, T., Arango-Lasprilla, J. C., de los Reyes, C. J., & Quijano, M. C. (2012). The ties that bind: The relationship between caregiver burden and the neuropsychological functioning of TBI survivors. *NeuroRehabilitation, 30*(1), 87–95.

Lezak, M. (1988). Brain damage is a family affair. *Journal of Clinical and Experimental Neuropsychology, 10*(1), 111–123.

Oddy, M., & Herbert, C. (2003). Interventions with families following brain injury: Evidence-based practice. *Neuropsychological Rehabilitation, 13*(1–2), 259–273.

Pound, C. (2004). Dare to be different: The person and the practice. In J. F. Duchan & S. Byng (Eds.), *Challenging aphasia therapies: Broadening the discourse and extending the boundaries* (pp. 32–53). Hove, UK: Psychology Press.

Rolland, J. S. (1999). Parental illness and disability: A family systems framework. *Journal of Family Therapy, 21*, 242–266.

Simons, D. J., & Chabris, C. F. (1999). Gorillas in our midst: Sustained inattentional blindness for dynamic events. *Perception, 28*(9), 1059–1074.

Spanier, G. B. (1976). Measuring dyadic adjustment: New scales for assessing the quality of marriage and similar dyads. *Journal of Marriage and the Family, 38*, 15–28.

Spanier, G. B. (1989). *Manual for the Dyadic Adjustment Scale*. North Tonawanda, NY: Multi-Health Systems.

Wilson, B. A., Gracey, F., Malley, D., Evans, J. J., & Bateman, A. (2009). The Oliver Zangwill Centre approach to neuropsychological rehabilitation. In B. A. Wilson, F. Gracey, J. J. Evans, & A. Bateman, *Neuropsychological rehabilitation: Theory, models, therapy and outcome* (pp. 47–67). Cambridge, UK: Cambridge University Press.

Yeates, G. (2009). Working with families in neuropsychological rehabilitation. In B. A. Wilson, F. Gracey, J. J. Evans, & A. Bateman (Eds.), *Neuropsychological rehabilitation: Theory, models, therapy and outcomes* (pp. 138–156). Cambridge, UK: Cambridge University Press.

Index

索引

あ

- アイデンティティ 9, 233, 264
  - ──の更新 249
  - ──の再構築 249
  - ──の認知モデル 234
  - ──の発達 236
  - ──の不一致 238
- アイデンティティマッピング 241
- アイデンティティマップ 137, 242
- アイデンティティワーク 237
- アクティビティ 245
- アサーティブ 147
- 新しい自分 239
- アラーム 109

い

- 言い換え 143
- 易怒性 140
- 意味記憶 68
- 意味のある
  - ──ゴール 2
  - ──状況 249
  - ──プロジェクト 248

う

- ウェブサイト 266
- うつ 140

え

- エピソード記憶 68, 69
- エラーレスラーニング 46, 72, 74

か

- 外傷後健忘 24
- 外傷性脳損傷 21, 105, 136
- 外的ストラテジー 73, 78
- 介入 248
- 灰白質 17
- 解剖学 17
- 会話
  - ──の維持 144
  - ──の開始 144
  - ──の修復 144
  - ──の終了 146
- 覚醒 35
- 確認 144
- 過剰学習 75
- 家族 261
- 家族会 271
- 家族介入 265
- 家族支援 262
- 家族システム―疾病モデル 263
- 家族評価面接 264
- 家族療法 265
- 活性化 104, 105, 122, 125
- 家庭訪問 270
- 間隔伸長法 75
- 眼窩前頭皮質 106
- 喚起システム 35
- 喚語困難 138
- 患者中心 6
- 感情温度計 113, 133
- 感情と行動の自己調整 104, 105, 123, 127
- 感情の認知 138
- 監督システム 103
- 監督遂行システム 104

き

- キーワーカー 270
- キーワード法 76
- 記憶 139
  - ──の宮殿 76
  - ──の痕跡を辿る 77
- 記憶術 77
- 記憶プロフィール 80
- 記憶補助具・補助手段 74
- 気づき 6, 10, 42, 136
- 気分志向的ストラテジー 113
- 気分ダイアリー 209
- 記銘 67
- キューカード 113, 132
- 教育セッション 267
- 脅威の悪循環 240
- 競合的／闘争的聞き取り 142
- 共通理解 266
- 協働 261

く

- クライアント中心 6
- グループ治療 140

け

- 血液供給 20
- 血管障害 22
- 言語的聞き取り行動 143
- 言語による自己調整 103
- 言語の構造化 146
- 顕在記憶 67
- 検索 67
- 検討会議 267

こ

- 更新されたアイデンティティ 236
- 構成メンバー 262
- 肯定的なアイデンティティ 248
  - ──を構築 245
- 後天性脳損傷 21
- 行動実験 46, 114, 134, 212, 240
- 後頭葉 20
- ゴール設定 5, 242
- ゴールネグレクトモデル 104
- ゴールマネージメントフレームワーク 111, 131
- 心の黒板 76, 113
- 個人アイデンティティ 235
- コミュニケーション 268
- コミュニケーションスタイル 146
- 語用論 138, 140
- 昏睡 23
- コンパッション 210

コンパッションフォーカストセラピー
……………………………… 117, 204

さ

再訓練 ……………………………… 2, 8
細胞体 ………………………………… 17
作動自己 …………………………… 236
作動的自己 ………………………… 234

し

慈愛イメージ法 …………………… 211
ジェノグラム ……………………… 264
支援グループ ……………………… 271
視覚イメージ法 …………………… 76
視覚性注意障害 …………………… 46
視覚的過程 ………………………… 268
視空間的注意 ……………………… 44
軸索 ………………………………… 17
自己意識 …………………………… 233
自己感覚 …………………………… 233
自己管理手帳 ……………………… 78
自己教示法 ………………………… 109
自己コーチング …………………… 137
自己システム ……………………… 234
自己喪失感 ………………………… 238
自己に対する脅威 …… 237, 239, 240
自己モニタリング ………… 112, 140
持続的注意 ………………………… 35
持続的聴覚性注意 ………………… 43
実行システム ……………………… 36
疾病無関心 ………………………… 7
社会アイデンティティ …………… 235
社会的感受性 ……………………… 139
社会認知の障害 …………………… 136
社会モデル ………………………… 137
樹状突起 …………………………… 17
受動的聞き取り …………………… 142
条件づけ …………………………… 67
小脳 ………………………………… 20
情報処理の障害 …………………… 138
職業的適応 ………………………… 244
処方 ……………………………… 2, 5
処理水準 …………………………… 71
処理スピード ……………………… 39
神経可塑性 …………………… 17, 24
神経細胞 …………………………… 17

神経心理学的評価 ………………… 70
神経伝達物質 ……………………… 17
人生のステージ …………………… 239
身体的能力 ………………………… 270

す

遂行機能 ………… 103, 104, 105, 107,
122, 126, 139
遂行機能障害 ……………… 103, 107
遂行機能障害症候群の行動評価 … 107
遂行機能プロフィール …………… 135
遂行機能プロフィールシート …… 116
ズームイン／アウト ……… 110, 114
スクリプト ………………………… 148
ストラテジー ……………………… 66
ストレス状況対処行動尺度 ……… 209
ストレングス ……………………… 66
スマートフォン …………………… 79

せ

宣言的記憶 ………………………… 67
潜在記憶 …………………………… 67
漸進的筋弛緩法 …………………… 211
全人的アプローチ ………………… 3
全人的プログラム ………………… 7
選択的視覚性注意 ………………… 43
選択的注意 ………………………… 36
選択的聴覚性注意 ………………… 43
前頭極領野 ………………………… 106
前頭葉 ……………………………… 19
前頭葉機能モデル ………………… 104

そ

想起 ………………………………… 67
相互関係チーム …………………… 4
側頭葉 ……………………………… 19
損傷のメカニズム ………………… 21

た

体系的アプローチ ………………… 262
体験的気づき ……………………… 7
代償的ストラテジー ……………… 2
対処方略 …………………………… 244
大脳半球 …………………………… 18
大脳辺縁系 ………………………… 20

タイムプレッシャーマネージメント
……………………………………… 110
立ち止まって／考える …………… 109
脱抑制 ……………………………… 138
多弁 ………………………………… 138
短期目標 …………………………… 6

ち

知的気づき …………………… 7, 140
チャンキング ……………………… 76
注意 ………………………………… 139
注意散漫 …………………………… 39
注意ビーム ………………………… 45
注意ビームストラテジー ………… 76
長期目標 …………………………… 6
直接的訂正フィードバック ……… 106
貯蔵 ………………………………… 67
治療環境 …………………………… 1

つ

強み ………………………………… 10

て

定位システム ……………………… 36
手続き記憶 ………………………… 67
転換的注意 …………………… 37, 43
展望記憶 …………………………… 68
展望の記憶障害 …………………… 109

と

頭頂葉 ……………………………… 20
特定の自己 ………………………… 234

な

内的ストラテジー ……………… 73, 75
ナラティブセラピー ……………… 271

に

二次的疲労 ………………………… 166
ニューロン …………………… 17, 29
認知技能 …………………………… 268
認知行動療法 …… 114, 180, 202, 203
認知コミュニケーション障害 …… 136
認知再構成 ………………………… 212
認知志向的ストラテジー ………… 113
認知モデル ………………………… 203

認知リハビリテーション 105

の
脳幹 18
脳損傷 103
能動的聞き取り 142
脳帽子アクティビティ 269
能力への否定的な感覚 241

は
背外側前頭前皮質 106
背内側皮質 106
配分的注意 37, 44
白質 17
半側空間無視 7, 39

ひ
ピア 9
ピアサポート 9
非言語的聞き取り行動 142
非言語的コミュニケーション 138
非宣言的記憶 67
否定的な自己評価 248
否認 7
びまん性軸索損傷 21
病識が欠如 7
病態失認 7
疲労 140
疲労マネージメント 169, 171,
                                     177, 179

ふ
不安 140
フィードバック 114
不一致を可視化 242
符号化 67
プライミング 67
プロジェクト 245
プロジェクトに基づく介入 137

文脈特異的 149

ほ
保持 67
ポジティブ心理学 235
ポジティブな感覚 248
ボディランゲージ 148

ま
マインドフルネス 117, 211
マインドフルネス療法 180, 181
マインドマップ 78

み
ミエリン鞘 17

め
メタ認知 104, 105, 123, 128
メタ認知ストラテジー指導 105
メモリーエイド 74, 78, 79
メモリーストラテジー 113
メモリーダイアリー 73
メモリートレイゲーム 269
メモリーノート 79

も
モチベーション 237

や
役割交代 241

よ
要約 144
予測的気づき 7
弱み 10

ら
ライフサイクル 263

り
リーフレット 266
理解の共有 2
リッカート尺度 173, 174, 175
リハビリテーション 71
リハビリテーションストラテジー
  108
リマインダー 79

る
ルーティン 108
ルーティンコントロール 103

わ
ワーキングメモリー 68, 72
ワークショップ 267
話者交替 145

欧文
ABI 21, 261
acquired brain injury 21
Actiheart 113
DAI 21
diffuse axonal injury 21
European Brain Injury Questionnaire
  108
formulation 2, 5
Glasgow Coma Scale 8
illness threads 263
NeuroPage 79, 109
PQRST 法 77
Stepped Care approach 202
TBI 21
The Oliver Zangwill Centre 137
traumatic brain injury 21
Twenty Questions 110
Y 型プロセスモデル 264

【監訳者略歴】

廣實真弓　教授，言語聴覚士，博士（言語学）

1990年　　上智大学大学院博士前期課程修了
1990年〜　言語聴覚士として勤務
2011年〜　帝京平成大学健康メディカル学部言語聴覚学科

著書：Q&Aでひも解く高次脳機能障害（2013），気になるコミュニケーション障害の診かた（2015），てんかん支援Q&A　リハビリ・生活支援の実践（2018），他多数

ワークブックで実践する
脳損傷リハビリテーション　　　　　　　　ISBN978-4-263-26579-6

2018年10月25日　第1版第1刷発行　　　　日本語版翻訳出版権所有

編　者　Rachel Winson
　　　　Barbara A.Wilson
　　　　Andrew Bateman
監訳者　廣　實　真　弓
発行者　白　石　泰　夫

発行所　医歯薬出版株式会社
〒113-8612　東京都文京区本駒込1-7-10
TEL.（03）5395-7628（編集）・7616（販売）
FAX.（03）5395-7609（編集）・8563（販売）
https://www.ishiyaku.co.jp/
郵便振替番号 00190-5-13816

乱丁，落丁の際はお取り替えいたします　　　印刷・木元省美堂／製本・皆川製本所
Ⓒ Ishiyaku Publishers, Inc., 2018. Printed in Japan

本書の複製権・翻訳権・翻案権・上映権・譲渡権・貸与権・公衆送信権（送信可能化権を含む）・口述権は，医歯薬出版㈱が保有します．

本書を無断で複製する行為（コピー，スキャン，デジタルデータ化など）は，「私的使用のための複製」などの著作権法上の限られた例外を除き禁じられています．また私的使用に該当する場合であっても，請負業者等の第三者に依頼し上記の行為を行うことは違法となります．

JCOPY ＜出版者著作権管理機構　委託出版物＞
本書をコピーやスキャン等により複製される場合は，そのつど事前に出版者著作権管理機構（電話 03-3513-6969，FAX 03-3513-6979，e-mail：info@jcopy.or.jp）の許諾を得てください．